やさしい
精神分析的実践ガイド

小羽俊士 =著
Toshio KOBA

The Technique of
Listening and Intervening
in Psychoanalytic
Psychotherapy

日本評論社

目 次

第I部 | 背景理論編

第1章 イントロダクション
——意識的思考と無意識的思考が併存する人間の心の謎 10

臨床例 1.1 10

第2章 目的も時制もない無意識、論理的で直線的な意識 17

「意識的な思考＝自分自身」は間違い!?——精神分析の発見 17

意識的思考と無意識的思考の違い 19

「置き換え」「圧縮」「象徴化」とは何か？ 20

一次過程思考と二次過程思考 22

中間まとめ 23

無意識には知性がない？ 24

「イド」「自我」「超自我」 26

第3章 無意識を科学する——認知脳神経科学からのアプローチ 28

「無意識には知性がない」という仮説 28

リベットの古典的実験 29

意識されない感情・動機づけ——プライミング実験 31

社会的行動を可能にする無意識的な知恵 34

分割脳実験 36

「解釈者」としての左脳 42

解釈者と作話 44

第4章 そもそも「意識」とは何か？——進化心理学からのアプローチ 46

アメフラシの防御行動 46

トゲウオの求愛行動とミヤコドリの卵を守る行動 49

人類の進化とゴシップ仮説 52

ミラー・ニューロンと相手の行動の意図を理解する能力の進化 53

道具をつくり、使う能力の獲得 55

道具づくり、音楽、そして言語 57

「意識」とは本当は何なのか？——ブローカ領域とウェルニッケ領域がつくりだした幻 58

第5章 無意識を意識化するために——精神分析技法の展開 61

内省できない「意識」 61

フロイトの精神分析技法の変遷——「暗示と説得」から「自由連想と解釈」へ 62

抵抗と転移 64

自我心理学的な精神分析治療の技法 67

自我心理学派のその後の問題 69

内的対象関係の外界への投影と取り入れ 72

投影同一化と取り入れ同一化、そして神経症的悪循環 74

最近の認知脳神経科学の知見をもとに、少し見方を変えてみると…… 78

第6章 対象とする問題と治療の基本的な考え方 80

狭義の神経症（病態水準を表す言葉） 81

広義の神経症（心理的不調のメカニズムを表す言葉） 84

神経症は不合理な情緒反応であること 85

不快感情とそれに対する非適応的な防衛機制がつくる悪循環 87

対人関係での相互交流による悪循環 91

広義の神経症の治療における基本的な考え方 96

実臨床での対象疾患（適応） 97

精神分析的精神療法の対象にすることが望ましくないもの（禁忌） 102

第Ⅱ部	治療技法編

第7章 顕在内容と潜在内容 106

顕在内容 107

臨床例 7.1 108

臨床例 7.1の顕在内容 109

潜在内容 111

臨床例 7.1の潜在内容 113

傾聴と理解のレベル 117

臨床例 7.2 118

臨床例 7.2の顕在内容 119

臨床例 7.2の潜在内容 121

顕在内容から潜在内容へ──テーマの抽出と、治療者・患者関係へつなげてみること 123

臨床例 7.3 124

臨床例 7.3の読み取り 126

第8章 治療文脈、適応文脈、派生複合体 131

治療文脈 133

適応文脈 137

治療文脈と適応文脈 141

臨床例 8.1 142

臨床例 8.1の読み取り 143

臨床例 8.2 146

臨床例 8.2の読み取り 147

臨床例 8.3 149

臨床例 8.3の読み取り 151

臨床例 8.4　155

臨床例 8.4の読み取り　156

派生物・派生複合体　158

派生複合体に注目して臨床例を振り返る　160

第9章　沈黙と傾聴　171

沈黙・傾聴の適応　172

「適応文脈」への言及や「派生複合体」の展開を待つための沈黙・傾聴　175

臨床例 9.1　176

臨床例 9.2　184

患者の健康的な自閉状態を抱えておくための沈黙・傾聴　190

臨床例 9.3　191

患者が投影同一化的コミュニケーションを続けているときに、
治療関係を抱えておくための沈黙・傾聴　193

臨床例 9.4　195

患者が「病的な自閉」にあるときに、自発的にコミュニケーション抵抗を
緩めるのを待つための沈黙・傾聴　198

臨床例 9.5　199

臨床例 9.6　202

臨床例 9.7　204

第10章　抵抗と介入 1 ── 解釈的介入の構造と手順　207

解釈的介入を行うための要件とタイミング　208

臨床例 9.1での不完全な解釈的介入　209

臨床例 9.2での不完全な解釈的介入　211

臨床例 9.4での解釈的介入　213

解釈的介入をしたあとで、しっかり沈黙・傾聴を続けること
　　──患者からの確証反応、あるいは非確証反応を受け取ること　215

臨床例 10.1　217

臨床例 10.2　221

臨床例 10.3　226

臨床例 10.4　230

介入に含めるべきこと、含めないほうがよいこと

──「何も足さない、何も引かない」の原則　234

臨床例 10.5　235

臨床例 10.6　239

臨床例 10.7　243

臨床例 10.8　248

第11章　抵抗と介入２──抵抗の種類と介入　254

粗大な行動的抵抗　254

臨床例 11.1　256

臨床例 11.2　261

臨床例 11.3　266

臨床例 11.4　272

行動化・投影同一化による抵抗　278

投影同一化における抵抗解釈での注意点　280

臨床例 11.5　282

コミュニケーション抵抗　288

臨床例 11.6　290

第12章　治療の進行と治癒メカニズム　297

初回面接から治療初期　297

臨床例 12.1　300

臨床例 12.2　304

治療的退行と部分的・弱毒化された再演の治療的意味合い　308

臨床例 12.3　309

臨床例 12.4　313

臨床例 12.5　316

健康的な自閉／健康的な一人遊びの時期　320

臨床例 12.6　321

終結期　324

臨床例 12.7　325

臨床例 12.8　326

あとがき　330

特殊用語集　333
A　自我心理学的な「防衛機制」　333
B　そのほかの特殊用語　335
C　本書では推奨していない精神療法の介入技法　341

索　引　344

第Ⅰ部

背景理論編

第1章

イントロダクション

──意識的思考と無意識的思考が併存する人間の心の謎

　まずは臨床例を提示します（この本での臨床例は、基本的にはすべてフィクションですが、実際の臨床経験をもとにしたものです。精神分析的な傾聴技法を使って患者の話を聞く治療者の多くは、同じような経験をしていることと思います）。

臨床例 1.1

　患者は20代後半の独身女性です。慢性的な抑うつ気分、不安、パニック様不安発作、解離、自傷行為や大量服薬などの衝動行為の繰り返しなど、多彩な症状がありました。10代後半からいくつもの精神科にかかっており、現在の通院先は大学病院の精神科外来です。大学病院にはありがちなことですが、これまでに何度も、2年おきくらいの周期で、担当医が変わることを繰り返し経験していました。

　今回も、それまでの担当医が転勤になり、担当医の変更がありました。新しい担当医との初回の診察のあとで、新しい担当医（このあとからは「治療者」と表現することにします）からの提案で、週1回50分の曜日と時間を決めた精神分析的精神療法を始めることになりました。

　ここに例示するのは、その最初の精神療法の時間からです。

患者：カウンセリングは前にもやったことがあるし、それで何にもならなかったから、もうやらなくていいと思っていたのだけど……。○○先生（前の担当医）も転勤でいなくなってしまったし、気持ちが不安定なので、やって

みることにしました。

　どんなことをお話しすればいいですか？

治療者：思いつくままに話していただくのがいいです。

患者：……では、子どもの頃の一番つらかったときのことから話してみようと思います。

　子どもの頃、父親はアルコール依存症で、酒乱で、毎晩お酒を飲んで暴れて家の中をめちゃくちゃにしていました。家具は壊され、食器は割られて、私が大事にしていたものもバラバラにされていました。母親は逃げ回るだけで、何もしてくれませんでした。そのうえ、「おまえがいるから、別れられない」なんて言うので、私は罪悪感で何も言えなくなっていました。

　ある日、母親は家を出ていきました。私は母親が荷物をまとめて出て行こうとしているのがわかっていたのだけど、何も言えずにいました。「待って、私をおいていかないで」とも言えなかったのです。結局、母親は半年くらいして戻ってきたのですが、見捨てられた私は絶望していました。

　今は両親ともマンションの住み込みの管理人の仕事をしているのですが、期限付きの仕事だし、期限がきたら仕事も住む場所も失ってしまうのに、両親はいつも先のことを何も考えていないのです。

　（沈黙）……母親は、いつも自分のことしか考えていなくて、私のことが見えていないようでした。よく、母親が道ばたで知り合いと立ち話になってしまって、私が帰りたくて母親のスカートを引っ張って合図しているのに、全然気づいてくれなくて、無視されていたのを思い出します。

　面接の中で、患者は意図的・意識的には自分の現在の精神症状に関連があると患者自身が考えている生育歴上の外傷的体験を話しています。前任者から引き継がれた現在の治療者に対して、自身の生育歴上、重要だと思うことを追加的な情報として話しています。普通の（精神分析的ではない）聞き方では、患者は自分の生育歴を、患者自身を理解してもらうために必要な情報として、それを伝えることを意図して話しているととらえるでしょう。

　しかし、精神分析的な傾聴技法では、こうした意識的・顕在的な内容と同時に、それとは全く違った無意識的・潜在的な内容を聞き取ろうとします。精神分析的な傾聴技法の大前提として、無意識的思考には時制がないというものがあります。意識的思考には「過去」「現在」「未来」というように直線上に並ぶ

時制があります。しかし、無意識的思考は時制がなく、常に「現在」だけです。このため、治療者と二人きりの治療面接の中では、患者の無意識的な関心は、今現在一緒にいる相手である治療者に向き、治療者との対人関係の問題に対処すべく無意識的思考が働いていることになります。結果として、患者が「思いつくまま」に自由連想的に話す内容は、無意識的・潜在的には治療者・患者関係（これを伝統的に「転移transference」と呼ぶ習慣があります）を患者がどのように無意識的にとらえ、無意識的に反応しているかを象徴する内容になってきます（その象徴を解読して患者に伝えることを、伝統的に「転移解釈transference interpretation」といいます。実は伝統的に「転移」と呼ばれているものも、「転移解釈」と呼ばれているものも、厳密にいうと「転移」や「転移解釈」ではないのですが、このことの詳細は治療技法編で説明します）。

　では、この例では、患者は治療者・患者関係で起こっているどのような対人関係の問題に、どのように無意識的に対処しようとしているのでしょうか？
　精神分析的精神療法の傾聴技法の詳細な説明は、この後の第7章以降で行いますが、無意識的な思考プロセスの概観をつかむための例示として、大まかに考えてみます。
　この面接は前任者から見捨てられた（転勤のために仕方ないとはいえ、患者の主観的な体験としては一方的に見捨てられたことになります）あとで、現在の治療者との関係が始まっていること、そしてさらに、現在の治療者も前任者同様に2年間で転勤していなくなる、つまりまたしても患者を見捨てることになる、という問題があることに注目すべきです。このことは患者自身の顕在的な話の中でも示唆されています。たとえば、前任者が転勤でいなくなってしまったので不安定になっていると話していること、前任者について「○○先生も」と言うことで、これまでの何人もの担当医と同様に、現在の治療者「も」いずれ2年後にはいなくなるだろうと予想していそうなことなどです。
　患者の無意識的な思考が反応している刺激（これを技法的には「適応文脈adaptive context」と呼びますが[1][2]、その詳細は第8章で説明します）は前述の問題だと仮定して、患者の自由連想的な話が何を象徴するかを見てみます。
　すると、まず出てくるのは、暴力的で混沌とした、子どもが成長していくに

12

は不適切な養育環境のテーマです。そのうえ、自分の問題を子どもに押しつける（投影同一化してくる）養育者（「おまえがいるから、別れられない」と子どもに罪悪感・自己嫌悪、無力感などネガティブな感情を押し込んでくる母親）の話もあります。前任者も、現在の治療者も、結局のところやっていることは、自分の問題を患者に押しつけ、患者が心理的に成長し、よくなっていくには明らかに不適切な治療環境を提供している、ということの象徴です。

　次に出てくるのは、子どもを見捨てて自分だけ家を出ていく母親の話です。これはかなりわかりやすく治療者が患者を見捨てることの象徴になっています。こうした扱いを繰り返し受けていることが、患者を絶望的な気持ちにさせているのだ、と。

　さらに、次に出てくるのは、両親の「期限付きの仕事」の話です。前任者も、そして現在の治療者も、この患者の治療は2年間という期限付きです。患者にとっては、まさに2年間の期限がきたら「（治療者と一緒に行う治療という）仕事も、（治療の場という居場所である）住む場所も失ってしまう」ことになるのです。そんな治療者たちのやっていることを、患者の両親と同様に「いつも先のことを何も考えていない」と患者は思っているのです。

　ここまでわかりやすい象徴的な素材がそろっていれば、本来的には、治療者は解釈的介入を行うべきです。

　前任者がそうであったように、現在の新しい治療者も2年間という期限付きで患者の治療を行うことになる。つまり、2年間の期限がきたら、患者はまたも治療という共同作業を失い、治療の場という居場所も失うことになる。そして過去に母親の家出によって見捨てられ、絶望的な気持ちにさせられたのと同様に、またも絶望的な気持ちにさせられるとわかっている。だから、「もうカウンセリングはやらなくていい」という気持ちにもなっていたのだ、……というような意味合いを解釈的介入として伝えることができていたでしょう（実際に患者の象徴的な素材からどのように解釈的介入を組み立てるのかということは、第10章と第11章でより詳細に説明します）。

　しかし、治療者はここで解釈的介入をしていません。すべき介入のし損ないmissed interventionです。

　すると、それに続く患者の連想は、治療者のこの態度（介入のし損ない）に

対する反応としても、見ていくことができます。

　患者は、子どものことが見えていない母親の話、子どもからの合図に気づかず無視する母親の話をします。これは、治療者の気づけなさ、見えていなさをよく象徴しているわけです。

　ここに例示されているように、患者が精神分析的精神療法の中で、比較的自由に思いついたことを思いついたままに話す作業（自由連想）の中で描写するイメージや物語は、非常に奇妙なほどに「今ここで」の治療者・患者関係で起こっていることを患者がどのように無意識的にとらえ、無意識的に反応しているかを象徴するようになっていきます[3]。

　しかし、重要なのは、患者はこのような話を意識的・意図的に「当てこすり」のように話しているのではない、ということです。それどころか、患者は自分がこのような象徴的な話をしていることに少しも気づいていないものです。実際、治療者が非常に慎重に、タイミングをはかって「解釈的介入」を行わないと、患者は自分はそんなつもりで話したのではないと真っ向から否定するか、ぽかーんとしてしまうかのどちらかになります。

　いったいこれはどういうことなのでしょうか？

　これはつまり、私たち人間の心には、普段私たちが自分の気持ちそのものだと思っている「意識的思考」と、それとは全く違った思考をしている「無意識的思考」とが同時に存在している、ということの結果です。そして、「無意識的思考」の結果は、私たちが意図的・意識的に話している話の中に潜在的に埋め込まれた形で象徴的・イメージ的に少しだけ表れてくる、という奇妙な性質をもっている、ということです。

　いったいなぜ、私たち人間の心には「意識的思考」と「無意識的思考」の併存などという奇妙なことが生じているのでしょうか？　そこにはいったいどういう意味があるのでしょう？　そもそも無意識的思考とは何か？　逆に、意識的思考とは何か？

　そういったことを、このあと第2章から第6章で考えていこうと思います。

　本書を読んでいただくにあたって、注意点がいくつかあります。本書で使用

されている専門用語には日本語に英語を併記しているものがいくつかあります。これは専門用語の中には日本語が定まっていなかったり、一応は普通に使われる訳語があるものの、いまひとつ適切には思えないものがあるためです。たとえば、英語のwork throughは古い日本語訳では「徹底操作」と訳されていたものですが、日本語訳としてあまり適切とは思えないために、本書では「ワークスルー」としています。ほかに、英語のcognitive neuroscienceは、近年ではneuro-を「脳神経─」と訳すことが多いことから、本書では「認知脳神経科学」としています。同様に、英語のprojective identificationは「投影同一視」ではなく「投影同一化」、holdingの「抱えること」はよいとして、containingは適切な訳語が見つからなかったので「引き受けて自分の中に置いておくこと」などのようにしています。こうした日本語訳にいくぶんかの疑問があるものと人名については、基本的にすべて英語名を併記しています。

　本書は精神医学・臨床心理学の初学者向けに書かれています。このため精神医学・臨床心理学の基礎的な知識があることを前提に話を進めています。実践的な臨床技術についての議論であるため、実際に治療者として臨床にかかわっている人以外にとっては、本書の内容はさっぱりぴんとこないでしょうし役に立つものでもないでしょう。基本的には初学者向けの本ですが、ある程度以上のキャリアのある先生方にとっても何かの点で興味深いと感じていただける部分があれば幸いです。

　本書は精神分析的精神療法の技法書であり、患者ではなく治療者の、治療者としてのあり方や言動を議論の対象にしています。このため本書ではいくつもの「臨床例」を出していますが、これらは治療者による治療技法の例示のためですので、内容はすべてフィクションになっています。フィクションの臨床例ではあるのですが、実際の臨床経験に基づくものであり、多くの精神分析的な傾聴技法で治療面接を行ったことがある人には、似たような経験をすぐに思いつくでしょう。精神分析的な治療面接を行った経験がない人でも、患者の話を邪魔せずにしっかりと適切な沈黙・傾聴を維持しながら精神分析的な傾聴を行っていけば、すぐにでも似たような経験をすることができるでしょう。そのくらい、治療者・患者関係には個別性がありながら、ユニバーサルな法則性もあり、だからこそほとんどすべての患者に応用できる技法というものがあるわけ

第1章　イントロダクション　15

です。

　各章の最後に「参考書」を挙げています。これは私が各章を書くうえで参考にした文献という意味ではなく、各章で議論されている内容をさらに深めたい、確認したいと思った読者の方にご参考にしていただければと考えて挙げたものです。

〔参考書〕
（1）Langs, R.: *The technique of psychoanalytic psychotherapy. vol. I, II.* Jason Aronson, 1981.
（2）Langs, R.: *Psychotherapy: a basic text.* Jason Aronson, 1990.
……精神分析的精神療法の技法書としては、上記(1)のラングス（Langs）によるものと、グリーンソン（Greenson）によるものが古典的教科書として有名です。しかし、技法をかなり詳細に、患者からのコミュニケーションや治療者からの介入をシステマティックに議論している点では、ラングスの技法書のほうが優っているように感じます。ところが、ラングス自身は、その後技法をさらに独自の方向に進歩させて、上記(2)の教科書を出しています。こちらはタイトルの「基本的教科書basic text」という言葉とは裏腹に、非常に高度な内容になっていて、精神分析についてのかなりの知識と経験がないと読みこなせないようになっています。技法についての詳細は治療技法編で説明するつもりですが、本文中で出てきた「適応文脈adoptive context」などの用語は上記のラングスの教科書から借りてきている概念です。
（3）Haskel, R.E.: *Deep listening: hidden meanings in everyday conversation.* Information Age Publishing, 2008.
……精神分析的精神療法の治療の場に限らず、人が何気なく思いつく話には、その意識的・顕在的な意味と同時に、無意識的・潜在的な意味がイメージとして出てきます。そのイメージは、その場にいる人たちとのやりとりを話し手がどのように無意識的にとらえて、どのように無意識的に反応しているかを象徴するイメージとして出てくる、という現象を精神分析とは異なった分野からのアプローチで示しています。

第**2**章

目的も時制もない無意識、
論理的で直線的な意識

「意識的な思考＝自分自身」は間違い!?──精神分析の発見

　私たちは普段、自分が意識的に感じていること、考えていること、思っていること、意識的に振り返ってわかる自分の気持ちを自分自身そのものだと思っています。そのくらい「人の精神活動＝意識的な思考」だと思い込んでいるのです。

　それがとんでもない間違いであることがわかったのは、人類が「無意識unconscious、あるいは非意識non-conscious」という心の存在に気づきだしてからでした。

　無意識的思考について、科学的な目が活発に向けられるようになったのは、認知脳神経科学cognitive neuroscience（日本では「脳科学」と呼ばれることが多い学問分野です）が発展してきた、つい最近のことです。しかし、それよりもずいぶん前に「無意識」に注目した医師がいました。精神分析psychoanalysisの創始者ジークムント・フロイトSigmund Freudです。

　フロイトは実は精神科医ではなく、ウィーンで開業する脳神経内科医であり脳神経内科学の研究者でした。そして、当時脳神経内科医として世界的に有名だったフランスのシャルコーCharcotの教室に留学したのです。そこでフロイトが見たのは、当時は非常に多かったヒステリーhysteria患者 [注2.1] と、そのヒステリー患者に催眠術をかけて症状を出したり、消したりすることができるという催眠暗示現象の驚くべき実験でした（図2.1）。

17

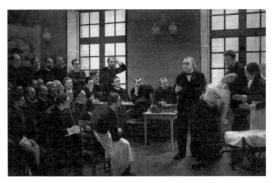

図2.1　シャルコーの催眠術による実験の様子

　催眠暗示現象の中でも、特に「無意識」を想定しないことには説明がつかない現象が「後催眠暗示 post-hypnotic suggestion」です。普通の催眠暗示では、被験者が催眠術でトランス状態にあるときに暗示が与えられ、トランス状態にあるときにその暗示のままに動きますが、後催眠暗示では催眠から覚めてから言われたことを実行するように暗示が与えられるのです。たとえば「催眠から覚めて、私が手をたたくと、あなたは窓のほうに歩いていって、窓を開ける」などの暗示です。しかも、この暗示が与えられたことは、催眠から覚めたときにはすっかり忘れている、という暗示まで与えられます。そして、被験者が催眠から覚めて、催眠術者が手をたたくと、被験者はそんな暗示が与えられたことなどすっかり記憶にないのにもかかわらず、しっかりと暗示を実行するのです。

　意識的には記憶がないし、そう意図して行動しているわけでもないのに、意識にはない何かに突き動かされて、被験者は行動する。そして、そのあとで

[注2.1] 現在の精神科診断分類では、ヒステリーという用語はなくなっています。これはヒステリーという用語には、心理的な原因が背景にあって解離や麻痺やそのほかの身体的症状、一見すると脳神経内科的な症状を示してしまうもの、という病因論を仮定する概念が含まれているからです。現在の精神科診断分類では推定・仮定される病因論を廃して、誰が見ても記述できるような客観的・記述的な内容だけで分類すべきという考えがあります。このため、ヒステリーと呼ばれた疾患群は、現在ではその主たる症状によって「解離性障害」や「転換性障害」や「感情障害」などの中に、完全にバラバラになって分類されるようになっています。

「では、あなたはなぜ、歩いていって窓を開けたのですか？」と問われると、被験者はいかにも理屈に合っているように「少し息苦しい気がしたので、窓を開けたのです」などと理由を説明します。本人の意識にとっては全くそのとおりのつもりなのです。嘘をついているのでもごまかしているのでもなく、被験者本人にとっては本当にそういう理由で、そういう意図で、そういう意識で、自発的に動いたのだと思い込んでいるのです。

　つまり、人間にはどうやら、自分では意識できない心の領域（＝無意識）があって、それに突き動かされて行動しても、意識的思考はそれが自分の意思であり、意識的にそうしたかのようにとらえてしまうのだ、という当時としては衝撃的な事実にフロイトは直面したのでした。ここに、精神分析のとても重要な概念である「無意識unconscious」と「心的決定論psychic determinism、無意識決定論unconscious determinism」が登場します（そして、ヒステリーという病態においては、その奇妙な症状や行動には患者本人も最初は気づいていない無意識的な意図、理由、動機、欲求、それに対する不安や罪悪感などの葛藤があって、それをしっかり意識的に理解することが治療につながる、という精神分析の基本的な考え方につながっていったのでした）。

意識的思考と無意識的思考の違い

　フロイトは、このあたりをとっかかりに患者の無意識を扱う精神分析という治療を実験的に始め、少しずつ体系化していきました。そして「無意識的思考」が「意識的思考」とはまるで違った性質があることを、患者の症状や夢の分析などを通じて知っていきます。

　意識的思考にはスタートがあってゴールがある。1つひとつを順を追って、論理的に、直線的に進めていく。少し複雑な思考をするときは、思考を入れ子構造化・階層構造化しますが、その入れ子の中での思考はやはり1つひとつ順を追って、論理的、直線的に進めていくものです。スタートがあってゴールがあるということは、「過去」「現在」「未来」という時制があります。原因があって、結果があります。すべてそうした直線的（シリアル）な流れで説明できる気がします。

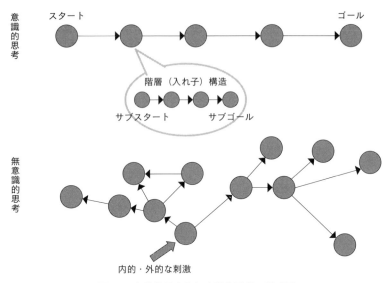

図2.2 意識的思考と無意識的思考の模式図

それに対して、無意識的思考は1つの刺激から始まって、いくつもの内容が同時進行（パラレル）に空間的な広がりを持って進んでいきます。何かの目的に向かって進んでいくのでもない、ただ刺激と反応が連鎖的に繰り返され、広がっていくだけです。当然、そこにはスタートはあってもゴールはなく、「過去」や「未来」といった時制もなく、すべては刺激に対する「現在」の意味しかありません（図2.2）。

「置き換え」「圧縮」「象徴化」とは何か？

いくつもの内容が同時進行的に空間的な広がりを持って進んでいった結果の無意識的思考を、直線的な意識的思考に変換しようとすると、どうしても無理が生じます。その結果、必然的にそこに「置き換えdisplacement」「圧縮condensation」「象徴化symbolization」が生じることになります。

この「置き換え」「圧縮」「象徴化」とは何でしょうか？

「置き換え」は、感情の対象としてのAがBで置き換えられることです。たとえば、患者の夢に出てきた「学校の先生」は、今目の前にいる「治療者」の

「置き換え」である、などです。似たような性質の、しかし別物によって対象が置き換えられているわけです。

「圧縮」は、AとBがCという1つのものに圧縮されていることです。たとえば、患者の話に出てきた「過保護な母親（C）」のイメージは、目の前の治療者が（A）患者に抗不安薬という必要性の疑わしい薬を処方することで過保護にしていること、（B）患者に「ああしなさい、こうしなさい」と指示・意見を言うなど過干渉であったこと、という2つの事柄を圧縮しているということです。1つの言葉、イメージ、象徴にいくつもの意味が重なっていることを意味します。

「象徴化」は、その名のとおり、AがBを象徴していることです。たとえば、患者の過去の話に出てきた妊娠中絶の話が、このあと治療者の転勤によって予期されている治療の中断を象徴している、などです。

フロイトがこれらのプロセスの存在を発見したのは、まずは夢解釈dream interpretationからでした。夢に出てくる意識的なイメージは、基本的にいくつもの無意識的な思考内容の「置き換え」「圧縮」「象徴化」によってつくられているからです。夢に出てくる顕在的なイメージ（夢の顕在内容）から、それをつくりだした無意識的な思考内容（夢の潜在内容）を知るには、こうした「置き換え」「圧縮」「象徴化」といったプロセスを解除して、解読していく必要があったのです。

精神分析の理論においては、こうした「置き換え」「圧縮」「象徴化」というプロセスが、夢の生成以外の精神活動においても、無意識的思考内容が意識的思考内容に変換されるときには必然的に伴われてくると考えます［注2.2］。

［注2.2］実は、フロイトのもともとの考え方では、無意識的思考の中には意識的になると不安や罪悪感、そのほか何らかのネガティブな感情を引き起こす不都合な内容があるので、それを偽装してわからなくすることによって、意識的な心の平安を保つという心のメカニズム（防衛）として、これらの現象を説明しようとしていました。しかし、無意識的思考と意識的思考を現代風に理解しようとすると、何もそこに「防衛機制defense mechanism」など想定してなくてもよさそうです。パラレル処理である無意識的思考をシリアル処理である意識的思考に変換するときに必然的に「置き換え」「圧縮」「象徴化」を伴うことになる、と考えるほうが自然だと思うのです。このことは、またあとでより詳しく説明します。

第2章 目的も時制もない無意識、論理的で直線的な意識　21

一次過程思考と二次過程思考

　いずれにしろ、フロイトは、無意識的思考は意識的思考からすると全く論理性も知性もなく、目的性も時制もなく、原始的な欲動・願望を充足することだけ、不快を避けて快を求めるという原則だけで動いている、しかも意識的思考に変換されると「置き換え」や「圧縮」や「象徴化」によって偽装されてわけのわからないことになってしまう混沌としたものであると考えて、これを「一次過程思考 primary process thinking」と呼びました。そして、論理的で現実的で目的性も時制もある意識的思考を「二次過程思考 secondary process thinking」と呼びました。フロイトは、二次過程思考をとる意識的思考のほうが一次過程思考をとる無意識的思考よりも優れていると考えていたふしがあります（「ふしがある」という微妙な言い方をするのは、フロイト自身も、ところどころで、無意識的思考にも知性があることを認めているようでもあるからです。このことも、現代風に考えると間違っていたと思うのですが、この問題もまたあとでより詳しく説明します）。

　このようにして、フロイトは方向性・目的性を持って直線的に進む「二次過程思考」で動く「意識的思考」と、方向も目的もなく空間的な広がりを持った一見すると論理性も知性もないカオスのような「一次過程思考」で動く「無意識的思考」が人間の中には併存する、というアイデアにいたります。

　前述のとおり、フロイトは、「無意識的思考」は「意識的思考」とはまるで性質が異なるものであり、もともと言葉で表現できるようなものではないために、無意識的な思考の内容がそのまま意識的な思考になることはない、と考えました。さらに、無意識的思考は必ず言葉やイメージ、そのほかの象徴に変換されて（「置き換え」「圧縮」「象徴化」）、まずは「前意識 pre-conscious」的なものになる、と考えたのです。無意識的な内容はどんなに注意を向けても意識化されるものではないのですが、「前意識」にあるものは注意を向ければ意識化できます。こうして「無意識的思考」は形を変えて「意識的思考」にあがってくる（これを「派生物 derivative」と呼びます）。あるいは、「無意識的思考」の中でも、それが「意識的思考」にあがってしまうと、強いネガティブな

感情（不安、罪悪感、羞恥心など）を引き起こすものは、「検閲censorship」のようなメカニズムで、「前意識」にわかりやすい形で生じてくることが阻止される（このメカニズムを「抑圧repression」と呼びます）。しかし、意識的思考にあがってこないとしても、私たちの行動に大きな影響を与えている……と考えたのです［注2.3］。

中間まとめ

ここまでのところで、精神分析的な「意識的思考」と「無意識的思考」についての、いくつかの重要なポイントを整理しておきます。

（1）人間の心には「意識的思考」と「無意識的思考」が併存しており、それぞれが「二次過程思考」と「一次過程思考」という全く違った思考様式で情報処理をしている。「意識的思考」は、普通の意味での「思考」とほぼ同じものである。つまり言語的思考とほぼ同じものであり、スタートとゴールがあり、直線的に進み、論理性があり、原因と結果があり、時制がある。これに対して「無意識的思考」は日常生活で使う「思考」という形をとっておらず、刺激に対する反応が同時並行に空間的な広がりをもって進み、目的性もなければ時制もない。

（2）「無意識的思考」は普通の意味での「思考」の形をとっていないので、無意識的思考の内容がそのまま「意識的思考」に表れることはない。必ず、意識的思考の特徴である形のあるもの（言葉、イメージ、象徴）に変換されて「派生物」となって前意識に表れ、それが意識化されていくというプロセスを

［注2.3］あとでより詳しく説明をしますが、この「検閲」や「抑圧」というメカニズムも、現代風に考えなおすと、ちょっと違った見方ができます。「意識」を「意識的思考」を行うための一種の作業台だと考えていくと、その作業台に乗せる材料を「無意識的思考」の中から選択するときに、手に取りたいもの、好きなものを材料に持ってくるのは当然なのです。わざわざ、手に取りたくないもの、手に取るには不快感を生じるものを選ばないのは当たり前でしょう。この選択プロセスを「抑圧」と呼んでもよいでしょうが、実際のところは、むしろ消極的な「回避」に近いものであり、「抑圧」という言葉がイメージさせるほど強い積極的な拒絶ということではないのでしょう。

第2章　目的も時制もない無意識、論理的で直線的な意識　　23

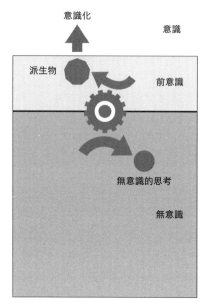

図2.3 フロイトの最初のトポグラフィー・モデルの筆者によるイメージ図
無意識的思考の内容が直接そのまま、ブレークスルーするように意識化されることはないこと、代わりの「派生物」が出てくるだけであることに注目してください。

踏む（実際、「無意識的思考」は普通の意味での「思考」の形とはずいぶん違うために、精神分析の世界では、伝統的に「無意識的空想unconscious phantasy」と表現されてきました）。

（３）「無意識的思考」が「意識的思考」に変換されるとき、つまり「無意識的思考」からその「派生物」が派生するときには、必ず「置き換え」「圧縮」「象徴化」というプロセスが伴われる。

無意識には知性がない？

こうした考えを、フロイトは人間の心を「意識」「前意識」「無意識」という３つの領域にわけてモデル化して考えたのでした。これをトポグラフィー・モデルといいます（図2.3）。

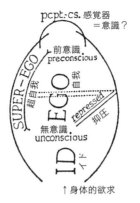

図2.4 フロイト自身による図（日本語部分は筆者による追加）

　ところが、フロイトは後に、この「意識」「前意識」「無意識」の3つの領域からなるモデルを、「イドid」「自我ego」「超自我super-ego」の3つの領域からなるモデル（人格構造モデル）で置き換えることをしています。このことが、話をややこしくしています。

　いったいなぜそんなことをしたのでしょうか？　そして「イド」「自我」「超自我」とは何なのでしょうか？　「意識」と「無意識」はどこにいってしまったのでしょう？

　理由はどうやら、最初のモデルで「無意識」には知性がないとしてしまったことにありそうです（「無意識」には「意識」にはないような、「意識」に勝るとも劣らない知性と創造性があることは、このあとで議論します）。それに加えてさらに、「無意識」には知性がなく、モラルもなく、ただの混沌とした世界であり、ただ不快を避けて快を求めているだけで動いているとしたら、無意識の内容が前意識、さらに意識にのぼるのを無意識的に「検閲」しているのは誰なのでしょうか？　相矛盾する願望や不安に対して無意識的に優先順位をつけたり妥協を促したりしてうまいこと調整し解決に導いているのは誰なのでしょうか？　ということになります。つまり、「無意識」には知性がないとしてしまうと、このモデルは大きな矛盾を抱えてしまうことになるのです。

　この矛盾を解決するために登場したのが、この新しい人格構造モデルです（図2.4）。新しいモデルでは理性のないカオスだけの「イド」にも、知性的

な「自我」にも、良心や道徳心のもとである「超自我」にも、無意識的な内容がある
ことになっています。では「イド」「自我」「超自我」とは何なのでしょうか？

「イド」「自我」「超自我」

「イド」は、最初のトポグラフィー・モデルでの「無意識」とほぼ同じもの
です。ここにあるものはすべて無意識的であり、思考の仕方は「一次過程」で
す。欲求・願望の充足だけを求めて、不快を避けて快を求めて、いくつもの相
矛盾する気持ちがカオスのように混在する、非論理的な世界です。当然、これ
だけでは現実世界で生きていけないので、人間は生まれてしばらくすると、
「イド」の一部から「自我（≒自分）」を発生させていきます。「自我」の役割
は、「イド」からのいくつもの相矛盾する欲求・願望の強い圧力を受けながら、
同時に現実をしっかり見定めて現実世界に適応していくという圧力も受けなが
ら、さらには「超自我（≒自分の上にあるもの）」からの良心・道徳的な圧力
を受けながら、それらをうまいこと調整して、優先順位をつけて、妥協を促し
て、最適なやり方に導いていくことにあります。「イド」からあがってくる意
識化されると不都合な無意識的思考内容に対して「検閲」を行い「抑圧」を行
うのも、「自我」の働きですが、「自我」はこれを無意識的に行います。つまり、
「自我」には意識的に働く部分と、無意識的に働く部分があるわけです。同様
に、「超自我」にも意識的に働く部分と、無意識的に働く部分があると考えた
のです。

このフロイトによる2つめの心のモデル「人格構造モデル」によって、1つ
めの心のモデル「トポグラフィー・モデル」にあった「無意識には知性がな
い」という仮定から生じる矛盾は解消されたように見えました。同時に、固有
名詞である「無意識」「前意識」「意識」という心の領域の考え方は撤廃され、
心の内容を形容詞的に「無意識的」「前意識的」「意識的」と表現するようにな
ったのです。

しかし、このことによって、（1）人間の心には「無意識的思考システム」
と「意識的思考システム」という2つのシステムが併存し、無意識的思考では
意識的思考とは違った思考プロセスで情報処理されるということ（並列処理思

考と直線的思考の違い）と、（2）無意識的思考内容が前意識・意識的思考内容に直接的に表れてくることはなく、すべて派生物を通じて象徴的・間接的にしか表れてくることはない、という重要な性質が無視されがちになるという弊害も生じたように思います。

　このようにしてフロイトによる精神分析的な無意識論は（彼の思索の変遷によって多少わかりにくくはなっていますが）、人間の心には、普段の私たちがまさに自分の心だと思っている意識的な心のほかに、普段はそれが活動していることさえ全く気づいていない無意識的な心があるという事実に行きつきました。そして、無意識的な心は意識的な心とは全く違った情報処理をしており、その無意識的な心こそが、私たちの行動や感情反応に大きな影響を与えている、ということを提唱してきたのです。

　ただ、フロイトはこのアイデアを精神分析という臨床的な方法でしか確認しようとしませんでした。精神分析とは違った切り口、ほかの科学的な方法で「無意識的思考」の存在を、そして「無意識的思考」の性質を、調べようとは決してしなかったのです。実験的な方法で無意識的思考の存在などの精神分析の仮説を証明しようというほかの研究者からの誘いを、フロイトがいらないことだと切り捨ててしまっていたのは有名な話です。つまり、残念なことに、精神分析の最初期の頃から、精神分析の理論はそのアイデアをほかの科学的な方法で検証することを頑なに拒否し続ける姿勢を示してしまっていたのです。そして、この「非科学的」どころか「反科学的」とさえ揶揄されるような不幸な姿勢は、その後ずっと後継者たちにも引き継がれることになってしまったのでした。

〔参考書〕
（1）Smith, D.L.: Approaching psychoanalysis: an introductory course. Routledge, 2018.
……フロイトから始まってその後の精神分析の理論や技法の展開をわかりやすく解説しています。特にフロイト自身の考え方の変遷は重要。
（2）Smith, D.L.: Psychoanalysis in focus. Sage Publication, 2003.
……精神分析という学問が、最初の頃から科学的であろうとしながら、科学的な方法論を拒絶し、科学的になれずにここまできてしまった問題を議論しています。

第3章

無意識を科学する

——認知脳神経科学からのアプローチ

「無意識には知性がない」という仮説

第2章で見てきたように、フロイトに始まる精神分析は、人間の心に「意識」と「無意識」という2つのシステムが併存していること、そして「意識」と「無意識」は全く違った情報処理をしていること、を見つけだしました。

問題はこれをほかの学問分野と共同して科学的に検証するという努力を完全に怠っていた、あるいは拒絶さえしていた、ということにあります。結果として、精神分析の意識・無意識理論は、何の科学的検証も経ることなく、仮説の上に仮説を積み上げ、巨大な砂上の楼閣をつくってしまったのです。今となっては科学的に否定されている仮説でさえ、検証・否定されずに黙認されている状態だったのです。

その中でも、少し考えれば間違っているとわかる理論があります。それは「無意識」（あるいはフロイトの後半の理論では「イド」）には知性がない、という仮説です。

最も身近に無意識的思考の知性を感じることができるのは、私たち誰にでもある「ふと降りてくるような」アイデア、直感的ひらめき、創造性です。意識的思考でいくらうんうんと考えてもわからなかったことが、ふと気を抜いたときに、降ってくるように答えを思いつく、という現象です。

人がどうやってアイデアを発想するのかについて、数学者のポアンカレPoincareは自身の体験を記録に残しています。それによると、ポアンカレが

重大な数学的発見をしたのは、ふと気を抜いたときや眠りに落ちそうになるときだったそうです。意識的思考をやめているときに、急に、降ってくるように、その理論に気づいたのだというのです。つまり、意識的思考の気づかないところ、バックグラウンドでは無意識的思考がアイデアをつくりだしていたわけです。

アインシュタインEinsteinも似たようなものだったといいます。有名な相対性理論は、彼がそれを数学的に説明してみせたずっと以前から、彼にはそれが「わかっていた」といいます。アインシュタインは相対性理論以外にもいくつもの重大な発見をしているのですが、その多くが眠りから覚めたときに「わかっていた」といいます。つまり、彼が眠っているとき、意識的思考は完全になくなっているそのときに、無意識的には緻密な思考が働き、答えを導き出していたのです。

さらに、元素の周期表で知られるメンデレーエフMendelejevが周期表のアイデアを得たのは、なんと夢の中だったというのも有名な話です。

こうした天才たちの発想だけでなく、私たち普通の人も、いくら意識的に考えても答えが出なかったのに、ふと気を抜いたときに急に答えがわかる、ということは、しばしば経験されると思います。さらに、私たちが他人の気持ちを理解するときに役立つ「直観intuition」や「第六感」も無意識的思考の結果でしょう。バックグラウンドで進行している無意識的な思考は、十分に知性的なのです。おそらく、アイデア、発想力、想像力といった点では、意識的思考をはるかにしのぐ能力を持っていると思われるのです。

前述のとおり、精神分析は「無意識」を発見したものの、その後の学問的な発展がほとんどないままでした。その間に、精神分析とは全く違った学問領域である認知脳神経科学cognitive neuroscience（日本では「脳科学」と呼ばれることが多い学問領域）から「無意識」の存在、そして「無意識的思考」の特性についての科学的な知見が積み重なっていったのでした。

リベットの古典的実験

古いところではベンジャミン・リベットBenjamin Libetによる、なんとも

第3章　無意識を科学する　29

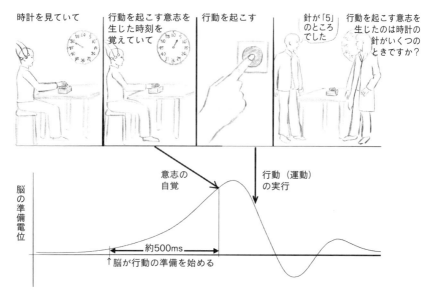

図3.1 リベットの古典的実験

アナログな実験があります。こんな実験です[1]（図3.1）。
- 被験者に時計を見ながら、好きなタイミングで目の前にあるボタンを押してもらう。
- このとき、被験者には「ボタンを押そう」という意識的な意志が生じた時刻を記憶してもらう。
- 被験者が意志を決めてボタンを押すという実際の行動に出るまで、脳波と筋電図を測定し続ける。
- 終わってから、被験者にいつ（時計がどの時刻のときに）ボタンを押す意志を持ったかを聞く。

なんとも単純です。しかし、私たちの意識的な「意志」が私たちの行動を決定しているとしたら、被験者が上記の行動をするときに、順番としては以下のようになるはずです。

①ボタンを押す意志を持つ。

②ボタンを押すという意志を実行するための運動プログラムが脳の中でつくられ、その結果が脳波上に記録される。

③実際に手を動かしてボタンを押すという行動が筋電図上に記録される。

ところが、実際は実験を行ってみると、順番は違ったのです。なんと②→①→③という順番だったのです。つまり、私たちの脳は意識的な「意志」を持つ前から（だいたい500ミリ秒前から）その行動をする準備をしており、意識的な「意志」はその後付けで生じていたのです。これはいったいどういうことでしょうか？

私たちは普段、私たちの意識的な「意志」が私たちの行動を起こさせていると思っています。しかし、この実験結果が示唆するのは、意識的な「意志」は後付けだったということです。意識的な「意志」が生じるよりも500ミリ秒ほど前に、すでに無意識的な意志は動き始めており、その無意識的な意志の実行のための運動プログラミングを始めているのです。意識的な「意志」はその自分自身の変化に気づいて後付け的に生じているようなのです。

私たちの行動を支配するのは、本当は無意識的思考（ここに無意識的な「意志」も含まれる）なのではないか？　さらに意識的思考（ここに意識的な「意志」も含まれる）は、自分自身の変化、自分がやっていることを観察して、そこに「意志」を読み取って解釈し、後付け的に生じているというだけではないのか？　という驚きの仮説がここに生じます。

意識されない感情・動機づけ——プライミング実験

意識されない意志、行動への無意識的な動機づけを実験室の中で研究するのに、認知脳神経科学の分野では、プライミングという手段がよく使われてきました[2]。

プライミングprimingとは、人に前もって（通常はそれとは意識されないような）刺激を与えておくことで、心の状態に一種のバイアスをかけておき、その後の行動に影響を与えるというやり方です。前もって与える刺激（プライマー）には、その意図はわからなくされているものの意識化される閾値上（スー

第3章　無意識を科学する　31

プラリミナル supraliminal）な刺激を使う場合と、意識化されない閾値下（サブリミナル subliminal）な刺激を使う場合があります。

　まずは、より閾値上（スープラリミナル）な、しかしその意図はわからなくされている刺激を与える実験です。古典的なプライミングの実験では、被験者の人たちは言葉のパズルを解く課題を2つ与えられていました。そのうち1つでは「勝利」や「達成感」などの達成に関連した言葉が含まれていましたが、もう1つにはそういったものは含まれていませんでした。被験者たちは、何を意図されているのかわからないまま、しかし達成に関連した言葉が含まれているパズルのほうが良い成績を達成したのでした。つまり、被験者たちの意識していないところで、達成への動機づけが強化されていることになります。

　似たような話で、協力に関連した言葉が含まれている課題のほうが、そうした細工がされていない課題に比べて、被験者たちはお互いに協力し合うようになることも示されています。このようなプライミングの実験はいくつもなされて、だいたい同じような結果が出たのですが、1つ問題がありました。被験者たちにはその意図がわからないようにされているとはいえ、被験者たちは意識的にそのプライマーを認識しているのです。それによって意識的に影響を受けていないとはいいきれません。

　そこで、研究者たちは、閾値下（サブリミナル）なプライミングの実験をするようになりました。閾値下とは、人が意識的に「見た」と認識することができないくらいの短時間（数十ミリ秒）のプライマーを使うということです。閾値上で与えたのと同じようなプライマーを閾値下で与えて、それでも同じような結果になるのでしょうか？　実験の結果、実際にそうなったのです。達成に関連した言葉を閾値下で与えられた被験者たちは、自分たちがそのような言葉を「見た」とは認識してないものの、課題の達成がよくなったのです。飲むことに関連した言葉を閾値下で与えられた被験者たちは、そのことには全く気づかずに、飲み物の消費量が増えたりしたのです。さらに、非常に興味深いのは、被験者たちに「そう行動するモチベーションが上がったのか？」と質問すると、決して意識的なモチベーションは上がっていなかったのでした。意識的なモチベーションは上がっていないのだけれども、行動上は、モチベーションが上がっているのです。

同じようなことは、閾値下で与えられる性的刺激に関する実験でもみられました[3]。性的刺激を閾値下で与えられた若い男女の被験者たちは、自分たちが性的なものを「見た」という認識は全くないながら、そして性的に興奮している自覚は全くないながら、なんとなくポジティブな気分になり、他者に対して好意的になり、性的な連想をしやすくなりました。しかも実験が終わったあとでもらえるお土産として「ペン」よりも「コンドーム」を持ち帰ることが多くなるというように行動面に影響を与えていました。このように行動する意識的なモチベーションは上がっていないのですが、行動上は、性的なモチベーションが上がっているのです。

　さらに、不安に対して向き合うという行動についても、同じようなことがあります[4]。今度は、単純恐怖症の中でも「クモ恐怖」がある人を被験者として集めています。閾値下でクモの写真を見せて（もちろん、被験者は「見た」と認識しないのですが）、クモに対する恐怖に対して「慣れ」を生じさせることで曝露療法のようなことを行っていきます。その結果、被験者たちは意識的な「クモに対する恐怖」は減ることはなく、クモという恐怖に向き合う意識的なモチベーションが上がったわけでもなかったのですが、それでも行動上はクモに対して近づいていくことができるようになっていたのです。

　これらの実験結果はいったい何を意味しているのでしょうか。私たちは普段、自分の意志（意識的なモチベーション）が私たちを動かしているのだと思っています。しかし、意識的なモチベーションが上がっているわけでもないのに、行動上は、明らかにモチベーションが上がっている。意識的な動機づけとは無関係に、無意識的な動機づけが働いていて、そちらのほうが人の行動を支配しているように見えます。

　実際、そのとおりであるからこそ「薬物依存」は怖いのだと考えられています。麻薬にしろ覚醒剤にしろ「嗜癖addiction」を生じる物質は基本的にドーパミン系で動いている人間の「動機づけ回路」をハイジャックすることが知られています。嗜癖系の物質はそれを摂取することによって目立った快感がなくても、それどころか摂取したことに気づかない程度の濃度であっても、しっかりとその物質を摂取する行動を強力に動機づけてしまうことが知られています。そして、この無意識的で強力な動機づけの前では、意識的な意志の力が、それ

第3章　無意識を科学する　33

をやめていくための動機づけとしては非常に脆弱であることもよく知られているのです。

　もしかすると、私たちの行動を決定づけているのは無意識的なモチベーションのほうであり、意識的なモチベーションは、私たちが自分自身の感情や行動の変化を観察し、そこから「モチベーションが上がっている」と解釈して、後付けで生じているものかもしれない、とさえ思えてくるのです。

社会的行動を可能にする無意識的な知恵[5]

　私たちが社会的行動・対人関係を円滑に行っていくうえで、他人の気持ちを素早く、正確に読み取り、時々刻々と変化する状況に柔軟に対応していくことは必須です。相手の気持ちを読み取るための情報の1つとして表情があります。しかし、相手の表情を意識的に、分析的にアセスメントしている人などいないでしょう。私たちは一瞬の間に、ほとんど意識的に考えるまもなく、相手の気持ちが「わかる」のですし、それに影響されます。

　相手の「不安」や「怒り」の表情は、人を不安にさせることが知られています。子どもが悪いことをすると、親が「怒り」の表情をする。子どもが危険なことをすると、親が「不安」の表情をする。それが自動的に（無意識的に）子どもの気持を不安にさせるために、子どもは悪いことや危険なことが不安になり、そうした行動が抑制される。人間の幼児が「良心」を獲得していくのは、実はこのような単純なメカニズムではないか、とさえいわれています。

　さらに、「不安」や「怒り」の表情は、それが意識の閾値下の（サブリミナルな）刺激として提示されると、それを見た人は、「見た」と意識することはなく、そして自覚的・意識的に「不安」を生じることはなくても、脳内の不安の中枢である扁桃核amygdalaが反応することが知られているのです。

　対人関係における非言語的なコミュニケーションで無意識的にやりとりされているものとして有名なものに「カメレオン効果chameleon effect」と呼ばれるものがあります。人が誰かと一緒にいるときに、特にその相手に対して好意や尊敬の気持ちを持っている場合、意識することなく"なんとなく"その相手の姿勢、仕草、表情をまねてしまうという現象です。そして、この行動は、ま

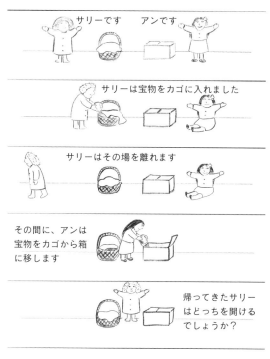

図3.2 サリーとアン課題

ねをされた相手にも無意識的に伝わり、相互交流的にお互いの対人関係を良好にすることも知られているのです（ただし、好意を持っている相手に好意を持ってもらいたいことを目的に、これを意識的にやると逆効果になってしまうことも、これまでの研究で示されているので、要注意です）。

人の対人関係行動に必要な能力の1つとして、意識的思考と無意識的思考の解離がみられる興味深い現象があります。まだ意識的思考が未発達な子どもにおける「心の理論 theory of mind」です。

「心の理論」とは、相手がどんな気持ち、考えを持っているかを知る能力のことです。子どもが成長・発達する中でこの能力を獲得していくのを調べる方法として、「サリーとアン課題」に代表される「誤信念課題 false belief task」がよく使われます。それは、こんなものです（図3.2）。

（1）サリーとアンという2人の子どもがいる。

（2）サリーは宝物をカゴの中に入れて部屋を出て行く。

（3）サリーがいない間に、アンは宝物を箱の中に移してしまう。

（4）帰ってきたサリーはどっちを開けるでしょうか？

　当然、サリーは自分がいない間にアンがやったことなど知らないので、カゴを見るはず……と正答できるのは、驚いたことに、正常に発達している子どもでも、4〜5歳にならないと難しいのです。それ以下の年齢では、自分が知っている事実である「箱の中」と答えてしまうのです。

　このため、一般的には「心の理論」を子どもが獲得するのは4〜5歳であろうとされています。ところが、です。この「サリーとアン課題」を正答できないはずの年齢である3歳児を対象に、「サリーとアン課題」と似たような課題を、しかし、言葉で答えさせるのではなく、実際に行動させて答えさせるようにしてみます。すると、非常に興味深いことに、3歳児は言葉では正答することができないのに、行動面では正答することができる、という傾向があることが示されました。言葉に表れている意識的思考では正答できないのに、行動に表れている無意識的思考では正答できている、という驚きの解離です。

　こうしたいくつもの例から、私たち人間の社会的行動・対人関係行動に必要な情報処理は、実はかなりの部分が無意識的思考システムによって情報処理されている可能性が示唆されているのです。無意識的思考は、決してフロイトが想定していたような、現実を無視している、知性のない、不快を避けて快を求める欲求だけで動いている、混沌とした世界などではなさそうなのです。

分割脳実験[6]

　認知脳神経科学の発展は、これまで見てきたような、無意識の存在、無意識的情報処理・無意識的思考の存在を科学的な方法で確認してきただけではありません。「意識的思考とは何なのか？」「そもそも意識とは何なのか？」という疑問にも同時に光を当ててきています。

　その中で、面白い発見をしたのがマイケル・S・ガザニガMichael S.

Gazzanigaらの「分割脳実験」です。

この話に入る前に、この話に関係する部分だけ、脳の構造と機能について概観してみます。

交差して支配する左右の脳半球

大脳は左右の脳半球に分かれています。左右の脳半球は、脳梁corpus callosumと呼ばれる神経線維の太い束でつながれており、これによってお互いの情報をやりとりするわけです。そして、右脳は自分の身体の左側の運動を支配し、左側の感覚を支配しています。さらに、視野の左側も支配しています。同様に、左脳は自分の身体の右側の運動と感覚を、そして視野の右側を支配しています。こうして、一見すると極めて不思議なことに、大脳皮質は世界の左右反対側をわざわざ交差して支配しているわけです（図3.3）。

多くの人にとって利き手（優位な手dominant hand）は右ですから、それを支配する左脳は優位半球といえます。左脳が優位半球なのは利き手である右手を支配しているからというだけではありません。多くの人にとって「言語野」は左脳にあり、私たち人間が日常的に意識する「知性」のほとんどは左脳に機能が集まっています。たとえば、脳梗塞などで右脳がやられても知性はそれほど目立った障害を受けませんが、左脳がやられると日常生活に大きな支障をきたすほどに知性の障害を受けるのです。

脳の機能局在

大脳皮質をだいたい真ん中あたりで左右に横切るように区切っている溝を「中心溝central sulcus」といいます。これより前が「前頭葉frontal lobe」であり、運動を支配します。これよりも後ろが「頭頂葉 parietal lobe」であり、身体の感覚（体性感覚）を支配します。それよりもさらに後ろに「後頭葉occipital lobe」があり、視覚情報を処理します。横には「側頭葉temporal lobe」があり、聴覚情報を処理します。これが主な役割です（図3.4）。

ここで「主な役割」という表現をしたのは、それぞれ「運動」「体性感覚」「視覚」「聴覚」といった簡単な言葉ではいい表せない情報も処理しているからです。たとえば、中心溝から前にある前頭葉でも、中心溝からすぐ前にある部

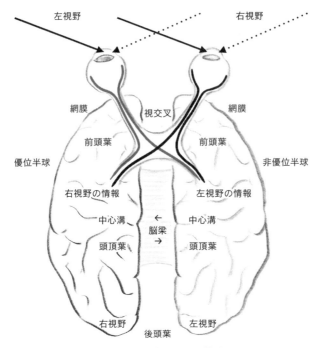

図3.3 大脳を上から見た模式図
図ではわかりやすくするために、左右の脳半球を大きく引き離し、脳梁がよく見えるようにされています。視神経も実際よりも大きく描かれています。

分は「一次運動野」と呼ばれており、身体の各部位の運動を直接的に支配しています。しかし、そこからさらに少し前方のほうに離れていくと、運動のプログラミングを支配するようになります。さらに前方のほうに離れていくと、今度はより抽象的な「思考」を支配するようになります（こうしてみると、「思考」は「運動」の派生物であることがわかりますが、大脳皮質のこのあたりの部分と、各種感覚情報が高度に処理され統合されている部分とは、密接に情報交換をしている神経線維の束がつないでいますから、「思考」は「感覚」の派生物でもあるわけです）。

　感覚についても同様です。頭頂葉でも中心溝からすぐ後ろにある部分は「一次体性感覚野」と呼ばれており、身体の各部位の感覚そのものを支配していま

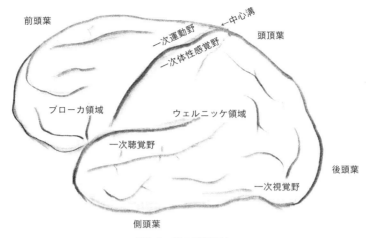

図3.4　脳の機能局在
「一次○○野」から離れるほど、より抽象化された、高度な情報処理になる。

す。しかし、そこから離れていくにつれて、その感覚の意味などの高度な情報処理を支配するようになります。後頭葉も、その一番お尻の部分は「一次視覚野」といって網膜からの情報がそのままスクリーンに映し出されたように展開されますが、そこから離れていくにつれて、その視覚情報が意味するものを分析するようになります。聴覚情報を扱う側頭葉も同様で、「一次聴覚野」から離れていくほど、より高度な意味分析がなされていくようになります。そして、頭頂葉と後頭葉と側頭葉が交わるあたり、図3.4では「ウェルニッケ領域」と指し示しているあたりで、高度に意味分析された体性感覚由来の情報と、視覚由来の情報と、聴覚由来の情報が統合されることになり、より高度な「思考」を支配しているわけです。

言葉を話すことと理解すること

さて、先ほど、多くの人にとっては左脳が優位半球であり、言語野は左脳にあるとお話ししました。言語野は主に言葉をつくり話すことをする「運動性言語野（＝ブローカ領域）」と、言葉を聞き理解することをする「感覚性言語野（＝ウェルニッケ領域）」に分かれます。脳梗塞などで運動性言語野がやられて

しまうと、相手の言葉を聞き理解することはできても、自分の思いを言葉にして伝えることができないので、とてもストレスになります。逆に、感覚性言語野がやられてしまうと、そもそも言語を理解し、言語的に思考することができなくなります。言葉らしきものは喋ることができても、全く言葉になっていない、意味のない発語しかできなくなります。

しかし、先ほども少し触れましたが、この運動性言語野と感覚性言語野は密接に情報交換をしている神経線維の束（弓状束）がつないでいますから、言葉をつくることと、言葉を理解することは、通常は不可分です。

分割脳による実験

大脳の解剖学的な基礎知識を整理したところで、本題の「分割脳split brain」の話に入ります。

そもそも「分割脳」が生まれたのは、難治性の「てんかん」の治療によるものでした。「てんかん」による発作が脳全体に広がり、意識を失ってひきつけを起こしてしまうことがないように、苦肉の策として右脳と左脳をつなぐ脳梁を外科手術で離断した結果でした。こうすれば、片方の脳半球で始まった「てんかん」の発作がもう片方に広がってしまうことはありませんが、そのかわりに右脳と左脳の情報交換がほとんどできなくなってしまいます。右脳と左脳は、お互いに影響を受けることなく、別々に情報処理をすることになります。右脳は世界の左側、左脳は世界の右側を支配しますから、左視野に与えた情報は右脳にしか行かず、右視野に与えた情報は左脳にしか行かなくなります。これを使って、左右の脳半球に別々の情報を与えて、右脳が左脳なしで、左脳が右脳なしで、どのように情報を処理するのか、被験者はどのように反応するのか、を調べることができたわけです。

まず驚きだったのは、左脳は右脳と切り離されても、日常生活にはほとんど全く支障がなかったということです。記憶力も、理解力も、判断力も、一般的な神経内科学的な検査で評価することのできる、普通の意味での知性は、一見するとほとんど全く影響を受けなかったのです（もっとも、日常生活に支障が出るほどの重大な後遺症を残してしまうようでは、そんな手術は治療として採用されなかったでしょうが）。

そして、普通の意味での「言語機能」は、やはり左脳にありました。脳梁を離断する手術をする前は、左視野のみに提示された文字は右脳に行きますが、すぐに脳梁を通じて左脳に情報が共有され、「言語野」がある左脳はその文字を読むことができるので、患者は文字を答えることができました。しかし、脳梁を離断する手術を受けたあとは、左視野のみに文字が提示されても、右脳だけではそれを言語として読み取ることができず、患者は答えられなくなっていました（当然といえば当然、右視野に文字が提示された場合は、この視覚情報は左脳に行き、そのまま左脳にある「言語野」で言語的な情報として処理されるので、患者はその文字を読むことができ、その文字が何を意味するかを答えることができます）。これは、これまでの脳梗塞後遺症の人たちの症状からも簡単に類推できることでした。左脳の「言語野」があるあたりに脳梗塞を生じると言語機能に重大な障害が生じるのですが、反対側の右脳に脳梗塞を生じても一見するとほとんど障害を生じないのです。

「当てにいこうとする」左脳

　さて、不思議なのはここからです。

　目の前に中身の見えない袋があって、その中に「白」と「黒」の碁石がたくさん入っているとします。ただし、比率はまるで違っていて、「白」が８割、「黒」が２割です。被験者は何回か袋の中から碁石を取り出しているうちに、だいたいの割合に気づいていきます。そのうえで、袋から取り出す前に碁石が「白」か「黒」かを当てることができたら、その碁石をもらうことができるというルールで、できるだけ多くの碁石をもらうようにしなさい、という課題を与えられたら、私たちはどう行動するでしょうか？

　私たちがするような「思考」をしない動物たちは、とにかく確率が高いことが経験的にわかっている「白」と答え続けます。すると、80％の確率で正答することになります。ところが、私たち人間は、８割は「白」だけど、２割は「黒」であることがわかっているので、８割くらいを「白」と答えて、ときどき２割くらいを「黒」だと答えるのです。そうすると、正答する確率は80×0.8＋20×0.2＝64＋4＝68％となり、動物たちよりも圧倒的に頭が良いはずの人間が動物たちよりも正答率が低くなってしまうのです。

この課題を分割脳の右脳と左脳に別々にやらせたらどうなるでしょうか。

このためにちょっとした工夫をします。右視野に提示した「白か黒かを当てる課題」を右手で回答してもらうことで左脳の働きを、左視野に提示した「白か黒かを当てる課題」を左手で回答してもらうことで右脳の働きを別々に見ることができるわけです。

結果は、左脳は人間のように、右脳は動物たちのように、振る舞ったのです。左脳は、やはり人間的に、ときどき確率の低いほうが出てくることを予測して、ときどき出てくるはずの確率の低いほうを当てにいこうとしてしまい、結果として正答率が悪くなります。それに対して右脳は、動物たちのように、確率が高いほうだけを答えることで、結果として正答率が高くなったのです。これはいったい何なのでしょうか。左脳はいったい何をしているのでしょうか？　どうやら「予測しようとする」「当てにいこうとする」ことが左脳の特徴的な機能のようです。

「解釈者」としての左脳

このことがさらに明確にわかるのが、次の実験です。

右脳と左脳に同時に別々の課題を与えて、分割脳の被験者がどのように振る舞うかを、そして自分の行動をどう説明するかを見てみるものです。

有名な例は図3.5のようなものです。分割脳の被験者は、目の前にあるスクリーンの右視野に「ニワトリの足」、左視野に「雪景色」の絵が映し出されます。そのうえで、被験者は関連するアイテムを右手、左手、それぞれで選ぶように指示されます。右視野にある「ニワトリの足」の情報は左脳に行き、左脳はそれに関連するアイテムとして「ニワトリの頭」を選んで、左脳が支配する右手で取ります。そして、左視野にある「雪景色」の情報は右脳に行き、右脳はそれに関連するアイテムとして「（雪かき用の）スコップ」を選んで、右脳が支配する左手で取ります。その行動をした被験者にどうしてそのアイテムを選んだのかを聞いてみます。すると被験者は答えます。「ああ、それは単純なことです。ニワトリの足だから、ニワトリの頭を選んだのです。そして、ニワトリ小屋のフン掃除のためにはスコップが必要でしょう？」。

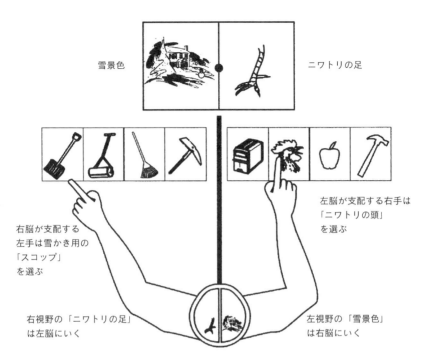

図3.5 左右の分割脳に別々の課題を与えられた被験者がどう振る舞うか？（参考書6より）

　何が起こったのでしょうか。自分自身の行動について言語的な説明を求められた被験者の「言語野」がある左脳は、分割脳のために右脳と切り離されていますから、右脳がどうして左手で「スコップ」を選んだのか知らないのです。しかし、左脳は自分自身がやっていることから「きっと、こういう意図があったのだろう」と"当てにいこうとした"のです。そして、それがあたかも自分自身の「意志」「意識的な意図」であるかのように錯覚しているのです。これが左脳の、「言語野」の重大な機能です。他人がしている行動、自分がしている行動を見て、そこには「きっとこういう意図があるのだろう」と当て推量をして、それっぽい筋道を立てて、秩序立てて、理解しようとするのです。その機能が自分自身に向けられていると、自分自身が本当はどのような意図で動いているのかに無関係に、ただ左脳の「言語野」が理解できる範囲内での「きっとこういう意図があるのだろう」という理解を、あたかも自分の本当の「意

第3章　無意識を科学する　43

志」であり「意識的な意図」であるかのようにつくりあげてしまうのです。

　ガザニガは左脳の「言語野」によるこの機能を「解釈者interpreter」と呼んでいます。

解釈者と作話

　このことから思いつく話があります。コルサコフ症候群でときどきみられる「作話confabulation」という症状です。コルサコフ症候群は慢性・長期にわたるアルコール依存症や重度の摂食障害でのビタミンＢ１欠乏によって生じる記憶障害です。昔の記憶は保たれているものの、新しい記憶をつくる能力が極端に低下します。このため、患者は自分が今何をしているのかさえわからなくなることがあるのです。

　そんなときに「何をしているのか？」と問われると、患者は適当な嘘のような答えをします。本当はアルコール依存症で入院しているのに、その記憶がないために、一見するとどこも病気ではない自分が病院らしきところにいる理由が説明できず、「友人が入院したのでお見舞いにきたのです」などの嘘の話をその場でつくりあげてしまうのです。これは「作話」と呼ばれる症状ですが、本人は嘘をついているつもりはなく、本気でそう思っているのです。この現象もまた、左脳の「言語野」の「解釈者」機能を考えると説明がつきます。つまり、自分が置かれている状況、自分がやっていることを左脳の「言語野」が観察して、「きっとこういう意図があるのだろう」という理解を、あたかも自分の本当の意志であるかのように理解してしまうのです。

　もう１つ、思いつく話があります。第２章で出てきた「後催眠現象」です。被験者が後催眠暗示で指示されたことを、催眠から覚めたあとで実行する。しかし、本人はそう指示されたことを憶えていないので、自分がなぜそのような行動をしたのか説明がつかない。その状況で「なぜ、あなたはそうしたのですか？」と問われると、一見するともっともらしい、あたかも自分の意志でそうしたかのような答えをする。これも左脳の「解釈者」機能で説明がつきます。

　こうしてみると、私たちが自分自身の心そのものであるかのように感じている「意識」や「意図」が、本当はいったい何なのかがわかってきます。

ここまでで見てきたように、私たちの心の大部分は無意識的に働いています。私たちの行動を決定づける感情も、動機づけも、かなりの部分は無意識的でした。そもそも、私たちの大脳は機能が細分化されていて、たくさんのモジュールが組み合わさってできています。それを、あたかも1つの意識的な「心」があるかのように錯覚させているのが左脳の「言語野」の働きだったわけです。

　では、「言語」とは何なのか？　あるいは言語的になされる「意識的思考」とは何なのか？　私たち人類はそれをどうやって獲得してきたのか？　そこにはどういう意味があるのか？　そうしたことをこのあとでさらに考えていきたいと思います［注3.1］。

〔参考書〕
（1）Libet, B., Gleason, C.A., Wright, E.W. et al.: Time of conscious intention to act in relation to onset of cerebral activity（readiness-potential）. The unconscious initiation of a freely voluntary act. *Brain* 106: 623-642, 1983.
（2）Custers, R., Aarts, H.: The unconscious will: how the pursuit of goals operates outside of conscious awareness. *Science* 329（5987）: 47-50, 2010.
（3）Gillath, O., Collins, T.: Unconscious desire: the affective and motivational aspects of subliminal sexual priming. *Arch Sex Behav* 45（1）: 5-20, 2016.
（4）Siegel, P., Anderson, J.F., Han, E.: Very brief exposure II: the effects of unreportable stimuli on reducing phobic behavior. *Conscious Cogn* 20（2）: 181-190, 2011.
（5）Frith, C.D., Frith U.: Implicit and explicit processes in social cognition. *Neuron* 60（3）: 503-510, 2008.
（6）Gazzaniga, M.S.: Cerebral specialization and interhemispheric communication: does the corpus callosum enable the human condition? *Brain* 123: 1293-1326, 2000.

［注3.1］ここまでの議論で、一見すると「言語」の機能はすべて優位半球である左脳にだけあるかのような表現をしてきました。正確にいうと、これは正しくはないでしょう。たしかに言語活動の大部分は優位半球で情報処理されることがわかっています。しかし、では右側にある非優位半球が言語活動において何もしていないか？　というと、そうでもないようなのです。感情やイメージをのせた詩的な表現、物語性、創造性といったものは右脳が担当しているようなのです。つまり、左脳がやっているのは言語を使った細かい作りこみであり、もっと全体の大きな流れを創るのは右脳の働きのようなのです。このことは、このあとでも見ていきます。

第3章　無意識を科学する　　45

第**4**章

そもそも「意識」とは何か？

——進化心理学からのアプローチ

　なぜ私たち人間には「無意識的思考」と「意識的思考」が併存しているのでしょうか？　ここまでの議論から、「無意識とは何か？」を考えるよりも、「意識とは何か？」を考えるほうが、この謎を解く近道になる気がしてきます。最近の認知脳神経科学が示唆するように、私たちの感情、行動、動機づけなどの大部分が無意識的に決定されていて、意識がやっていることのほとんどはその「解釈者」に過ぎないとすると、意識は何のためにあるのか？　という疑問が生じてしまうのです。

　私たち人間が普段は自分自身の心そのものだと思っている「意識」や「意識的思考」とは本当は何なのか？　この問題を、この章では、動物行動学・進化心理学の視点からアプローチしてみたいと思います。

アメフラシの防御行動

　まずは非常に単純な防御行動から見てみます。認知脳神経科学の動物実験ではしばしばアメフラシ Aplysia californica が使われます。この動物は貝の一種なので、神経系が非常に単純にできています。私たちのような脳や脊髄がなく、いくつかの神経節 ganglion が神経線維でつながっているだけです。

　この動物のよく知られた防御行動として、サイフォンをつつかれたときにサイフォンを引っ込める行動や、尾部をつつかれたときに尾部とサイフォンを引っ込める行動があります（図4.1）。

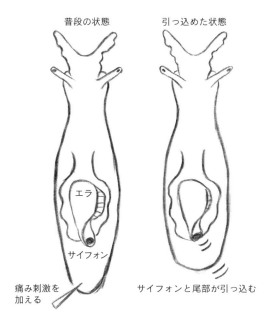

図4.1 アメフラシの防御行動

　わかりやすく示すため、このうち「尾部をつつかれて痛み刺激が加えられると、尾部とサイフォンを引っ込める」という防御行動に注目します。動物の行動を見るとき、私たち人間はどうしても擬人化して（動物に人間と同じような意識的な「意図」や「気持ち」があることを想定して）考えてしまいますから、アメフラシという単純な神経回路しか持たない動物のこの行動を見ても、多くの人が「尾部をつつかれて、痛いから、引っ込めた」と解釈してしまうでしょう。しかし、実際には、この行動にかかわる神経細胞neuronを模式図にすると図4.2のようになります。

　見ただけで非常に簡単な電子回路のようなものであることがおわかりになると思います。こんな簡単な回路のようなものに「意志」や「気持ち」や「心」が宿るわけもありません。

　さて、「尾部」に痛み刺激を加えるとどうなるでしょうか？　尾部には尾部の感覚を支配する感覚神経から神経線維がきていますから、痛み刺激は、神経

第4章　そもそも「意識」とは何か？　　47

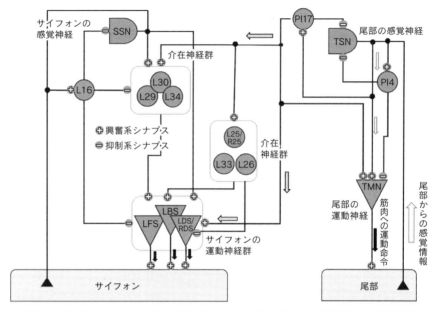

図4.2 尾部をつつかれたときに尾部とサイフォンを引っ込める防御行動の神経回路図

細胞の活動電位と呼ばれる電気信号になって伝わっていき、図4.2のようにそのまま直接、尾部の運動を支配する運動神経にシナプスします。これは興奮系シナプスですから、感覚神経から信号を受け取った運動神経は興奮して、その興奮が電気信号として運動神経の神経線維を伝わっていき、その終末部で尾部の筋肉を収縮させます。これで「尾部をつつかれて、尾部を引っ込める」行動の完成です。

さらに図4.2をよく見てみると、感覚神経の神経線維を伝わった情報は、介在神経（PI17）にも届いて、これを興奮させています。そしてその介在神経から出た神経線維は、サイフォンの動きを制御する介在神経群に届き、今度はそれがサイフォンを動かす運動神経を興奮させ、結果的にサイフォンを動かす筋肉も収縮して、サイフォンが引っ込むことになります。これで「尾部をつつかれて、サイフォンも引っ込む」行動が完成します。こうして全体として見ると、「尾部をつつかれて痛み刺激を受けると、尾部もサイフォンも引っ込める」という防御行動をすることになるわけです。

これは、私たち人間にもある「痛いものや熱いものを触ったときに手を引っ込める」などの反射reflexと同じものです。私たちもアメフラシも「痛いから引っ込める」という「気持ち」や「意図」があっての行動ではありません。ただ、そのように神経回路が構成されているからそう機能している、というだけのことです。ここには1つも「心」も「気持ち」も「意図」もありません。

トゲウオの求愛行動とミヤコドリの卵を守る行動

単純な神経系しか持たないアメフラシの単純な反射行動には「心」などなくて当然だと思われることでしょう。そこで、私たち人間と同じように脳と脊髄という中枢神経系をしっかり備えた動物たちの、もう少し複雑な行動を見てみます。

まずは、トゲウオの求愛行動です。トゲウオのオスは縄張りをつくって生活しています。そこにライバルとなるほかのオス（オスであることは、お腹にある赤い模様が目印）が入ってくると、オスはその侵入者を攻撃して縄張りから追い出します。しかし、メスが入ってくると（メスであることは、卵によるお腹の膨らみが目印）、オスはジグザグ泳ぎから始まる一連の求愛行動を開始します。メスはオスのこうした行動が刺激になり、メスはメスなりの求愛行動をして、うまくいくと、この2尾は結ばれて、産卵・放精にいたることになります（図4.3）。

ここでもまた、私たち人間は動物を擬人化して理解しようとしますから、「ライバルのオスが入ってきたので、怒って追い出した」とか「素敵なメスが入ってきたので、気を引こうと頑張って求愛行動をしている」とか「メスはオスのジグザグ泳ぎの上手さ、素敵さに魅了されて、一緒になってもいいと思ってついていった」などと解釈しがちです。

ところが、トゲウオたちによるこうした行動のすべては、動物行動学でいうところの「リリーサーreleaser（＝生得的な、決まりきった行動パターンを起こさせる要因）」と「生得的な、決まりきった行動パターンfixed action pattern」の連鎖によって成り立っているだけであることがこれまでの研究からわかっています。

第4章　そもそも「意識」とは何か？　49

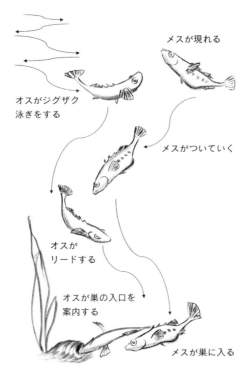

図4.3　トゲウオの求愛行動の連鎖

　まず、オスの縄張りにほかのオスが入ってきた例を見てみます。ほかのオスのお腹にある赤い模様が「リリーサー」となって、その赤いお腹をした相手を攻撃するという「生得的な、決まりきった行動パターン」が引き起こされています。そこには、「怒り」という感情も「追い出してやろう」という意図もありません。ただ、刺激に対してプログラムどおりに動いているだけです。

　メスが縄張りに入ってきた場合も同じようなものです。今度はメスの膨らんだお腹が「リリーサー」となってジグザグ泳ぎをするという「生得的な、決まりきった行動パターン」が引き起こされているのです。そして、今度はメスにとっては、このオスのジグザグ泳ぎが「リリーサー」となって、そのオスについていくという「決まりきった行動パターン」が発動しているのです。そこには「華麗なジグザグ泳ぎを披露して、素敵なメスを魅了してやろう」などとい

う意図はないのですし、「この素敵なオスについていこう」という気持ちもないのです。

　こうしてトゲウオの求愛行動は、オスの「決まりきった行動パターン」がメスにとっての「リリーサー」となり、メスの「決まりきった行動パターン」が引き起こされる。今度はそれが「リリーサー」となって、オスの「決まりきった行動パターン」が引き起こされる。今度はそれがメスにとっての……というように連鎖反応的に進んで最終的なゴールに到達する、というわけだったのです。

　もう1つ例を挙げます。ミヤコドリは巣から卵が転がり出てしまっているのを見つけると、それをうまいこと首を伸ばして、クチバシで引っ掛けて、脚の間からバックしながら巣に戻す行動をします。

　これもまた、「リリーサー」と「生得的な、決まりきった行動パターン」の組み合わせによる行動であり、「わが子に対する愛情」という感情や「卵を取り戻したい」という意図のある行動ではないのです。巣から少し離れたところに転がっている卵らしきものが「リリーサー」となり、これをクチバシを使ってバックしながら巣に戻すという「決まりきった行動パターン」が発動しているのに過ぎません。

　実際、本物の卵より「リリーサー」としての刺激が強い、より大きな卵らしきもの（偽物）を近くにおいておくと、わが子はそっちのけで、この偽物に対して親鳥は「決まりきった行動パターン」を発動してしまうのです。さらに、これはただの行動プログラムであり、「巣に戻すため」という目的・意図のある行動でもないので、途中で卵を取り上げてしまっても、親鳥は虚しく残りの行動を続けてしまうことになります。私たち人間がやるような、スタートとゴールがある、目的・意図のある行動ではないからです。「リリーサー」という「刺激」に対して関連づけられている「決まりきった行動パターン」という「反応」が繰り返されているだけという点では、アメフラシの反射とほとんど同じようなものです。

　では、私たち人間と同じような、スタートとゴールがある、目的・意図のある行動をすることができる動物はいるのでしょうか？　どうやらそれがしっか

第4章　そもそも「意識」とは何か？　51

りと確認できるのは、霊長類だけのようなのです。

人類の進化とゴシップ仮説

スタートとゴールがある、目的・意図のある行動をすることができるのは霊長類（猿と人類）だけです。その行動の延長にあるのが「スタートとゴールがある、階層構造を持ちながら、1つひとつ順序立てて、直線的に進む思考」である意識的思考です。さらに、その延長にあるのが言語活動です。こうした能力を人類が進化の過程でどのように獲得してきたのかを見てみます。

進化の過程で人類が言語を獲得してきたプロセスとして、有力視されているのが「ゴシップ仮説」です。ゴシップとは、その名のとおり、噂話です。集団での仲間関係と力関係の確認以外にはほとんど意味をなさない、あの会話のことです。それが人類進化に大きく寄与したとはいったいどういうことでしょう。

もともと、人類の遠い祖先は樹上生活をする小さな猿のような動物だったとみられています。樹上生活は天敵から身を守ることに適していましたし、何より物をつかむのに適した器用な前脚（手）が発達しました。これが後に、道具をつくること、使うことに転用されていくことになります。樹上生活をしていた人類の遠い祖先の猿たちが地上に降りてくると、天敵から身を守るために群れの大きさを増やす必要が出てきます。ところが、離合集散が自由な草食動物たちの群れと違って、猿の群れはしっかりと構造化されていますから、その群れの一員として生きていくことには高い知能が必要になってきます。実際、猿や類人猿の大脳皮質の大きさ（大脳皮質：脳全体の比）は群れの大きさとよく相関することが知られており、大脳皮質が大きくないと大きな群れはつくれない、つまり私たちは群れを大きくするために大脳皮質を大きくしてきたようなのです[2]。

群れが大きくなればなるほど、そのメンバー同士のかかわりは複雑になり、群れの維持が困難になってきます。それを克服するために猿たちが身につけたやり方は「社会的毛づくろいsocial grooming」です。猿たちが1対1でやっているあの行動は、それによって仲間関係・力関係を確認し、メンバー同士の絆をつくり、群れを維持するための重要なコミュニケーションだったのです。

ところが、メンバー同士の絆をつくるこの「毛づくろい」というやり方には、大きな問題がありました。それは「毛づくろい」が基本的に1対1で、ある程度以上の時間をかけて行う行為であることです。つまり、こうした社交・コミュニケーションのためだけにさける時間は1日の活動時間の約2割程度であることから、「毛づくろい」だけに頼っていては、群れの大きさが個体数50くらいで限界になってしまうのです。ところが、人類の祖先の近縁と思われる化石人類の頭蓋骨の大きさから推定される脳の大きさ、そこから推定される群れの大きさは、ハイデルベルク人くらいから急激に大きくなっており、50個体の約2倍である100個体くらいにまで達しているのです（これが現生人類では150個体になります）。

　彼らはどうやって50個体の壁を打ち破ったのか？　そこで登場するのが「声」によるコミュニケーションです。ただし、最初の頃は「笑い」や「ハミング」のような言葉を伴わない発声であっただろうとみられています。1対1で行う「毛づくろい」と違い、一緒に笑い合うこと、一緒にハミングをすることは、4個体くらいで一気にできますから、50個体の壁を一気に2倍くらい、100個体くらいまで突き破ることができるのです。そこからさらに「一緒に歌うこと（コーラス）」が進化していったのだろうともみられています。実際、今に生きる現生人類でも、一緒に笑い合うこと、一緒に歌うこと、音楽に合わせて一緒に踊ることは、集団のメンバーの絆を強め、お互いに協力的になり、集団全体の生産性を高めることが知られているのです。

ミラー・ニューロンと相手の行動の意図を理解する能力の進化

　猿たちは主には大きな集団をつくるために、大脳皮質を大きく進化させていきましたが、特に中心溝から前の部分（前頭葉）が大きく発達することになりました。大脳皮質の中心溝から後ろは感覚、前は運動を支配しています。そして中心溝からすぐ前は身体の各部分の筋肉を動かすだけですが、前のほうに行けば行くほど、運動のプランニングをより複雑に、より抽象的に行うようになります。猿たちはこの部分が発達したために、ほかの動物たちにはない、複雑な運動プランニングが可能になっていきました。器用な手を使って目的をもっ

第4章　そもそも「意識」とは何か？　53

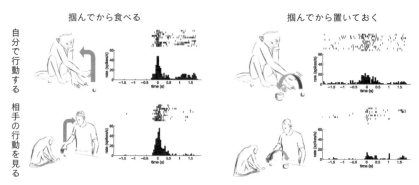

図4.4 ミラー・ニューロンの活動

て物を操ることができるようになってきたのです。猿が目の前にある食べ物を手を使ってつかんで口に入れるという動作は、もはや「ミヤコドリが目の前に転がっている卵を首を伸ばしてクチバシで引っ掛けて巣に戻す」という動作のような「リリーサー」によって引き起こされた「決まりきった行動パターン」ではありません。正真正銘の意図がある、スタートがあってゴールがある行動なのです。

さらに猿たちは、目の前にいる相手の動作を見て、相手がどのような運動プランニングによって動いているのか、どのように動こうとしているのか、つまり相手の行動にどのような意図があるのかを理解する能力も獲得しました。これは猿の大脳皮質の特定の領域に「ミラー・ニューロンmirror neuron」と呼ばれる性質があることによって可能になった能力です。

では、「ミラー・ニューロン」とは何でしょうか？　猿の脳の前頭葉、つまり運動プランニングをする領域に電極をつけて大脳皮質の神経細胞（ニューロンneuron）の活動を測定できます。「目の前にある食べ物を手でつかんで口に入れる」などの特定の動作の運動プランニングには特定の神経細胞の活動パターンがあります。ところが、猿は自分がその動作をするときだけでなく、目の前にいる相手が同じ動作をするのを見ているときも、運動プランニングをする領域の神経細胞が同じ活動パターンを示すのです（図4.4）。

さらに、相手が見えていないときに、相手が紙を破っている音が聞こえただけで、相手がそうした行動をしていることを理解し、「ミラー・ニューロン」

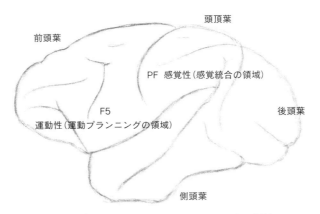

図4.5 猿におけるミラー・ニューロンのある領域

は反応するのでした。調べてみると、猿における「ミラー・ニューロン」の性質を持った大脳皮質の領域は、前頭葉のＦ５と呼ばれる領域（これはちょうど人間ではブローカ領域のすぐ近くになります）と、頭頂葉・後頭葉・側頭葉が交差する近くにあるＰＦと呼ばれる領域（これはちょうど人間ではウェルニッケ領域のすぐ近くになります）にあることがわかってきました。猿におけるＦ５領域は運動プランニングをする領域ですし、ＰＦ領域は感覚情報の統合を行う領域です。この２つの領域の間には、両者をつなぐ神経線維の束が（人間のブローカ領域とウェルニッケ領域の間を弓状束という神経線維の束がつないでいるように）走っていますから、視覚・聴覚・体性感覚という感覚すべてが統合された情報が、そのまま前頭葉の運動プランニングをする領域に送られ、自分自身の運動プランニング（＝意図）と照らし合わせて理解されるわけです（図4.5）。

こうして猿たちは、かかわり合っている相手の行動の「意図」を理解することができるようになり、これは集団で共同作業をするうえで強力な利点になりました。

道具をつくり、使う能力の獲得[3]

人類の祖先たちの脳が進化するにつれて、「意図」を持った行動はより複雑

第４章　そもそも「意識」とは何か？　55

化していき、ついには石器などの道具をつくることができるようになりました。石器を含めて道具というものにはすべて目的・意図があります。こういう目的・意図のためにこういう道具をつくろうというプランのもと、階層構造化されて、順序立てて進んでいく工程がいくつも必要です。つまり、一見すると簡単な石器の作成にも、実はかなり進化した複雑な運動プランニング能力が必要であり、そのために前頭葉はさらに大きくなる必要があったのでした。

　石器づくりにおいて「階層構造化されて、順序立てて進んでいく」とは、具体的にどういうことでしょうか。石器づくりには、（1）材料を見つけてくる、（2）大型のハンマーを使って荒削りをつくる、（3）棒状のハンマーを使って薄い刃先をつくり込んでいく、という工程が必要なことがわかっています。そして、それぞれの工程には、さらに細かい作業を順序立てて行う必要があります。たとえば、「（1）材料を見つけてくる」であれば、①石がたくさん転がっているところに行く、②石器をつくるのに適当な材質の大きな石を見つける、③大きな石に大きな石をぶつけて石器の元となる適当な薄い破片をつくる、④ハンマーとなる石を見つけてくる……、といったサブ工程が含まれてくるわけです。このようにして「階層構造化」されていることと、「順序立てて進んでいくこと」は道具づくりの特徴です。

　石器づくり（道具づくり）には、もう1つおもしろい特徴があります。多くの人にとって大脳の優位半球は左側であり、利き手は右手でしょうから、石器をつくる動作のときに、多くの人が左手で石器の素材を持って加工する方向を維持し、右手でハンマーをリズミカルに繰り返し打ちつける動作をすることになると思います。つまり、左手（左手を支配する右脳）は全体のイメージや文脈といった大きな流れをつくり、右手（右手を支配する左脳）は細かいつくり込みをしていくのです。

　人間以外の、道具をつくることをしないほかの動物たちに「利き手」が全くないわけではないですが、人類の祖先の脳は、ここにおいて左右の脳半球の極端な分業を始めたわけです。これは非常にもっともなことです。「生得的な、決まりきった行動パターン」とは違い、道具をつくること、使うことには、他人がやっている行動を見て、まねて、自分でもやってみて、習得して、という時間と労力をかけるプロセスが必要です。このため、左右の手が均等に習得し

ていくよりも、右手はこっちの作業に専念して、左手はあっちの作業に専念して、と分業して習得していったほうがはるかに早く効率的に習得でき、そのほうがはるかに生存競争上有利に働いたであろうことは当然だからです。

　さらに、石器づくり（道具づくり）に関連して、ジェスチャー（運動や体験の象徴化）で伝える能力とまねimitationをして学ぶ能力が進化していったとみられます。もともと、石器づくりに動員される大脳皮質の領域は、運動プランニングの領域（左脳ではブローカ領域の近くであり、右脳ではそれに相応する領域）と感覚統合の領域（左脳ではウェルニッケ領域の近くであり、右脳ではそれに相応する領域）ですから、「ミラー・ニューロン」の性質があります。このため、もともと相手の行動の「意図（運動プランニング）」を読み取る能力はあったのです。そこに意図や体験を象徴化して「ジェスチャー」として伝え、さらにそれを理解し学習する能力が追加されていったわけです。これらの能力はこのあとの言語能力の獲得の基礎になっていきました。

道具づくり、音楽、そして言語[4]

　道具をつくること・使うことで進化してきたのは、「階層構造化して、順序立てて直線的に進めていく手順」を左右の脳半球で分業して、主に右脳で全体の大きな流れや文脈をつくり、主に左脳で細かいつくり込みをしていく、という情報処理の仕方です。人類の祖先たちはこの能力をすぐにほかのことに転用しました。

　まずは歌や音楽です。ゴシップ仮説のところでお話ししたように、ここまでの段階で人類の祖先たちは、声を使って仲間関係の確認と絆の強化をしていました。そこに、おそらくは石器づくりで石をリズミカルに反復的に打ちつける行動が原型でしょうが、リズムと音階を持った歌や音楽が追加されてきました。歌や音楽における左右の脳半球の分業も道具づくりと似ていて、歌や音楽の全体の流れ、雰囲気、感情を表現する音調は主として右脳が、リズムや音階といった細かいつくり込みは主として左脳が処理するようになっています。つまり、「音」や「声」を「道具」と同じように操ることができるようになったのです。

　ここまできて、やっと「言語」にたどりつけます。ここまでのところで身体

的な動作（ジェスチャー）で自分の意図や体験を象徴にして伝えることまでは
できていた人類の祖先たちは、今度は「声」を道具にして、声の組み合わせを
象徴にして、自分の意図や体験を伝えることができるようになっていったとみ
られるのです。最初はジェスチャーと擬音のような声の組み合わせだったでし
ょうが、そこから複雑な「言語」を使ったコミュニケーションが進化するのに、
さほど時間はかからなかったでしょう。そして、「言語」においても、左右の
脳半球の分業は、道具づくりのときと似たような分業をしており、右脳はイメ
ージ性・物語性や文脈といった全体の大きな流れをつくりだし、左脳は個々の
言葉による細かいつくり込みをしているわけです。

　道具をつくり使うことも、歌や音楽を操ることも、そして言語を操り意識的
な思考をすることも、すべてだいたい共通した大脳皮質の領域（ブローカ領域
周辺とウェルニッケ領域周辺）を使っていますし、だいたい共通した左右の脳
半球での分業の仕方をしており、共通した「スタートがあってゴールがあり、
そのゴールに向かって階層構造をもって、順序立てて直線的に進む」という情
報処理の特徴があるのです。進化心理学的に起源が同じであろうとみられるた
めに、当然ではあります。

「意識」とは本当は何なのか？
──ブローカ領域とウェルニッケ領域がつくりだした幻

　この章で動物行動学や人類の進化心理学の知見を振り返ってきた理由は、
「意識」とは、「意識的思考」とは本当は何なのか？　という疑問に対する答え
を探すためでした。ここまでの議論で、この答えはもうおわかりになっている
と思います。

　私たち人間には（猿も同様ですが）、相手がしている行動を見て、そこにど
のような運動プランニングがあるか、どのような「意図」があるのかを自動的
に読み取る能力がありました。相手が本当に意図的な、運動プランニングにも
とづく行動をしているときは、この能力が正確に相手の行動を読み取り、相手
がやろうとしていることを予測し、私たちはそれにもとづいて自分の行動をよ
り適応的に組み立てることができます。

しかし、私たちはそこに運動プランニングなどない場合も、たとえば魚の行動や鳥の行動、さらにはアメフラシの行動を見ても、そこに「意図」を間違って読み取ってしまいます。それはこの能力のせいです。そこに本当は「意図」や「気持ち」などなくても、「意図」や「気持ち」があるかのようにつくり出してしまうのです。同じことを、私たちは自分自身に対してもしています。自分の身体に起こっている変化、反応、実際にしている行動などの情報から、それが合っていても間違っていても、自分自身の行動や反応を説明する「意図」や「気持ち」をつくり出して、そう読み取ってしまうのです。間違ってしまうことはあるにしろ、このように読み取っていたほうが、自分という人間を理解しやすく、その行動を予測しやすいからです。これがガザニガが意識的思考・言語的思考の「解釈者」機能と呼んだものです。

　そして、意識的思考が「スタートがあってゴールがある、階層構造を持ちながら、順序立てて直線的に進む」という性質を持っている理由も、これが道具をつくり、使うことから発展してきた能力であることから、当然のことだったのです。それに対して、意識的思考以外の思考、つまり無意識的思考は、たくさんのシナプスによってつながれた神経細胞の興奮の連鎖の結果ですから、同時並行的に、空間的な広がりを持って、特にゴールがあるわけでもなく情報処理が進んでいく、という特徴があるのも、当然のことだったのです。

　意識的思考を行う「意識的領域」（これはワーキングメモリーにほぼ相当します）は、道具づくりにおける「作業台」のようなものをイメージするとわかりやすいでしょう。無意識的領域の中に数限りなくある材料から、どれを「作業台」に乗せるのかは、その人の好みによります。嫌いなもの・不安にさせるものは手に取りたくないので避けて、好きなもの・都合のよいものしか作業台に乗せようとしないのは当然です。意識的思考が結果的に防衛的な内容になってしまうのは、何も抑圧や否認が活発に働いて、嫌なもの・不安にさせるものを積極的に無意識的領域に押し込んでいるからではないでしょう。むしろ、無意識的領域から、わざわざ意識的領域という「作業台」の上に乗せる材料を選ぶときに、好きなもの・都合のよいものしか選ぼうとしない、きわめて当然の選択性が働いているためでしょう。

　このために、意識的思考の材料としては、自分にとって不安を引き起こすも

の、不快感を引き起こすもの、都合の悪いものなどは基本的に「手に取りたくないもの」として回避されてしまいます。ですから、意識的思考の結果としてつくりだされる自己像、他者像、意識的な理解や内省というものはすべて（私たちの心の内側で起こっていることを正確に反映しえないという意味で）防衛的で、当てにならないものになってしまうわけです。

　こうして、フロイトの意識・無意識論とは少し説明が違っていますが、結論は同じことになります。意識的な内省、意識的な説明では、その人の心の内側の真実を明らかにはできない、ということです。人に生じる「気持ち」や「感情」や「欲求」について、「どうしてそう思ったのですか？」「それはどういうことですか？」「どう感じたのですか？」「どんな気持ちで、そうしたのでしょう？」などと意識的に探っても、それに対する回答が意識的・意図的になされるものである限りは、あまり役に立たないのです。

〔参考書〕

（1）Shettleworth, S.J.: *Cognition, evolution, and behavior*. Oxford University Press, 2010.
……動物たちにみられる一見すると知恵のある行動が、しかし人間の知恵とは性質の違ったものであることを詳細に議論しています。

（2）Dunbar, R., Barrett, L., Lycett, J.:*Evolutionary psychology: a beginner's guide*. Oneworld Publications, 2007.
……人類の進化心理学、特に言語進化の「ゴシップ仮説」についてわかりやすく解説しています。

（3）Stout, D., Toth, N., Schick, K. et al.: Neural correlates of early stone age toolmaking: technology, language and cognition in human evolution. *Philos Trans R Soc Lond B Biol Sci* 363(1499): 1939-1949, 2008.

（4）Stout, D., Chaminade, T.: Stone tools, language and the brain in human evolution. *Philos Trans R Soc Lond B Biol Sci* 367(1585): 75-87, 2012.

第 **5** 章

無意識を意識化するために

――精神分析技法の展開

内省できない「意識」

　ここまでで議論してきたように、私たちの「意識」は、私たちの「心」そのものでは全くなく、むしろ自分がどのような感情反応を起こしているか、どのような欲求が生じているか、それによってどのような意図を持った（あるいは意図を持たない）行動をしているのかを観察し、解釈しているだけのようなのです。結果的に、私たちが意識的に行う「内省 introspection」は、私たちの心の内側で起こっていることを正確には反映できないことになります。私たちは、立場的には自分自身に一番近い場所から観察している「観察者」であり「解釈者」であるのですが、自分自身の心の内容については強い利害関係があるので、自分にとって都合のよいこと、不安や不快感を引き起こさないことしか、「意識」という「意識的思考を行う作業台」の上に乗せようとはしないのです。

　そのため、たとえば精神科の治療や心理面接の中で、治療者が患者に「あなたはどうして、どのような気持ちから、そのような行動をしたのですか？」「そのとき、あなたは何を感じ、どのような感情を持ったのでしょう？」などと意識的な回答を求める質問をしたところで、もし患者が真摯に内省して本当のことを答えようと思っていても、不可避的に信頼できない答えしか意識的思考はつくれないことになります。

　特に神経症 neurosis と呼ばれる心の不具合については、それが顕著になります。もともと定義上、神経症と呼ばれるものは非合理的な感情反応（情緒反

応）ですから、合理的な説明などできるわけもないのです。それなのに「どうして、そのとき、あなたはそんなにも不安になったのでしょう？」「なぜ、そのくらいのことで怒ってしまったのでしょう？」「動けなくなるほど落ち込んでしまったのには、どういう背景があるのでしょう？　何がどうストレスだったのでしょう？」などと質問されたところで、あるいはそれに対する答えを意識的に探したところで、真に「心」を反映した答えなど出てくるわけもないのです。

　本当の答えは無意識的思考の中にあるのですが、しかし無意識的思考はどうやっても意識的になることなどなかったはずです。そもそも思考様式が違うので、（３次元のものをそのまま２次元にすることなどできないように）無意識的思考が意識的思考にそのまま出てくるわけもないのです。

　では、無意識的な内容を意識化するプロセスによって神経症の治療をするという精神分析や精神分析的精神療法は、これをいったいどのようにやっているのでしょうか？　どのような治療技法がそこにあるのでしょうか？　この章では、そうしたことを精神分析の技法の歴史を振り返りながら、見渡してみたいと思います。精神分析には非常に複雑で入り組んだ理論があるのですが、ここでは無意識的内容を意識化する技法に関連したものだけを取り上げていきます。

フロイトの精神分析技法の変遷
――「暗示と説得」から「自由連想と解釈」へ

　第２章でも触れたように、フロイトが主として治療に当たっていたのは神経症の中でも転換症状などを示すヒステリー神経症でした。転換conversionという名前が示すとおりに、この疾患は患者自身でも気づいていない（無意識的な）葛藤が、麻痺や痙攣発作などの一見すると脳神経内科的な症状に転換されるものです。当時、この奇妙な疾患に対する有効な治療はなく、フロイトも当初は、ほかの医師たちと同様に、電気療法や水浴療法など、ほとんど全く効果のない治療を行っていました。当然そのような治療法では効果が上がらないために、フロイトは、シャルコーの手法を取り入れて催眠暗示によって症状を消すという治療を始めました。ところが、今日のヒステリー症状の患者について

も同じことがいえますが、この催眠暗示によって症状を消すというやり方は、ほんの一時的な効果しかありません。おそらくこうした治療効果への不満があったためでしょうが、フロイトは次第に催眠下での「お話し療法 talking cure」に移行していきます。

　フロイトが催眠下での「お話し療法」に移行することになったのは、ただの偶然の発見からでした。フロイトの同僚のブロイアー Bleuler 医師がヒステリー症状のある患者に催眠療法をしていたときに、その患者が催眠下で特定のヒステリー症状が生じることになった状況やそのときの（普段は意識化されない）心理的な葛藤を話したことで、症状が消えたという経験をしたのでした。この経験談からヒントを得たフロイトは、ヒステリー症状のある患者に対して催眠をかけ、症状を生じるようになった原因、つまり当時の状況や心理的葛藤を催眠下で指示をして、患者に話させることで、患者の中で滞っていた無意識的な葛藤を解放する、という治療技法をつくりあげました。これが「解除反応 abreaction」とか「カタルシス catharsis」と呼ばれるものです。

　実は、この催眠下でのお話し療法にも、その治療効果が持続的なものではないという問題はあったのですが、それよりも大きな問題は、フロイト自身が催眠術があまり上手ではなかったことでした。このため、催眠下でのお話し療法に入ろうにも、まず催眠状態に誘導できない患者が多すぎたのです。そこでフロイトは、催眠をかけずに、しかしかなり強力に暗示して、患者に無意識的な記憶を思い出させることを試みました。この方法は、催眠術の方法をベースにしていましたから、治療者が患者を寝椅子に横たえて、目を閉じて気持ちを集中させ、患者の額に手を当てて、かなり強引に「何か思い浮かんでくるはずです。思い浮かんでくる」というように強い暗示を与える種類のものでした。ところが、フロイトがこのような強引な方法で、患者の無意識的な記憶を想起させようとしていたところ、ある患者から暗示の声かけが邪魔で患者の考えが自由に流れ出てくることを妨げると言われたのです。このような試行錯誤を重ねて、フロイトはすべて患者がその場で思いつくことを思いつくままに話してみるというやり方（自由連想 free association）にたどりつきました。これによって、普段は意識されることのない、無意識的な葛藤を引き出そうとしたのです。

第5章　無意識を意識化するために　　63

ここで当然疑問が生じることでしょう。無意識的な思考は基本的に意識化されることなどないのではなかったでしょうか？　そもそも思考の形式からして違っていたのではないでしょうか？　だからいくら強く説得されたり暗示されたとしても、あるいは連想をたどっていくことをしたとしても、その行きつく先で無意識的な思考内容がそのまま意識の中にブレークスルーしてくることなどありえないのではなかったでしょうか？

　そのとおりなのです。このため「自由連想」は常に「解釈interpretation」と組み合わせになっています。自由連想を続けているうちに、その行きつく先で、これまでは無意識的だったヒステリー症状の原因である葛藤がブレークスルーしてきて意識的に思い出されるのではないのです。そうではなく、夢に出てくるイメージを、そこにある「置き換え」「圧縮」「象徴化」などのプロセスを解除しながら「夢解釈」するのと同じ手順をとります。つまり、患者がとりとめもなく話す自由連想の中に出てきたバラバラのイメージを、夢解釈と同じように、そこにある「置き換え」「圧縮」「象徴化」などのプロセスを解除しながら「解釈」して、「あなたはきっと、無意識的には○○のように感じ、○○のような願望・欲求を持ち、そのために○○のような不安を感じたのでしょう」というように伝えることをするのです。フロイトはこの時点までには「夢解釈・夢分析」の方法をほぼ確立していましたから、それをそのまま「自由連想」で出てくる、一見するとバラバラで意味をなさないイメージの解釈に応用したのです。こうして、患者による「自由連想」と治療者による「解釈」によって患者の無意識的な思考内容を意識化するという精神分析の基本的ルールfundamental ruleができあがります。

抵抗と転移

　このようにして初期の精神分析治療では、患者の神経症の原因となっている無意識的な葛藤を意識化することが治療の目的となっていました。それによって神経症の症状が消えていくと考えられていたからです。

　ところが、その目的に向かって治療者と患者が協力し合って治療を進めているはずなのに、患者が治療の進め方に協力的でなくなることが必発するように

なってきたのです。このように、患者が治療の進行を阻害する言動をとることを「抵抗resistance」と呼びます。精神分析療法の技法の初期の頃は、患者による抵抗はただの治療の妨げでしかないので、治療者は患者を説得して、そのような無駄な抵抗はやめて治療に協力的になるように意識的に促すことをしていたのでした。

そのうえ、治療が進むにつれて患者が治療者に対して度がすぎた感情反応を起こすこともまた必発であることがわかってきました。度がすぎた愛着や恋愛感情、依存や不安や傷つき感、恨みや怒り。このような度がすぎた感情があることで、患者はますます治療の進行に対して抵抗的になるのです。

こうした、一般的な治療者・患者関係には不釣り合いな、度がすぎた感情反応は、「転移」と呼ばれました。つまり、もともとは現在の治療者に向けられるべき感情ではなく、両親など生育歴上の重要人物significant othersに向けられていた強い幼児的な感情やそれに対する防衛が、そのまま現在の治療者に対象を「置き換え」して表現されていることなのだろう、と考えたのです。本来、そのような感情は患者が両親など生育歴上の重要人物に対して向けていた幼児的・原初的な思い（願望、不安、防衛）です。それがそっくりそのまま現在の治療者に対して「転移」してきたために、現在の治療者に対する思いとしては完全に歪曲的であり不適切になってしまいます。この現象が「転移」と呼ばれたのです［注5.1］。

たしかに、患者から治療者に向けられる「転移」は、治療の進行を阻害する「抵抗」につながるという意味で治療の妨げではあります。しかし、その後に治療法の研究が進んでくると、患者の神経症の原因となっている過去の無意識的な感情や葛藤、そしてそれに対する非適応的な対処様式・防衛が、今現在の治療者との関係で無意識的に生き生きと再現されているという意味で、「転移」は無意識を意識化するための手がかりとしても使えることがわかってきたのです。

［注5.1］このように、もともとの「転移」の定義には、患者が治療者像を大きく歪曲し、現実の治療者に対する反応の仕方としては完全に不適切なもの、という意味がありました。このことの問題はあとでまた取り上げます。

第5章　無意識を意識化するために　　65

さらに、過去において両親などの重要人物に向けられていた感情や葛藤、それに対する非適応的な対処様式・防衛といった神経症の原因となっているものは、ほとんど無意識の領域にあります。不安を引き起こす葛藤を、意識にのぼらないように「抑圧」するという防衛は、意識的・意図的にやっているのではなく、（自我の無意識的な部分による）無意識的なプロセスなのです。その同じ無意識的な対処様式・防衛プロセスが、治療の進行を妨げる「抵抗」になっているのです。

　このため、精神分析療法の初期の技法のように、治療の進行に対する抵抗をやめるように意識的に説得したところで、あるいは治療への協力を意識的思考にアピールしたところで、意味がないことがわかってきました。治療に対する「抵抗」が無意識的になされているとしたら、それに対する治療的な対処法は、それ以外の無意識的な内容に対するのと同様に、「自由連想」と「解釈」によって無意識的内容を意識化していくことしかないのです。そして、治療の中で「抵抗」を克服していくことが、そもそも症状を引き起こしていた過剰で非適応的な無意識的対処様式・防衛プロセスを変容させていくことになります。というのも、患者の神経症の原因となっている無意識的な葛藤とそれに対する非適応的な対処様式・防衛は、治療者・患者関係（「転移関係」）の中での葛藤とそれに対する非適応的な対処様式・防衛として展開されるからです（これを「転移神経症 transference neurosis」と呼びます）。治療において、それを解釈し、理解し、克服していくことが、そのまま神経症の原因となっている葛藤の克服と連動している、というわけです。

　ここにいたって精神分析治療の目的は、単純に無意識的な内容を意識化すること、ではなくなってきました。そうではなく、症状の原因となる非適応的な無意識的対処様式・防衛を習慣的に行っている自我を変容させ、自我の機能を改善していくこと、とされるようになったのです。これによって治療の効果は、症状を引き起こす無意識的な内容を意識化することでのカタルシスという一時的なものではなく、ひとつひとつの症状よりももっと広く自我機能の改善や自我の成長を伴う、より永続的なものを目指すことにもなりました。

自我心理学的な精神分析治療の技法

　これまで見てきたように、フロイトは治療理論や技法の変遷を経て、自我、イド、超自我からなる「人格構造モデル」をまとめ上げました。その後、自我心理学ego psychologyと呼ばれる精神分析の一派が出発を始めたときには、治療技法として以下のようないくつかの重要な点が確立されていました。

（1）基本的ルールである患者による「自由連想」と治療者による「解釈」
　自由連想とは、何かを意図して話をするのではなく、完全にランダムに、思いつき的に、その場で思い浮かんでくることを、それがどんなに意味がないように見えても、バラバラで不合理に見えても、不安や恥ずかしさや罪悪感を伴うものであっても、治療者を含めて誰かに対して悪い気がしても、そのまま話してみることです。
　こうして得られるバラバラなイメージ群は、それそのものは無意識的な内容ではなく、夢の顕在内容と同様に、意識的な顕在内容manifest contentです。これを素材にして、治療者は、ちょうど夢の顕在内容にあるイメージ群が無意識的思考の派生物であると考えて夢解釈していくのと同じように、無意識的思考の派生物として解釈していくことになります。つまり、そこにある「置き換え」「圧縮」「象徴化」などのプロセスを解除して、潜在内容latent content（＝無意識的思考）を解釈していきます。

（2）抵抗解釈、転移解釈を治療の中心とすること
　精神分析療法が始まると、患者は自身の内的な神経症的葛藤を「転移」して、治療者との関係における対人関係葛藤に展開します。このため神経症の原因となっていた非適応的な防衛は、治療者との関係での「治療に対する抵抗」として表れてきます。この「転移」も「抵抗」も患者にとっては無意識的な心の動きですから、それに対する治療者の介入は、そこにある無意識的な意味に対して共感的な理解を伝えていく「解釈」でなくてはなりません。患者の治療に対する抵抗は、そのまま患者の神経症の原因となっている非適応的な防衛と連動

第5章　無意識を意識化するために　67

しますから、抵抗を克服してくことがそのまま神経症的葛藤を克服していくことにつながります。この理由で、精神分析療法においては「転移解釈」や「抵抗解釈interpretation of resistance」が治療の中心となります。治療の目的は、無意識にある抑圧された記憶を意識化して思い出すことではなく、この作業を通じて自我が変容し、非適応的な防衛を手放して、より適応的な防衛が使えるようになり、その結果、自我が成長すること、にあります。

（3）こうした治療作業を可能にするために特別な枠組みがあること
　上記の目的のために、治療の中で患者が安全に、確実に、そして治療上、扱いうる（自由連想の素材から解釈が可能な）形で転移を展開するためには、精神分析療法における患者と治療者の出会い方に、かなり特別な枠組みとルールが必要になります。それには以下のようなものがあります。

・決められた場所、曜日、時刻、時間の長さ、料金で、定期的な面接を行うこと。
・患者の自由連想と治療者の解釈。
・プライバシーと守秘性。普通の医療行為と違い、家族を治療に入れることもしません。患者の神経症的葛藤は、たいていは家族との関係も含んでいるため、当たり前の配慮です。治療におけるプライバシーや守秘性が損なわれていると、患者は無意識的な抵抗を強めてしまい、治療が進まなくなります。
・治療者の中立性。つまり、患者の気持ちはたいていアンビバレントであり、それに対して、そのどちらか一方の肩を持つような意見を言わないこと。さらにいうと、「沈黙・傾聴」と「解釈」以外の介入は、いくぶんかでも治療者側の意見的な成分が入ってしまうので、できるだけしないでおくこと。
・治療者の匿名性。治療者の個人的なことは治療関係に持ち込まないでおくこと。これは患者が「転移」の中で自由なイメージを治療者に投影しやすくするためです。そのうえ、治療者が自分のことを話し出すと、患者は治療者のことをもっと知りたいというモチベーションが高まり、自分自身の

ことを知ろうとするモチベーションが損なわれてしまうからでもあります。

・禁欲原則。つまり、患者が（治療者も）治療の中で得られる満足は、自分自身への理解を深め、自我が成長し、神経症が克服されていくことだけであり、それ以外の（神経症的・病的な）満足は与えられない、ということ。このため、精神分析療法の中では、いわゆる「支持」をすること、安易な安心や保証を与えること、アドバイスを与えること、親や友だちや配偶者の代わりになってあげること、性的欲求や攻撃衝動の対象になってしまうこと、などはすべて禁止です。神経症的・病的な満足が得られてしまうと、どうしても患者はそこに居続けてしまうからです。こうなると、治療者・患者の共依存、共謀関係ができあがってしまい、治療がここで停滞することになるからです。

　驚いたことに、これらの治療技法のほとんどすべてはフロイト一人だけで見つけだしています。どうやったら治療的になるか？　というよりも、どうやったら反治療的になってしまうのか？　という経験から大部分は導きだされたもののようなのですが、フロイトはこうした治療技法を見つけだす天才だったといえるでしょう。ただ、彼がこれを臨床場面でしっかりと実践できていたかというと、それはまた別問題のようです。実際、フロイトは家族である娘を精神分析していますし（当然、患者のプライバシーも守秘性も治療者の匿名性も損なわれています）、患者（症例「ねずみ男」）に食事を与えるなどもしています（禁欲原則が損なわれています）。

自我心理学派のその後の問題

　精神分析の自我心理学派は、その後フロイトの亡命先である米国で主流派として発展していきました。しかし、いくつもの問題が生じてきます。

　１つめは、患者の自我の無意識的な機能の１つである防衛機制がどう働いているか、それがどのように抵抗につながっているかにばかり治療者の関心が向かうようになり、無意識的な思考内容に対する関心が薄れてしまったように見えることです。結果として、無意識的思考（一次過程思考）は意識的思考（二

第5章　無意識を意識化するために　　69

次過程思考）とは違った思考様式を持っていることが忘れ去られたようになってしまいました。

　それに伴って、患者の自由連想に出てくるバラバラなイメージ群を「派生物」として「解釈」していくという治療技法の基本原則をすっかり放棄してしまうことも珍しくなくなっていきました。治療者は患者の話を聞きながら、それを「顕在内容」のままでとらえ、そこに表れている意識的な葛藤と、それに対する（患者にとっては無意識的であろうと思われる）患者の防衛機制を推論し、それを患者に指摘し、意識的に内省させる、という面接スタイルが横行するようになったのです。繰り返しになりますが、神経症の原因は意識的な葛藤ではなく、無意識的な葛藤であり、意識的な内省で得られる真実はほとんど何もないというのが精神分析の基本的スタンスです。ですから、患者の自由連想に出てくる素材は意識的な思考である「顕在内容」にしかすぎず、無意識的な思考である「潜在内容」にたどりつくためには、「置き換え」「圧縮」「象徴化」などのプロセスを解除するという夢解釈と同じ手続きを踏まなくてはいけなかったはずです。米国で発展後の自我心理学派はフロイトが確立した治療技法の最も重要な要素を失ってしまったといえます。

　２つめの問題は、フロイトに始まる自我心理学は、おそらくはヒステリー神経症の治療をベースにしていたこともあって、「エディプス葛藤」を強調しすぎるところがあったことです。エディプス葛藤oedipal conflictとは、父親を殺して母親と結婚したというギリシアの英雄エディプス王にちなんだ葛藤の名称です。幼児が異性の親に恋愛感情に似た愛情と独占欲（性欲動）を抱き、同性の親に対するライバル心的な敵意を抱くこと。そのために同性の親から敵意を持たれ、報復攻撃を受けて完全敗北し、自分の男性性・女性性を剥奪され、二度と同性の親と性的に張り合うことなどできなくされてしまうことへの不安（これを伝統的に去勢不安castration anxietyと呼びます）を持つようになること。結果的に、異性の親に対する恋愛感情的な愛情はあきらめ、同性の親に対して「攻撃者との同一化identification with the aggressor」をして、男の子なら父親のように、女の子なら母親のようになろうとして、自分自身をつくっていく……、という一連の葛藤の流れをフロイトはそう名づけたのでした。

　この葛藤はヒステリー神経症には非常に特徴的にみられるものですし、ヒス

テリー神経症はいろいろな葛藤を性的なメタファーで表現する傾向があります。したがって、この葛藤の治療をベースにして発展してきた初期の精神分析理論が性的な葛藤に特に注目したのはもっともなことではあったでしょう。ところが、フロイトに始まる精神分析の自我心理学派がいけなかったのは、これが人類の普遍的かつ最重要な葛藤であるかのように位置づけてしまったことと、ヒステリー神経症だけでなく、すべての精神疾患がエディプス葛藤をベースに生じているかのように理論づけてしまったことにありました。結果として、精神分析は何でもかんでも性的な葛藤に結びつける、とよく揶揄されることになりますし、その理論の強引さについていけなくなった多くの離反者を生みました。

　人間の精神的な苦悩をすべて性欲論で説明しようとするように見える精神分析の流れから離反して、もっと社会的・対人関係的な苦悩に焦点を当てたホーナイHorneyやサリバンSullivanは「対人関係学派」をつくりました。この流れはのちに「対人関係療法interpersonal psychotherapy」に発展し、うつ病や過食症の治療として現代まで続いていますが、ここで扱うのはもっぱら対人関係に生じる意識的な葛藤であり、もはや無意識的な葛藤も防衛機制も治療技法上は全くかえりみられなくなっています。

　同様に、コフートKohutに始まる「自己心理学self-psychology」派では、本当に重要なのは性欲動をめぐる葛藤なのではなく、母親などの重要な他者からのポジティブな反応（他者から認められること、同じ気持ちを返してもらえること、他者が健康的な理想化を受け入れてくれること、など）によってつくられ維持される、健康的な自己愛narcissism、「自分」感覚、自尊心self-esteemといったもののほうなのだというスタンスをとりました [注5.2]。ただ、自己心

[注5.2] エディプス葛藤についても、自我心理学派はこれを異性の親に対する性欲動とそれに対する同性の親からの報復への不安というテーマで理解していました。これに対して自己心理学派は同性の親にも異性の親にも子どもが自分に芽生えてきた男性性・女性性（男の子らしさ・女の子らしさ）を良いものだと褒めてほしくて誇示しているのに、子どものこうした気持ちに共感することができない親がそれを誇らしい、頼もしいと喜んでくれないことで、性的プライドへの自己愛的な傷つきを生じることがエディプス葛藤の本質だと考えたのです。このため、自己心理学派ではエディプス葛藤も去勢不安も人類に普遍的な葛藤のテーマだとは見ておらず、自己愛的に健康な親と健康な子どもの組み合わせであれば、生じないものだと見ています。

第5章　無意識を意識化するために　71

理学派も次第に無意識的な内容は扱わないようになり、むしろ意識的なレベルでの自己愛的な葛藤や意識的なレベルでの共感不全empathic failureの問題ばかりを扱うようになっていったのでした。

このように米国で発展した自我心理学派や自己心理学派が次第に無意識的思考を扱わなくなっていったのに対して、クラインKleinらが中心になって英国で発展した対象関係論（英国派）では、患者が自由連想の中で語るイメージを常に象徴的に解釈していくスタンスをとるようになりました。対象関係論では、患者が自由連想の中で語るイメージは、すべて治療者・患者関係を象徴しているととらえます。ここでの治療者・患者関係は、患者の無意識的な内的世界が投影（投影同一化）されたものだと考えるのです。こうして英国派対象関係論では、米国で発展した精神分析の流れとはまた違った理論と技法が発展しました。次に、対象関係論がどのように無意識的内容を理解しようとするのかを少し概観してみます。

内的対象関係の外界への投影と取り入れ

対象関係論object relations theoryの「対象object」とは、「自分self」がかかわりを持つ相手のことです。普通は母親や治療者などの「相手の人」を指しますが、ときには母親の乳房やお気に入りの毛布などの「人」とはいえないものを指す場合もあるので、対象という無機質な言葉を伝統的に使っています。しかし、対象関係論が主に関心を持っているのは、患者の現実世界の対象（相手の人）との関係性ではなく、患者の内的世界における内的対象関係です。ここに対象関係論的アプローチの理論と技法の特徴があります。

ここからは「内的対象関係internal object relations」あるいは「内在化された対象関係internalized object relations」とは何か、それは現実の相手とのかかわり合いとどう関係しているのかについて見ていきたいと思います。

自我心理学的アプローチでは、転移は、患者が過去において母親や父親などの重要な他者に向けていた感情、願望・欲求、それに対する不安、その不安に対する防衛などが、今現在の別の人（治療者）に向けられることを意味していました。対象関係論では、過去における重要な他者との対象関係が、患者の無

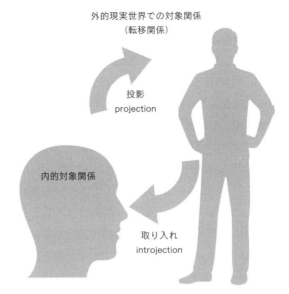

図5.1 内的世界の内的対象関係と外的現実世界での対象関係

意識的な内的世界に「取り入れ」られ、無意識的な内的対象関係として存在し続けていると考えます。その内的世界にある内的対象関係が、今現在の別の人（治療者）との関係の中に投影されるわけです。ここで投影されるのは他者のほう（＝対象表象object representation）のこともありますし、自分のほう（＝自己表象self representation）のこともあります。前者は自我心理学的アプローチでの普通の意味での「転移」ですが、後者は主客が逆転しての再現になります（図5.1）。

つまり、対象関係論では「転移」とは内的対象関係が現在の治療者との現実の対象関係に（主客を問わず）転移してくることを意味しているのです。そして「転移」において、現在の現実の対象関係でそれまでの内的対象関係とそっくりそのまま同じことが繰り返されれば、患者の内的対象関係は同じままです。しかし、現在の「転移」関係がそれまでの内的対象関係と違った関係性に変容することができれば、今度はそれが取り入れられ、これまでとは違った内的対象関係が形成されていきます。これが治療のメカニズムだというわけです。自我心理学と対象関係論では、治療メカニズムの説明がずいぶん違うことがおわ

かりかと思います。

　この理論の違いは、そのまま治療技法の違いにも反映されていきます。つまり、このようにして、人は内的対象関係を通じてしか外的世界とかかわりを持つことがないために、治療状況において、患者は常に治療者との関係に内的対象関係を転移することになります。このため「転移」はときどき生じるものではなくて常に生じているのであり、「抵抗」も同様なのです。自我心理学的アプローチでは、患者が意識的・顕在的に治療者のことに言及したときだけ、それを転移ととらえることが多いのですが、対象関係論では、患者が自由連想的に語るすべてのイメージが治療者と患者の無意識的な対象関係を象徴していると見ていくのです。患者が治療者との時間の中で自由連想的に話す内容に出てくるイメージは、それが夢の話であろうと、遠い幼少期の記憶の話であろうと、つい最近の出来事の話であろうと、どんなものであっても、それは一方では患者自身（＝自己表象）を、そして同時に他方では（圧縮して）治療者のこと（＝対象表象）を象徴していると考え、そう「解釈」していくのです。ここに、自我心理学的アプローチがいつのまにか忘れ去ってしまった象徴解釈の技法が残ることになったのです。フロイトが夢解釈で発見した、無意識的な一次過程思考が意識的な二次過程思考に変換されるときに必然的に生じる「置き換え」「圧縮」「象徴化」のプロセスを解除して解読する手順です。

投影同一化と取り入れ同一化、そして神経症的悪循環

　今現在目の前にいる治療者を相手に、患者が自分の内的世界にある内的対象関係の中で特に対象表象を投影するときは、これは自我心理学的アプローチでいう「転移」と同じでした。他方で、特に自己表象を投影するときは、患者は相手に投影する自己表象といまだ部分的に同一化したまま、同時にそれを相手のものとすることになります。すると、相手のものとした自己表象とかかわり続ける中で、これをなんとかコントロールしようとします。こうした動的な投影の仕方を対象関係論では伝統的に「投影同一化projective identification」と呼ぶことになっています。古典的な静的な投影projectionでは、自分のネガティブな部分を投影して相手にその姿を見るだけです。しかし、動的な投影であ

る投影同一化では、かかわり続ける相手との関係性の中で、相手の中に投影されたものが相手と同一化するように無意識的に働きかけ、実際に相手にはそのような気持ちが引き起こされてきます。つまり、投影同一化の「同一化」には、（1）投影する主体が投影されるものとまだ部分的に同一化したままである、（2）投影される相手が投影されてきたものと同一化していく、という2つの意味が含まれています。

　簡単な例を挙げると、たとえば治療者とのかかわりの中で自己愛的な傷つきを生じた患者がいたとします。患者は、そのように自分を傷つけてくる治療者のいたらなさ、センスのなさ、共感性の乏しさを責めます。この患者の訴えにはもっともなところがあるので、そうした訴えを聞いているうちに、治療者は次第に自分が本当に共感性に欠ける、センスのない治療者として無価値で無能な人間のような気がしています。こうして、もとは患者のものであった自己愛的な傷つき感は、今や治療者の自己愛的な傷つき感として治療者に実感されることになります。

　ここで2点、大事なことがあります。1つめは、こうして患者にとっては無意識的であった感情も、投影同一化を通じて治療者に同一化され、それが治療者にとって意識的に理解されることに成功すれば、無意識的な内容も含めて治療者によって共感的に理解されることになります。つまり、投影同一化にはコミュニケーションとしての側面があり、うまく使うことができれば、無意識的な思考内容を意識化する1つの手段になりうるのです。2つめは、上記の例にあるように、投影同一化のほとんどは無意識的な仕返しです。患者は無意識的に治療者から投影同一化されたと感じるから、それをやり返しているのです。この点を理解して「解釈」していかないと、患者だけを一方的に責めることになりかねないので、要注意です。

　こうした動的・相互交流的な投影は、患者が治療者に自己表象ではなく対象表象を投影同一化したときにも起こります。つまり古典的な「転移」の概念では、患者が一方的に治療者に生育歴上の重要な他者に対する気持ちを向けているだけなのですが、動的・相互交流的な視点からすると、治療者は（患者の内的世界での）対象表象が患者に向けていた気持ちに無意識的に同一化することになります。たとえば、治療者との関係性の中で、患者が治療者にエディプス

第5章　無意識を意識化するために　　75

葛藤による、報復される不安を持ったとします。このとき、治療者には患者の内的世界での「患者に対する怒りで報復してくる親」が対象表象として投影同一化されてきますから、多かれ少なかれ、治療者は無意識的に患者に対して怒りを生じ、報復したい気持ちになり、文字どおり「去勢」することはしないとしても、何らかの形で患者のプライドをへし折り、見下し、患者に敗北感を与えたくなるかもしれません。この現象も、治療者が自分に起こっている反応に意識的に気づくことができ、共感的な理解につなげていくことに成功すれば、患者の無意識的な内的対象関係のありようを理解する手がかりになります。

　ここにきて「転移」の概念が見なおされます。この章の最初のほうでお話ししたように、もともとの「転移」の定義には、患者が一方的な投影によって治療者像を大きく歪曲し、現実の治療者に対する反応の仕方としては完全に不適切な反応の仕方をするもの、という意味がありました。しかし、患者からの投影同一化によって、多かれ少なかれではあっても、現実の治療者・患者関係の中に患者の病的な内的対象関係が再現・再演されて、治療者側に実際に患者に対する治療者としては不適切な気持ち（これを「逆転移counter-transference」と呼びます）が生じているとすれば、これはもう患者の一方的な歪曲だとはいえなくなります。つまり、これまで患者の一方的な「転移」反応に見えていたものには、よくよく見ると（主には患者からの投影同一化によって引き起こされた）治療者側の逆転移に対する「非転移non-transference」反応が含まれていることがほとんどだったのです。

　そして治療者側に生じる、患者に対する治療者としては不適切な気持ちや言動の問題、つまり逆転移の問題も、その概念が見なおされます。それまでは、ただの治療の妨げになる不適切な感情反応でしかなかったのですが、こうして見ると、患者の無意識的な内的対象関係を理解するための道具としても使えるようになったのです。ただし、これは治療者が自分の無意識的な逆転移反応に対してしっかりと意識的に気づき、理解し、患者に対する共感的な解釈として利用できたときに限ります。意識化することができず、無意識・無自覚のまま患者の病的な内的対象関係の再現・再演として行動化してしまうことは、治療者側の治療阻害行動にほかならず、患者の「抵抗」に対して「逆抵抗counter-resistance」と呼ばれるものになるのです。

76

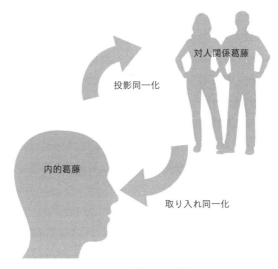

図5.2　神経症的悪循環

　実は、治療関係以外の自然な対人関係の中では、患者が関係性の中に持ち込む病的な内的対象関係の再現・再演に対して、それをそっくりそのまま再現・再演してしまう「逆転移」的な振る舞いをしてしまうことのほうが通常です。つまり、患者の内的葛藤は、患者からの投影同一化によって、そっくりそのまま対人関係の葛藤として再現・再演されますし、今度はその経験が取り入れ同一化introjective identificationされることで、患者の内的世界・内的葛藤がますます維持・強化されることになります。こうして「神経症」が維持・強化されていくメカニズムを「神経症的悪循環neurotic vicious cycle」と呼びます（図5.2）。

　普通の人との自然なかかわり合いの中ではこれが繰り返し起こるので、神経症の人はなかなか神経症から抜け出せないのです。逆にいうと、精神分析療法という特殊で不自然な対人関係では、この悪循環に気づき、再現・再演されつつあった対人関係葛藤を適応的に解消し、そのうえで新たにつくられた健康的な対人関係のありかたが取り入れ同一化されることで、患者の内的葛藤も解消されていきます。そのように治療メカニズムを概念化することができるわけです。フロイトの頃からいわれていた、治療関係の中で生じる転移神経症を解消

第5章　無意識を意識化するために　77

することが、患者のもともとの神経症の解消につながる、とは実はそういうことを意味していたのです。

最近の認知脳神経科学の知見をもとに、少し見方を変えてみると……

　ここまでで、無意識的な内容を意識化する技法とその治療メカニズムについての精神分析的な説明を見てきました。治療者・患者関係に展開する、この同じ現象を、第3章、第4章で見てきた最近の認知脳神経科学の知見をもとに別の見方をしてみるとどうでしょうか？

　私たちの「意識」は、自分自身の感情反応や行動の背景にある「気持ち」について、自分自身を観察して（あるいは内側に生じている変化を知覚して）、そこから自分の「気持ち」を解釈するという働きをしていました。これがガザニガのいう「意識」の「解釈者」機能でした。しかし、私たちは自分自身の気持ちについては、強い利害関係がありますから、意識的な自己イメージとは相容れない気持ちにつながるような無意識的思考については、それをわざわざ「意識」という「意識的思考を行う作業台」には乗せないであろうことは当然なのです。しかし、自分自身ほどには利害関係のない、それでいて自分自身と心理的距離がとても近い他者が「解釈者」の役割を引き受けてくれたらどうでしょうか？　これが精神分析療法での治療者の役割の1つです。治療者はまさに「解釈者」なのです。

　もちろん、患者自身ほどではないにしろ、患者と近い関係にある治療者は全く利害関係がないとはいいきれませんし、患者の無意識的思考内容が治療者自身に関係するものである場合、特にそれが治療者についてのネガティブな気持ちであったり、何らかの意味で治療者を不安にさせたり、不快にさせる内容である場合は、治療者自身もこれを自分の「意識」という「意識的思考を行う作業台」に乗せることに困難は生じるでしょう。そうではあっても、精神分析療法の治療者には、患者の自由連想による素材を象徴的に読み取り解釈していくという武器がありますから、その困難を克服して意識化していくことに、患者自身よりは有利な立場にあります。結果として、患者自身は不安や不快感のために「意識」という「意識的思考を行う作業台」に乗せることができなかった

ものを、治療者は乗せるできることを示していけば、それを繰り返し示してい
けば、私たち人間は目の前の他者がやっていることを見て、まねて、学ぶ能力
がもともとそなわっているので、取り入れていくことができるわけです。こう
した作業を繰り返してくことで、これまでは無意識的な不安や不快感から回避
していたものを回避しなくてよくなり、その分だけできることが増え、より適
応的に行動することができるようになる。つまり、患者は治療の中で学んで成
長していくともいえるのです。精神分析療法でやっている無意識的内容を意識
化することの治療的効用は、実はこうしたことなのかもしれないです。

〔参考書〕
（1）Smith, D.L.: *Approaching psychoanalysis: an introductory course*. Routledge, 2018.
……フロイトから始まる自我心理学、ライヒやクラインから始まる対象関係論、ウィニコッ
トなどの英国独立派、コフートから始まる自己心理学などの精神分析の展開、技法の変遷な
どがわかりやすく、簡潔に議論されています。
（2）Greenson, R.R. : *The technique and practice of psychoanalysis*. International
Universities Press, 1967.（松木邦裕監修、清野百合監訳、石野泉訳代表『精神分析の技法と
実践』金剛出版、2024年）
……自我心理学的な精神分析の技法についての古典的な教科書。
（3）Gabbard, G.O.: *Psychodynamic psychiatry in clinical practice*. American Psychiatric
Press, 2014.
……各種精神疾患についての精神分析的・精神力動的な理解の仕方をわかりやすく解説して
いるほか、精神分析の技法の発展の歴史も簡単に解説しています。

第 **6** 章

対象とする問題と
治療の基本的な考え方

　ヒステリー神経症の治療から始まった精神分析、そして精神分析の理論と技法を引き継いでいる精神分析的精神療法は、現代にいたるまでその治療対象は「神経症」が主なものとなっています。ここでの「神経症」は狭義の神経症ではありません。つまり心理的な原因で生じている心の機能や身体の機能の不調を指し、現実検討が保たれているかどうかによる病態水準の分類（神経症水準、境界水準、精神病水準）としての狭義の「神経症」のことではありません。ここで扱う広義の神経症には、抑うつや不安などの情緒面での不調、運動や感覚の障害など一見すると脳神経内科的な身体的症状を生じるもの、そのほかの心理的な原因のある身体的な症状、そしてこうした不調を生じやすい性格的な問題などが含まれます。ベースに統合失調症スペクトラムや発達障害／自閉スペクトラム症があっても、（統合失調症や発達障害そのものの症状や特性ではなく）このメカニズムで生じている心理的な反応による症状の部分は広義の神経症と呼ぶことができます。

　「神経症」という用語が、米国精神医学会の分類ＤＳＭ（精神疾患の診断・統計マニュアル Diagnostic and Statistical Manual of Mental Disorders）やＷＨＯの分類ＩＣＤ（疾病及び関連保健問題の国際統計分類 International Classification of Diseases and Related Health Problems）などの、公式の精神科疾患名の中にはみられなくなっていることに加えて、「神経症」という言葉が異なる意味で使われていることで混乱のもとになりがちですので、この用語について少し説明をします[1][2][3]。

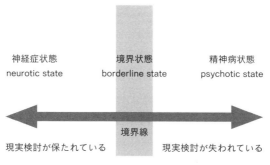

図6.1 病態水準としての神経症、境界状態、精神病

狭義の神経症（病態水準を表す言葉）

　伝統的に、病態水準を表す言葉として神経症と精神病psychosisがありました。これは現実検討reality testingの有無、つまり自分が感じていること、考えていることが内的な空想なのか、外的な現実なのかをしっかりと見分ける能力があるかないかでの分類です（図6.1）。

　現実検討が失われており、自分の中で生じている内的空想と外的現実の区別がつかなくなっている状態を精神病状態psychotic stateと呼び、その水準で精神活動が機能していることを精神病水準と呼びます。内的空想と外的現実の区別がつかなくなっている（自他の区別が曖昧になっている）ために、妄想を生じやすいですし、ひどい場合には幻覚を伴います。たとえば「嫌われているのではないか？」という自分の中での気にしすぎ・考えすぎと、現実に嫌われているかどうかの区別がつかないために、典型的な被害妄想的不安を生じます。統合失調症や精神病症状を伴ううつ状態・躁状態がこれに相当します。

　これに対して、現実検討がしっかり保たれており、自分の中で生じているただの空想、想像、主観的に感じたことと外的現実をしっかりと分けて考えることができる状態を神経症状態neurotic stateと呼び、その水準で精神活動が機能していることを神経症水準と呼ぶのです。つまり、神経症水準とは、「神経症」という名前から連想されるような病的な状態ではなく、正常な精神状態であることを意味します。

さらに、現実検討がしっかり保たれているとも、失われているともいえない、ちょうど境界線上に位置する状態もあることが知られるようになり、これは境界状態 borderline state と呼ばれるようになりました。境界水準の患者は、普段は現実検討が大きく損なわれていることはなく、妄想や幻覚などあからさまな精神病症状は示しませんが、密にかかわる対人関係の中で感情的になると、自分に対する見方も、相手に対する見方も、大きく歪んで非現実的なものになり、自分の中での気にしすぎ・考えすぎと外的・客観的な現実との区別がつきにくくなる特徴があります。

　実際の臨床では、こうした病態水準の評価は精神力動的な診断面接の中で行っていきます。客観的な症状による評価（記述診断）ではないのです。精神力動的診断面接は、精神分析的精神療法の進め方に似ていて、治療者側からあまりあれこれ指示や質問をすることはしません。治療者は患者に対して「どのような理由で来られたのでしょうか？　いきさつをお伺いしたいと思います」とか、せいぜい「どうしたいきさつで、つまり、どのくらい前から、どのような背景のもとで、どのような症状や問題があって、現在はどのようなことに一番困っていて、といったことをざっとお聞きしようと思います」とだけ伝えて、あとは沈黙し、患者ができるだけ自由に語るのに任せるわけです。ロールシャッハテストと同じで、こちら側から与える刺激はできるだけ曖昧にしていたほうが、患者の病態水準をあぶりだしやすいからです。初対面の、この治療者という現実の他者を前に、患者が自分の問題をわかってもらうという課題を与えられたときに、どのように治療者とかかわりを持ってくるかを見ていくのです。

　こうして、治療者は患者になかば自由連想的に自身の病歴を話してもらいながら、たとえば、以下のようなことを評価していくことになります。

・患者はどのように話を組み立てているか？
・その話はどれだけイメージ性がしっかりしているか？
・話を聞きながら治療者は患者の主観的な体験を生き生きと追体験することができるか？
・治療者のわからなさや違和感に患者が適切に気づいて追加の説明を加えることができるか？
・あるいは治療者のわからなさや違和感に気づけずに当たり前のように話を

進めてしまうか？

・患者の話に出てくる登場人物は（患者自身の姿も含めて）「ああ、こういう人だな」と容易にイメージできるような現実的で一貫性のある人物像として描写されているか？

・あるいは曖昧性・漠然性が高すぎてイメージを持ちにくいか？

・あるいは現実にはありそうもないほど極端に迫害的で悪いものであったり極端に理想化された良いものであったりするか？

・患者が話す対人関係葛藤には特定のテーマが繰り返されているか？

・治療者の態度や介入（沈黙・傾聴も含まれる）を患者はどのようにとらえて、どのように反応しているか？

・その反応は患者からの話を聞けば「ああ、なるほど」と理解できるものか？

・あるいはあまりにも主観的な意味づけが強すぎて容易に理解できないようなものか？

　それと同時に、治療者は患者の物事の感じ方、捉え方、反応の仕方のもとになっている防衛機制を推定していくこともします。

　基本的に、神経症水準の患者は、治療者が理解していること・理解できるであろうこと／理解していないこと・理解できないであろうことを明確に区別し、治療者が「？」と思っていることに気づくこともでき、それをしっかり補足してわかりやすく説明をしてきます。患者自身の自己像も、患者の話に出てくる人物像（自己表象と対象表象）も、普通に良いところも悪いところもある、現実的な人物像です。他者との間に生じたトラブルも、まあまあ現実的にとらえ、まあまあ現実的に自分の側の寄与も認めながら、現実的に説明することができます。患者の話を聞いていて推定される防衛機制は、抑圧や知性化 intellectualization などの高水準の防衛機制が主になります。

　これに対して、精神病水準の患者は、自他の区別が曖昧であるために、他者である治療者が理解していること・理解できるであろうこと／理解していないこと・理解できないであろうことの区別がつきません。このために治療者が「？」と思っているのに、それに気づくことができず、話を進めてしまう傾向があります。妄想的な話を「本当か？」と思われていることにも、「なぜそう

第6章　対象とする問題と治療の基本的な考え方　83

結論した？」と思われていることにも、気づかないことが多いのです。患者の話に出てくる人物像は、あまりに漠然としていたり、あまりに極端なイメージのために、現実に存在する人物として生き生きとイメージすることが困難です。さらに、防衛機制は分割splittingや否認denial、さらに投影など低水準の防衛機制が主になります（これらの防衛機制が「低水準」だといわれるのは、これらのメカニズムはすべて外的現実の認識を歪めたり損なったりしてしまうものだからです）。

　神経症と精神病の境界線上に位置する境界水準の患者では、精神病水準ほどの自他の境界が失われていることはありません。このため、診断面接の中で治療者が理解していないこと・理解できないであろうことを気づかずに話を進めてしまうことはありませんし、途中で治療者が「？」と思っていることに、まあまあ気づくことができ、促されれば補足的な説明をすることができます。ただ、患者の話に登場する人物像は、どれも漠然としていたり、あまりに極端な人物像のために現実に存在する一貫性のある人物として生き生きとイメージすることができません。患者自身の人物像self representationもそうであり、患者の話だけからは、患者がどのような人物であるのか、現実的で一貫性のある人物像としてはイメージしにくいのです。このように人物像が極端に歪んでいたり曖昧だったりするのは、患者が分割、否認、投影、投影同一化などの低水準の防衛機制を頻繁に使っているからであることが読み取れます。

　このようにして精神力動的診断面接の中で行っていく病態水準の評価は、普通の客観的な症状記載による評価とあわせて、初回面接で行うべき極めて重要なことです。

　狭義の神経症は、この評価において病態水準が神経症水準であること（境界水準や精神病水準ではないこと）を意味しています。

広義の神経症（心理的不調のメカニズムを表す言葉）

　広義の神経症とは、病的で過度な不安やそのほかの不快感情と、それに対する習慣化・固定化された（柔軟性に欠ける）非適応的maladaptiveな防衛機制defense mechanismの複合体である、ということができます。

この考え方は認知行動療法の抑うつ症状・不安症状に対する「統一プロトコル unified protocol」[4]における「神経症スペクトラム」の考え方に似ています。精神分析療法における不快感情とそれに対する非適応的な防衛機制の複合体は、認知行動療法の用語を使うと、不快感情に対する非適応的な情緒制御戦略 emotion regulation strategy の複合体ということになるでしょう。認知行動療法の理論においても、「神経症スペクトラム」では、不快感情に対する対処様式が、それが長期的に見れば非適応的であるにもかかわらず、短期的にはいくぶんかでも不快感情を回避・軽減することができるために、習慣化・固定化されてしまい、神経症の症状を維持・強化していると考えるのです。ただし、認知行動療法の考え方では、ターゲットにしている病的な不快感情もそれに対する非適応的な情緒制御戦略も、ともに意識的・前意識的なものであり、注意を向ければそれと気づくことができるものであるという点で、精神分析がターゲットにしている無意識的な感情反応や無意識的な防衛機制とは大きく異なっています。

　精神分析的な考え方では、不快感情も、それに対する対処様式も、ともに無意識的なものです。まだ意識されないレベルでの情緒反応も含めて、ネガティブな感情を生じさせる刺激に対して適応しようとしてやっている無意識的な対処法が非適応的であり、短期的にはネガティブな感情を避けることができたとしても、長期的には状況をより悪化させてしまうために、結果的に症状を維持・強化してしまっている、と考えるのです。神経症を維持・強化しているこのメカニズムは、神経症の症状としての表れ方が不安症状であっても、抑うつ症状であっても、転換・解離などのヒステリー症状であっても、慢性持続的・反復的な対人関係の問題や性格的な問題であっても、同じことです。以下では、この広義の神経症の性質について、特に治療に直接関連する部分を、より詳しく見ていくことにします。

神経症は不合理な情緒反応であること

　神経症は内的・外的な刺激に対する非適応的な反応ですから、その刺激に対して不合理なものといえます。逆にいうと、刺激に対して不合理といえない反

応は神経症的であるとはいえません。足場が今にも崩れそうな高所にいたら、恐怖を感じて当然であり、この情緒反応は少しも不合理ではありません。閉じ込められた檻の中で猛獣と一緒にいて恐怖を感じるのは当然であり、この反応は不合理ではありません。大切な人を失って悲嘆にくれるのは当然の反応であり、これは神経症的ではありません。自分に害を与えてくる人物と一緒にいるのが嫌だと感じ、かかわりを避けようとすることは、全く正常なことであり、神経症的ではありません。不合理ではない、まあまあもっともな感情反応は、それがネガティブな感情であっても、病的・神経症的だとはいえないのです。

　それに対して、高所でも閉所でも、基本的に安全である場所に対して過剰に不安を感じるのは不合理であり、病的であり、神経症的だといえます。大切な人を失ったあとで悲嘆にくれるだけでなく、そうする理由はないのに過剰に自分を責め続けるのは不合理であり神経症的です。自分のことを愛して大切にしてくれている人に対して強烈な妬みや怒りを抱き、その気持ちを相手に投影して被害的な不安に怯えるのは、不合理であり神経症的です。自分に害を与えてくる人物となぜだか離れることができず束縛され続けているのは、不合理であり神経症的です。

　神経症はこの不合理性のために、患者自身も自分の情緒反応の理由を合理的に、論理的に、意識的に、整然と説明することはできません。つまり、患者の意識的思考に訴えかけて、論理的にそれが不合理であることを理解させ、反応を修正しようとすることは、まるで役に立たないのです。不合理であることなど最初からわかっていること（あるいは少し冷静に考えればすぐにわかること）であり、それでも不合理な情緒反応をしてしまうことが神経症だからです。不安障害の治療として用いられることが多い認知行動療法においても、「行動療法コンポーネント」を伴わない、不合理な認知を修正する「認知療法コンポーネント」だけでは、ほとんど全く効果をあげないというよく知られた事実も、この理屈を考えれば当然ではあるのです。

　さらに、不合理な情緒反応が、たとえば「丈夫で安全につくられている展望台に登っても高所恐怖を感じる」とか「安全に運行している電車の中で閉じ込められ不安を感じる」といった、単純で、誰がどう見ても明らかに不合理な反応であれば、この反応が不合理なものであることを患者も納得し、その克服の

ための比較的単純な行動療法的訓練（曝露療法）に向かうこともできるでしょう。しかし、神経症的な不合理な反応のほとんどは、特に対人関係行動においては、もっと複雑で微妙な発現をします。そのうえ、本当は非適応的であり不合理な反応であっても、無意識的防衛機制のひとつである「合理化rationalization」によって、もっともらしい理屈づけがなされてしまうこともあります。このため、対人関係行動の細かいひとつひとつの反応を、いちいちすべてそれが不合理かどうかを意識的に検討して、不合理であった場合は別の行動を意識的に考えて、実行して……、といった行動療法的な訓練を組んでいくことは実際上ほぼ不可能です。

　精神分析的精神療法が患者の意識的な思考、意識的な認知にアプローチしようとしない理由は、まさにこの神経症の不合理性のためでもあるわけです。論理的な意識的思考から見れば不合理な反応の仕方も、無意識的思考から見れば何らかのもっともな意味のあることであり、無意識的に感じ取った刺激に対して、非適応的ではあっても、対処しようとして無意識的にやっていることだったのだと理解していくこと。そして、適応しようとやってきた習慣的な対処法ではあったけれども、長期的には非適応的であったのだということを理解していくこと。そのうえで、古い習慣と決別し、新しい、より適応的な対処法を身につけていくこと。こうしたことを治療者・患者関係という対人関係の中でひとつひとつじっくり見てゆき、理解し、行動を変えていくこと。これが精神分析的精神療法でやっていることなのです。

不快感情とそれに対する非適応的な防衛機制がつくる悪循環

　広義の神経症とは、病的で過度な不安やそのほかの不快感情と、それに対する習慣化・固定化された（柔軟性に欠ける）非適応的な防衛機制の複合体である、ということでした。非適応的な防衛機制であっても、不安や抑うつなど不快感情を回避・軽減できるために、習慣化・固定化してしまっているものです。

　たとえば、まずは一番簡単な単純恐怖症simple phobiaを見てみます。単純恐怖症は「クモが怖い」「犬が怖い」「高い場所が怖い」などの特定のものに対する単純な恐怖症です。恐怖の対象の多くは、もともと人間が生得的（本能

第6章　対象とする問題と治療の基本的な考え方　87

的）に恐怖を感じやすいようにできているものです。そこにさらに、自分自身
の嫌な経験や、身近な他者の反応から不安を学習するなどして、身についてい
ったものだと考えられています。単純恐怖症は、不安反応を生じる対象が特定
のものや状況というように単純であるために、その特定のものや状況を回避し
てしまえば不安も何もなく、日常生活には何の支障もありません。多くの普通
の人にとって、「クモ」や「高所」を避け続けて生活したところで、失うもの
はあまりありません。こうして多くの単純恐怖症の人たちは、それを「病気」
「障害」だと思うこともなく、普通に恐怖症の対象を回避して生活しているわ
けです。

　何の支障もないのですが、こうして恐怖症の対象を避け続けていることで、
この恐怖症が克服されることはありません。逆にいうと、この恐怖症の対象を
避けないでいれば、いずれ克服されていくのです。実際、鳶職の人で高所恐怖
症がずっと続いてしまう人はいません。医師や看護師で血液・外傷恐怖症のた
めに血を見るたびに失神する発作がずっと続いてしまう人もいません。繰り返
し、繰り返し、不安反応を引き起こす対象に向き合っていけば、次第に不必要
な不安反応は起こらなくなり、こうして不安は克服されていくのです。不安の
克服という観点からすると、不安反応を引き起こす対象を避け続けることは、
不安を維持・強化してしまいますから、非適応的な対処法ということになりま
す。しかし、回避している限り不安反応を起こすこともないので、短期的には
（この恐怖症を治さなくてもよいのであれば）メリットがあるので、この対処
法は維持・強化されていくわけです。

　次にもう少し複雑な、より神経症的な例として、自己愛的に傷つきやすい性
格の人が社交不安障害になっている状況を見てみます。根底にあるのは自己愛
的な傷つきの生じやすさ、つまり対人関係において相手から軽んじられる、蔑
ろにされる、馬鹿にされる、つまらないと思われる、思ったように高く評価し
てもらえない、などの反応をされたときに自己愛（プライド）がひどく傷つき、
落ち込んだり、強い怒りを生じたりする問題です。さらに、その根底には（こ
のレベルになると、かなり無意識的であることが多いですが）、他者の人格を
認めておらず、他者は自分の思い通りになるべき自分の延長でしかなく、自分
の素晴らしさを映す鏡のような存在でしかなく、そこから少しでも外れてしま

うことに対する耐えられなさがあります。こうした不快感情を生じることへの不安があるために、軽症の場合は人前で発表をすることや、何らかのパフォーマンスをすることへの不安（パフォーマンス不安とかステージ恐怖と呼ばれる状態）があったり、より重症になると、1対1の日常会話で、いちいち相手からどう評価されているか、つまらないと思われていないか、などが気になり、相手のちょっとした言動から「つまらないと思われている」「馬鹿にされている」などと不安になります。

　この不安に対する非適応的な対処法として、単純な方法は、人前に出ることを避けること、人とのかかわりを避けることがあります。実際、重度の社交不安障害（これは回避性パーソナリティ障害とほぼ重なります）の人は、他者からネガティブな評価をされることを恐れるあまりに、人とのかかわりを避け、引きこもりがちになります。当然、人とのかかわりを避け続けている限り、この不安が克服されることもなく、むしろさらに人付き合いに対する苦手意識が強まります。

　また、別の非適応的な対処法としては、他者から少しでもネガティブな評価をされないように、常に完璧に振る舞おうとするものもあります。強迫的に完璧さを求めるために、人とのかかわりを持つ前に頭の中であれこれ入念に準備をしてみたり、人とのかかわりが終わったあとで自分の言動を振り返って入念にチェックしてみたりします。ほかの強迫神経症と同じように、こうしていることで一時的な安心は得られるのですが、長期的にはより強迫的になり、常に完璧にしていないと気が済まないようになり、この強迫的なやり方に疲れてしまうばかりか、この対処法がうまくいかなかったときのダメージがより大きくなります。つまり、不安は克服されないばかりか、維持・強化されてしまうのです。

　さらに別の非適応的な対処法としては、他者から思ったような反応・評価がもらえなかったときに、その相手を「能力が低いから、わからないのだ」などとこきおろすことで、ネガティブな反応を無価値化・無意味化することもあります。当然、このようなやり方では、不安の克服ができないばかりか、対人関係を大きく損ない、ますます人に愛されない、寂しくてつまらない人生になっていきます。いずれの対処法にしても、そもそもの根底にある自己愛的な傷つ

第6章　対象とする問題と治療の基本的な考え方　　89

きやすさの問題、つまり他人を本当の意味では他人として認めておらず、だから他人を愛することもなければ、他人から愛されることもないという根本的な欠落感・空虚感の問題は、他者からの尊敬や賞賛、高い評価を得ようとすることばかりにとらわれることによって、しっかりと向き合うことができず、克服されていかないのです。

　もう1つの例として、ヒステリー性格の人の葛藤を見てみます。ヒステリー性格の人には無意識的なエディプス葛藤があります。つまり、同性の親に対する性的な対抗心と、それに対する報復で完全敗北に追い込まれてしまう不安、そして異性の親に対するなかば性的・恋愛感情的な不適切さを伴った、それゆえに自己嫌悪感や罪悪感の混じる、複雑な愛着があります。この部分は、少なくとも治療前や治療の初期の段階では、ほぼ全く無意識的です。社会生活の中では、この葛藤は親とイメージが重なる人物との間に再燃してきます。たとえば、ヒステリー性格の若い女性は、同じ職場にいる「お局様」的な同性の先輩からの注意・指導を、ただの注意・指導ではなく、彼女が女性として頑張ってきた生き方を否定するものとして、あたかも人格否定であるかのように、受け取ってしまいます。このことは、彼女自身が「お局様」に対して潜在的に過度な敵対心・対抗心があるために、（その過度な敵対心を相手に投影して、相手から過度な敵対心を向けられていると感じてしまうことで）なおさらなのです。

　このまま完全敗北に追い込まれてしまう不安から、彼女は非適応的な対処法として、過剰防衛に走ることもあります。たとえば、「お局様」よりも圧倒的優位に立とうとして成績をあげること、上司に認められること、のしあがっていくことに必死になったり、その手段の1つとして男性上司を味方につけようとして「媚を売るようなこと」をするわけです（多くの場合、ヒステリー性格の人にとって、このような卑怯な振る舞いは清く正しく美しい意識的な自己像に一致しません。そのためこれらの気持ちはほとんどすべて抑圧されて無意識的に働いています。同様に、過度な敵対心・対抗心やそれに対する不安も、ほとんどが無意識的です）。

　しかし、このような潜在的な敵対心・対抗心は、本人に意識的な自覚がなくても、相手には伝わるものなので、無用な対人関係葛藤やトラブルのもとになります。そればかりではなく、結果としてこのやり方がうまくいって一時的に

は彼女が優位に立つことができたとしても、結局のところエディプス葛藤は解消されず、不安は克服されていかないのです。あるいは、別のパターンでは、「お局様」に対する過度な敵対心・対抗心を完全に抑圧し、さらに反動形成までして、表面的には過度に従順であろうとします。しかし、このやり方はたいていうまくいきません。無意識的には敵対している相手に対して過剰に合わせて従順に振る舞っていることの不本意感は、次第に強い不満としてたまっていきます。その無意識的・潜在的な不満・怒りは、しかし表立って表明することができないために、（言われたことをやらない、やれないなど）受動攻撃passive aggressionという形で表れることが多くなります。ときには、これが精神的・身体的な不調のためにやれない、やらないという形にさえなることがあり、こうなると「病気（適応障害、身体表現性障害、非定型うつ病などの病名がつくことが多い）」ということになります。さらに、この場合でも、こうして不安に向き合うことを避け続けている限り、自分の弱さや汚さに向き合うことを避け続けている限り、エディプス葛藤が解消されていくことはないのです。

　いくつかの例を挙げて見てきましたが、広義の神経症が維持・強化されながら慢性・持続的なものになってしまうメカニズムの1つはこういうことです。非適応的である、つまり長期的にはデメリットが大きすぎる対処法であっても、短期的には不安・抑うつ、そのほかの不快感情を回避・軽減することができるために、その対処法が強化され続け習慣化・固定化されてしまい、柔軟性を失っている状態といえます。

　広義の神経症が維持・強化されてしまうメカニズムがもう1つあります。それが、第5章でも紹介した神経症的悪循環であり、対人関係での相互交流による悪循環です[5]。これは治療技法に直接関係してくるので、次項では、この神経症的悪循環について詳しく見ていきます。

対人関係での相互交流による悪循環

　広義の神経症の多くは、患者本人の内的葛藤として症状化するだけでなく、内的葛藤が（同じ過度で病的な不快感情と、それに対する非適応的な防衛機制

の複合体による）対人関係の葛藤に展開する傾向があります。これが治療関係で生じているときは、神経症が転移神経症として展開されたと表現します。治療関係以外の日常の対人関係でも、葛藤のもとになっている早期の病的相互交流の再演として対人関係葛藤やトラブルが展開される傾向があります。英国派対象関係論の用語を使うと、（早期の病的相互交流の結果として患者の中にずっと存在し続けている）内的対象関係が今現在の現実の対人関係の中に投影され（投影同一化され）、現実の対人関係葛藤として再演される、と表現することもできるでしょう。ここから先は、議論をわかりやすくするために、英国派対象関係論の用語を使ってお話ししていきます。

　神経症的葛藤は、それが自己愛的な傷つきに関連した葛藤であろうと、エディプス葛藤であろうと、基本的にはすべてが早期・幼少期の親子関係など重要な他者との対象関係にその原型があると考えられています。神経症のもとになっている過去の病的な相互交流past pathogenic interactionがその人の中に内在化して、病的な内的対象関係がつくられます。相手はこういうもので、自分はこういうもので、そして両者の間にこういうやりとりがあり、こういう感情を生じて、それに対して特定の非適応的な防衛様式で対処している、という複合体（コンプレックスcomplex）です。そして今度は、親子関係もそうですし、親子関係以外の他人とのかかわりも含めて、現実の対人関係の中に、この内的対象関係を投影同一化します。

　投影同一化されるのは、自分のイメージ（自己表象）のこともありますし、親のイメージ（対象表象）のこともありますが、投影同一化には相互交流的なメカニズムがありますから、普段の自然な対人関係の中では、相手には投影同一化されたイメージに一致した感情や行動が現実に引き起こされることになります。こうして、その後の現実の対人関係の中にも、過去の病的な相互交流が何らかの形で再演re-enactmentされてしまう傾向があるのです。そして今度は、この病的な外的対象関係がさらにその人の内側に取り入れられることで、病的な内的対象関係はさらに病的な方向に強化されることになります。このようにして、神経症のもとになった病的な相互交流がその後の対人関係でも何度も何度も繰り返されることになるため、神経症はますます維持・強化されていくわけです。

自己愛的な葛藤での例

　たとえば、自己愛的な葛藤をベースに持つ神経症を見てみます。この場合、患者の早期・幼少期の親との関係の中で、親自身が自己愛的な脆弱性を持っている、自己愛性パーソナリティであることがほとんどです。親は子どものことを、自分とは違った人格・感じ方・価値観を持った別の人間として尊重することができず、常に自分の延長としてしか体験できません。子どもが投げかけてくるものに対して共感的に反応することができず、ときには（親の思ったとおり、期待どおりのものではないと）不愉快なものとして拒絶したり、子どもがせっかく達成できたものを一緒に喜ぶことができず、むしろ軽んじたり価値下げするような対応をしてしまいます。当然、子どもは自己愛を傷つけられます。

　こうした親子関係での病的なかかわりが繰り返されていく中で、自己愛を傷つけてくる他者と自己愛的に傷ついている自己という対象関係が内在化されていきます。自己愛的な傷つきに対する防衛として、子どもは本当の自己を隠し、偽りの自己で生きるようになります。さらに、相手を価値下げすることで、これ以上自己愛が傷つかないようにします。結果として、子どもの自己愛（プライド、自己肯定感）は正常な発達をすることができないため、対人関係において他人を自分とは違う存在として尊重することができず、常に自分の自己愛的な願望を思ったとおりに返してくれるべき自分の延長としてしか見ることができなくなります。相手の気持ちに共感的になることができないばかりか、自分の自己愛的な願望の期待通り／思った通りにはならない他人を軽蔑したりこきおろすなどして、自己愛を傷つける親の態度は子どもの中に取り入れ同一化され、子ども自身が他人の自己愛を傷つけがちになります。

　この人が誰とのかかわりの中でも本当の自分を隠し、誰にも見せない、触れさせないようにしていることで、たしかに、これ以上の自己愛的な傷つきを避けることはできるかもしれません。ただし、相手からすると、何か手応えのない、実感のない、何か嘘っぽく虚ろな感じがある対人関係になってしまいます。結果として、相手はこの人のことを本当の意味で理解することも、大事にすることも、好きになることも、できないことになります。自己愛的な傷つきやすさのある人が恐れる、相手に「つまらない」と思われることが実現してしまうのです。

さらに、この人が自分の自己愛を守るためにしている、他者を価値下げすることや、相手を低めて自分を高めることを繰り返していると、いちいちかかわるたびに自己愛を傷つけられて嫌な思いをする周囲の人が、この人を嫌がり、軽蔑するようになってくるのは必然です。こうした内面の気持ちは伝わってしまうことがほとんどなので、この人は誰との関係性の中でも、自分が好かれていないこと、大事にされていないこと、むしろ嫌われ、軽蔑されていることを感じ、さらに自己愛的に傷つき、さらに自己愛的な怒りをためていくことになります。

　こうした現象は見方を変えると、早期・幼少期に親とのかかわり合いの中で形成されていった内在化された病的対象関係が、その後の現実の対人関係の中に投影同一化されて再演されているとも表現できます。神経症のもとになっている過去の病的な相互交流は、内的な対象関係として内在化され、その後の対人関係の中でも繰り返し投影同一化・再演されてしまい、それがさらに取り入れ同一化されることで、病的な内的対象関係はさらに維持・強化されることになるわけです。

ヒステリー性格での例

　もう1つの例として、ヒステリー性格の女性を見てみます。自己愛的な問題のある親子関係の場合と同様に、ヒステリー性格の患者の親も、たいていはヒステリー性格があり、親自身がエディプス葛藤を抱えて、自分の男性性・女性性に潜在的な劣等感が強くあります。このため、ヒステリー性格の母親は、自分の娘に対して、自分のような女にならないでほしい、と潜在的に（ときには顕在的に）願っています [注6.1]。このため、娘が少し大きくなって、少し「女の子らしさ」を示すようになると、母親は自分の中にある女性性への劣等感、エディプス葛藤的な不安から、娘の「女の子らしさ」を不安な目で見たり、批判的な目で見たり、ときにはあからさまに否定したりしてしまいます。母親自身、ほとんど全く意識できないところで、無意識的に、非常に潜在的な仕方で、娘の女性性へのプライドを傷つけることを繰り返してしまうのです。結果として、娘は自分が女性性を示すと、それを相手から（同性の親から）嫌われ、敵視され、攻撃され、女性性へのプライドが傷つけられる（これを古典的には

「去勢される」と表現します)、という病的相互交流が内在化されていくことになります。

この内在化された対象関係は、職場での同性の先輩や上司など母親を想起させるような、母親イメージを投影しやすい相手に出会うと、今度は現実の対人関係の中に投影同一化されます。投影同一化にはそれを向けられた相手に実際にそのような気持ちを引き起こす相互交流的メカニズムがありますから、攻撃的な母親のイメージを投影同一化された相手は、次第にこの人のことを同性として敵視するようになります。だいたい相手からすれば、自分が何をしたわけでもないのに自分のことを同性として敵認定して、いちいちいろいろなことで過剰反応・過剰防衛をしてきたり、女性として張り合ってきたりしてくるこの人のことを敵視してしまうことは必然なのです。こうして、早期・幼少期の母親との病的相互交流は、今現在の対人関係の病的関係として再演されることになり、その関係性が再び取り入れ同一化されることで、結果的に病的な内的対象関係が維持・強化されることになります。

これが対人関係での相互交流による神経症的悪循環です。日常生活の中にある通常の対人関係では、早期・幼少期の病的な相互交流によってつくられた病的な内的対象関係は、現実の対人関係の中で再演されて繰り返され、さらにそれが取り入れ同一化されていくことで、ますます病的な内的対象関係を維持・強化していくのが自然なのです。自然に任せていれば、ほとんど必ず、神経症的な対人関係の持ち方の問題は維持・強化されて、ますます柔軟性を失い、ますます固定化されていくのです。この相互交流的な悪循環を断つために行われる精神分析的精神療法での治療者・患者関係が自然な対人関係とはいいがたい、むしろ非常に不自然な対人関係のかかわり方や枠組みをしているのは、実に当

［注6.1］余談ですが、ヒステリー葛藤にしろ何にしろ、親が子どもに対して「自分のようになってしまうのが不安、自分のようにならないでほしい」と顕在的・潜在的に願っていることは、子どもの精神の発達に対して壊滅的な悪影響があります。なぜなら、子どもは遺伝子的にも、そして親とのかかわりで親の性格や行動パターンを取り入れ同一化することによっても、必ず親のような部分を持っているからです。もはや子どもの心の一部になっている親の「自分のような」部分に対して親が呪うような気持ちを持っていることは、顕在的・潜在的に子どもに伝わり、子どもの気持ちを大きく傷つけることになるからです。

然のことなのです。

広義の神経症の治療における基本的な考え方

　ここまでの議論で、神経症の治療である精神分析的精神療法が何を目的としてどのようなことをしているのか、そこにどのような治療メカニズムがあるのかが、だいたいおわかりになっていると思います。神経症にはそれを維持・強化している悪循環があるので、それを断つことが治療になるのです。神経症以外の「病気」のほとんどについてもいえることですが、「病気」が慢性・持続的なものになってしまっている理由の大部分は、それを維持・強化している悪循環にあります。この悪循環を断ちさえすれば、人間は適応的な生き物として、自然により適応的な方向に変化していくものだからです。

　治療のメカニズムとしては大きく2つに分けられます。まず1つめは、患者の精神内葛藤intrapsychic conflictの悪循環、つまり不安やそのほかの不快感情に対して非適応的な防衛によってそれを回避・軽減してしまうために、その克服ができなくなっている問題です。これに対して、患者がどのようなことをどのようにとらえ、どのような意味で不安に感じてしまうのか、あるいは、そのほかの不快感情を生じてしまうのか、そのためにどのような非適応的な対処をしてしまっているのか……、というすべて無意識的に起こっていることについて、治療者が共感的な理解を意識的・言語的に進めていく必要があります。そうすることで、これまで患者が自分では手に取ることができずにいた思いを手に取れるようになっていくこと、意識化することができずにいたことを意識化できるようになっていくこと、を援助していくことになります。これを「洞察insight」と呼びます。

　2つめは対人関係における相互交流での悪循環を断つことを、実際の治療者・患者関係という相互交流の中で体験していくことです。患者は自分の病的な内的対象関係を、治療者・患者関係の中にも必ず投影同一化してきますが、治療関係の中では日常の対人関係と違って、それが再演される前に（あるいは再演しかかっている途中で）何がこの治療者・患者間の相互交流の中で生じているかに気づき（洞察し）、より適応的なやりとりに変えていくことを目指し

ます（ここには実際の治療者・患者関係での行動変容を伴います）。病的対象関係が再演されるのではなく、より適応的な関係性に変容させることができれば、今度はその良い関係性が（そして良い関係性をつくる能力が）取り入れ同一化されることになり、これまでの病的な内的対象関係が良い方向に変容していくことになります。これを「ポジティブな取り入れ同一化positive introjective identification」と呼びます。

　細かく見るとほかにもいろいろあるでしょうが、精神分析的精神療法の治療メカニズムの主なものは、この「洞察」と「ポジティブな取り入れ同一化」であるといってよいでしょう。

実臨床での対象疾患（適応）

　精神分析が基本的に週4〜5日、1回45〜50分で曜日と時刻を決めて定期的にやっていくものであるのに対して、精神分析的精神療法は週1〜2回、1回45〜50分で曜日と時刻を決めて定期的に行います。本格的な精神分析に比べれば密度・強度は低いものの、精神分析的精神療法でも毎週1回（あるいは2回）1時間弱もの時間をじっくりかけて、しかも年単位で行うものなので、かなりの時間と労力とお金を要します。これまで議論してきたように、精神分析的精神療法の適応が「広義の神経症」にあるとはいっても、実際の臨床ではどのような疾患・病態に対して使うことになるでしょうか。

　まずは、これまでの議論に何度も出てきている性格病理の問題です。ここには病名がつくほどではない神経症的な性格の問題から、ヒステリー性格、自己愛的な性格、さらには「パーソナリティ障害」という病名がつくほどの重症性格病理も含まれてきます。ただし、反社会性パーソナリティ（サイコパス）は本当の意味での治療への動機づけが希薄すぎることもあり、治療を悪用するリスクが高く、治療予後が不良なことから、通常は治療適応から除外されます。さらに、統合失調症との関連が強いと考えられているA群パーソナリティ障害は、改善するとしても非常にゆっくりであるために、費用対効果が良いとはいえず、治療適応と考えない専門家も多いかと思います。このため、実際に精神分析的精神療法の治療適応となるのは、C群パーソナリティ障害を含めた「神

経症的性格」、「演技性パーソナリティ（＝境界水準のヒステリー性格）」を含めた「ヒステリー性格」、現在の疾患分類では持続性気分障害に含まれている「抑うつパーソナリティ」、そして「境界性（情緒不安定性）パーソナリティ」や「自己愛性パーソナリティ」などとなるでしょう。これらの、まさに神経症的悪循環によって維持・強化されて慢性化している性格病理の問題は、急性期的でターゲットのはっきりした問題に対して効果の高い薬物療法や、従来型の認知行動療法はほとんど目立った効果を上げることができません。精神分析的精神療法が最も得意とするところであり、実際に治療効果についての（良質とはいえないまでも）いくぶんかのエビデンスが出ています。

　一見すると性格の問題に似ていますが、知能構造の問題である発達障害については、これが「広義の神経症」による問題ではないことからしても、それ自体が精神分析的精神療法の適応になることはありません。しかし、多くの発達障害の人、特に自分から何かの治療を求めてくる人は、発達障害そのものの問題に加えて、これまでの親子関係やそのほかの対人関係の中でさまざまな「二次障害」と呼ばれる性格上の問題を合併してきていますから、その面については精神分析的精神療法の適応になるでしょう。ただし、知能構造上の問題がない定型発達の人に比べて、知能構造上の問題がある人は、治療者・患者関係でお互いの共感的理解に到達することが難しく、治療プロセスが難渋することが多いため、費用対効果は低い傾向があるでしょう。とはいえ、普通の性格病理の問題と同様に、ほかにほとんど治療の選択肢がないために、患者本人に強い治療動機があり、治療者にも十分なキャパシティがある場合は、治療をトライしてみてもよいでしょう。

　同様に、統合失調症も、それ自体が精神分析的精神療法の適応になることはありませんが、性格的な問題を合併している場合、その面については精神分析的精神療法の適応になりえます。とはいえ、ここでも治療プロセスは極めて困難なものになるため、患者本人にも治療者側にも、よほどの覚悟が必要になってきます。

　感情障害（気分障害）についてはどうでしょうか。まず「普通の大うつ病」は、これがエピソード性の病態であり、神経症的悪循環によって維持・強化されて慢性化している「広義の神経症」ではないことからしても、精神分析的精

神療法の適応になることはないでしょう。特に「普通の大うつ病」、つまり、もともと強迫性格（あるいはメランコリー親和型性格）がベースにあり、強迫的に無理に無理を重ねた結果として心のブレーカーが落ちてしまって「大うつ病エピソード」を起こしてしまったタイプの病態は、普通に抗うつ薬（抗強迫薬）が大変によく効くので、わざわざ時間も労力もお金も余計にかかる精神療法で治療する必要性が乏しいのです。

　これに対して、「抑うつヒステリー（非定型うつ病）」は、一見すると普通の大うつ病と同じエピソード性の問題に見えることがありますが、よくよく見てみると、似たような対人関係葛藤を背景に同じような不適応反応を繰り返していることがわかります。そして、そのような対人関係葛藤を生じやすい性格的な問題（ヒステリー性格）が背景にあること、こうした性格的な問題は子どもの頃の親子関係からずっと続いていることも見えてきます。さらに、抑うつヒステリー（非定型うつ病）は抗うつ薬がほとんど効きませんから、患者本人にしっかりとした治療動機があれば、精神分析的精神療法で治療していくことができるでしょう。

　同様に、現在の疾患分類では感情障害（気分障害）の中にある「持続性気分障害」の1つである「気分変調症」は、「抑うつパーソナリティ」や「抑うつ神経症」とほぼ同義であり、性格病理によって慢性化した抑うつ状態です。ほかの性格病理と同様に、対人関係葛藤の生じやすさの問題がありますし、結果として不適応反応を起こし、抑うつ的になることを繰り返しているのです。これはまさに「広義の神経症」であり、精神分析的精神療法の適応になるでしょう。

　「躁うつ病（双極性障害）」は、当然「広義の神経症」に当たりませんし、この疾患に対して治療効果があることがわかっているのはほぼ薬物療法だけでしょうから、精神療法が治療の主体になることはありません。

　不安障害は「神経症」の代表としてみられがちです。しかし、不安障害の中でも「パニック障害」はエピソード性の病態です。「広義の神経症」の悪循環ではなく、もっと狭い悪循環で維持・強化されています。もともと強迫性格のある人が、予期不安に対して強迫的にそれをコントロールしようとしたり、回避しようとするために、不安が維持・強化されてしまっているものです。この

第6章　対象とする問題と治療の基本的な考え方　99

ため、普通は抗うつ薬（抗強迫薬）による薬物療法がよく効きますし、行動療法的に回避をやめていくことだけで改善していきます。パニック症状の背景として慢性・持続的な対人関係葛藤などの問題が繰り返されているものでなければ、わざわざ本格的な精神療法で治療するほどのものではないでしょう。

　強迫神経症（強迫性障害）は古くから精神分析的精神療法の効果が得にくい問題として知られています。強迫は、たしかに不安に対する非適応的な対処様式ではあるのですが、1人で行う自己完結型の対処様式なのです。このため、治療者・患者関係という対人関係の相互交流を使って治療をしていく精神分析的精神療法のやり方にははまりが悪いのです。ただ、強迫症状の背景には自己愛的な傷つきやすさの問題があることが多く、患者本人がこちらの問題を解決したいことを強く望むのであれば、治療をトライすることもできるかもしれません。

　社交不安障害も、対人関係場面で恥をかくこと、自己愛が傷つくことへの不安から、回避と強迫的な防衛によって維持・強化されているものです。このため、通常の治療は抗強迫薬（抗うつ薬）と回避・強迫行動を止めることを中心とした行動療法（曝露療法）になっていきます。しかし、上記の強迫神経症の議論と同様に、社交不安障害の背景にはたいてい自己愛的な傷つきやすさの問題がありますから、患者本人がこちらの問題の根本の解決を望むのであれば、それを目標に治療をしていくこともできるでしょう。

　醜形恐怖（身体醜形障害）も同様の考え方になります。

　古くから「ヒステリー」と呼ばれてきた問題は、現在の疾患分類では主な症状によって「解離性障害」「転換性障害」「身体表現性障害」「非定型うつ病（＝抑うつヒステリー）」などと呼ばれます。これらはすべて薬物療法がほとんど効きませんし、行動療法・認知行動療法も目立った効果をあげられません。「ヒステリー」は表面に表れている、目立った「症状」をターゲットにして治療しようとすると、どうしてもうまくいかなくなる傾向があるからでしょう。実際、精神分析的精神療法で「ヒステリー」を治療するときも、基本的には「症状」をターゲットにするのではなく、背景にある対人関係葛藤や、そのさらに背景にある性格病理を治療していくことになります。「広義の神経症」の悪循環によって維持・強化されているのは、後者の問題のほうだからです。

以上で現在の普通の疾患分類・病名を列挙して精神分析的精神療法の適応疾患を概観してみました。ここまでの議論でおわかりだと思いますが、基本的に対人関係の相互交流によって維持・強化されている「広義の神経症」が精神分析的精神療法の適応なのです。表面に表れている「症状」がどんなものであれ、精神分析的精神療法が治療するのは、対人関係病理・性格病理なのです。精神分析的精神療法が治療するターゲットは「症状」ではなく、その背景にある対人関係病理・性格病理です。「症状」レベルでの改善は、対人関係病理・性格病理が改善することに伴って二次的に生じるものでしかありません。これは、精神分析的精神療法が治療者・患者関係という対人関係を使った治療技法であるために、当然といえば当然なのです。

　これに対して、よく精神分析的精神療法（力動的精神療法）と比較される認知行動療法[6][7]は、意識的な思考（認知）や行動といった表面に出てくる「症状」を直接的な治療のターゲットにしています。このため表面に出てくる「症状」が問題そのものである病態に対しては、行動療法・認知行動療法は極めて高い効果を発揮します。単純恐怖症やパニック障害・広場恐怖、強迫神経症（強迫性障害）、心的外傷後ストレス障害に対する行動療法（曝露療法）は極めて効果的ですし、その「症状」の背景に特に対人関係病理・性格病理がない場合は、あるいは背景に対人関係病理・性格病理があったとしてもそれを治す気がない場合は、それで十分なのです。

　境界性パーソナリティに効果的であるとして有名になった認知行動療法の1つである弁証法的行動療法も、実は境界性パーソナリティという性格病理を治すための治療ではなく、境界性パーソナリティに伴われる自傷行為やそのほかの問題行動、問題となる意識的思考を修正するための治療です。社交不安障害に対する認知行動療法（たいていは集団を使っての曝露療法がコンポーネントの1つになっている）も、対人関係行動という行動や対人関係を前にしたときの意識的な構えを修正するための治療であり、背景にある性格病理の改善を目的にはしていません。つまり、精神分析的精神療法と認知行動療法は治療技法が違うだけでなく、治療のターゲットや目的がまるで違うのです。

精神分析的精神療法の対象にすることが望ましくないもの（禁忌）

　最後に、絶対禁忌と相対禁忌に触れておきます。上記に議論してきたように、精神分析的精神療法の適応は広義の神経症なのですが、広義の神経症であっても以下の場合は精神分析的精神療法に導入することは望ましくありません。

（１）患者の身内や知人・友人がすでに治療者との治療関係にある場合（絶対禁忌）

　患者からの紹介患者です。これは一般の診療科ではよくあることでしょうが、精神科の治療、特に精神分析的精神療法においては患者のプライバシーと守秘性が最初から損なわれているため、治療が治療的に進むことはまず不可能になります。このことを知らずに治療を始めたとしても、この問題のために、早期のうちに中断するという結論にいたることになります。このことが最初からわかっている場合は絶対禁忌として治療に入れないようにすべきでしょう。

（２）患者が治療者の身内や知人・友人である場合（絶対禁忌）

　患者のプライバシーと守秘性の問題に加えて、治療者の匿名性も中立性も最初から損なわれているため、治療が治療的に進むことはまず不可能ですから、絶対禁忌と見てよいでしょう。

（３）患者自身に治療への動機づけがない場合（相対禁忌）

　たとえば、配偶者から離婚をつきつけられており、すぐには離婚をしない条件として治療を受けることを指示されて治療を求めてきただけであり、本人には真の治療動機が存在しない場合などです。同様のことは痴漢行為や小児への虐待行為を繰り返す人が第三者からの指示で治療を求めてきただけであり、本人にはほとんど全く真の治療動機が存在しない場合にもいえます。さらに、親に強制されてやってきた子どもも同様です。ただし、最初のうちは本人に真の治療動機がないように見えても、治療過程の中で真の治療動機が生じてくることもないことはないので、絶対禁忌というよりは相対禁忌です。

（4）治療に対して明らかに不適切な動機を持っている場合（相対禁忌）

　たとえば、離婚や訴訟を回避するための手段として、治療を受けているということをアリバイにしているだけの場合。配偶者や親に治療費を支払わせることによって彼らに金銭的な復讐・攻撃をすることだけが動機である場合。ほかに誰も話し相手がいない寂しさを埋め合わせるための話し相手ほしさだけが治療関係に入る動機である場合。配偶者や親などに対する復讐・攻撃の手段としての自殺をすでに決心しており、その目撃者をつくることが治療に入る動機である場合。絶望的な自分の人生を終わらせることに治療者を道連れにしようとしているだけの場合。治療者に性的・攻撃的な言動を繰り返すことで倒錯的な満足を得ることだけが動機である場合……などがあります。いずれも治療に入る動機が不適切ですが、このことが最初からわかっていないこともあります。その場合は、治療が始まってしばらくして本当の動機が見えてきたところで、基本的には患者からの象徴的・派生的コミュニケーションを分析していく流れの中で、治療を中断することを選ぶことになるでしょう。

（5）知的能力が低すぎる場合（相対禁忌）

　「知的障害」の診断がつくほどの知的能力の低い患者（ＩＱにして70未満）には、この治療が向かない可能性が高いです。絶対に不可能というわけではないですが、非常に困難なわりには目立った効果が得られにくいことが多く、お勧めできません。

〔参考書〕
（1）Kernberg, O.F.: *Severe personality disorders: psychotherapeutic strategies*. Yale University Press, 1984.
……患者の人格構造が神経症水準、境界水準、精神病水準のどこにあるのかを精神力動的な診断面接の中でアセスメントしていく仕方が詳細に説明してあります。
（2）McWilliams, N.: *Psychoanalytic diagnosis: understanding personality structure in the clinical process*. Guilford Press, 1994.
……精神分析的な診断・評価について詳細に議論しています。
（3）Gabbard, G.O.: *Psychodynamic psychiatry in clinical practice*. American Psychiatric Publishing, 2014.
……もともとＤＳＭやＩＣＤなど記述精神医学（表面に現れる客観的な症状・行動による疾

患分類）と相性の悪い力動精神医学（内面に対する精神分析理論を背景にした病態理解）の統合を試みた本であり、ＤＳＭやＩＣＤでの精神疾患の分類・病名を精神力動的精神医学ではどのように理解していくかを説明しています。

（4）Barlow, D.H., Farchione, T.J., Fairholme, C.P. et al.: *Unified protocol for transdiagnostic treatment of emotional disorders: therapist guide.* Oxford University Press, 2011.

……不安症状や抑うつ症状など「神経症スペクトラム」に対する認知行動療法である「統一プロトコル」について、わかりやすく解説してあります。「神経症スペクトラム」がどのように維持・強化されているかという理論が、かなり精神分析的な神経症理論に近いことがわかりますが、同時に、認知行動療法で扱う不快感情、思考プロセス、情緒制御戦略、治療に対するアンビバレンスはすべて意識的・前意識的なものであり、精神分析的精神療法のように無意識的な不快感情、無意識的な思考プロセス（無意識的空想）、無意識的な防衛機制、無意識的な抵抗をターゲットにしていないこともよくわかります。

（5）Strachey, J.: The nature of the therapeutic action of psychoanalysis. *Int J Psychoanal* 15: 127-159, 1934.

……いわゆる「神経症的悪循環」についての最初の論文です。ここにはまた、精神分析による治療メカニズムの主なものは「洞察」と「ポジティブな取り入れ同一化」にあるというアイデアもあります。これをさらにRacker, H.は The meanings and uses of countertransference. （*Psychoanal Q* 41: 487-506, 1972）の中で発展させています。

（6）McMain, S.F., Guimond, T., Streiner, D.L. et al.: Dialectical behavior therapy compared with general psychiatric management for borderline personality disorder: clinical outcomes and functioning over a 2-year follow-up. *Am J Psychiatry* 169(6): 650-661, 2012.

……これはおもしろい研究結果です。もともとは境界性パーソナリティに対する認知行動療法（弁証法的行動療法）の効果を実証するために行われた介入研究でした。弁証法的行動療法を行う患者群と比較されたのは「普通の治療」を受けた患者群でしたが、この研究が行われたカナダでは、「普通の治療」を受けた患者のほとんどが週1回の精神分析的精神療法を受けていたのです。図らずも、個人療法＆集団療法の組み合わせからなる弁証法的行動療法と、週1回の精神分析的精神療法の効果比較となったのです。結果は研究者の予想に反して、弁証法的行動療法の優位性を示すことはできませんでした。それどころか、いくつかの項目では精神分析的精神療法のほうがより優れた効果をあげることが示唆されています。

（7）Leichsenring, F., Salzer, S., Beutel, M.E. et al.: Long-term outcome of psychodynamic therapy and cognitive-behavioral therapy in social anxiety disorder. *Am J Psychiatry* 171 (10): 1074-1082, 2014.

……社交不安障害の治療として精神分析的精神療法と認知行動療法を比較したこの研究でも、短期的には「症状」をターゲットにした認知行動療法のほうがわずかに優位であるものの、精神分析的精神療法を受けた患者のほうがよりゆっくりコンスタントに改善していくために、長期的にはほぼ変わらない結果となっています。

第Ⅱ部

治療技法編

第**7**章

顕在内容と潜在内容

　精神分析的精神療法が治療対象としている「広義の神経症」は、精神内的intrapsychic・対人相互交流的interactionalな悪循環によって維持・強化されていますが、この神経症的悪循環のプロセスはほとんどすべて無意識的なものです。このため精神分析的精神療法においては、以下のことが治療上必要になっています。

（1）患者が無意識的にはどのような刺激をどのようにとらえ、関連してどのような体験・記憶が無意識の中で思い起こされ、どのような無意識的な思考が働き、どのように無意識的に反応しているのかを治療者と一緒にしっかり見ていくこと。
（2）そうすることで、意識的思考からすると不合理でしかないこの「広義の神経症」的な反応にどのような意味や機能があるのかを理解すること。
（3）そのうえで、非適応的な対処様式を手放し、神経症的悪循環を止めていく、ということ。

　無意識的な思考内容を意識化する方法の基本的な考え方は第5章で議論してきました。意識的な「自由連想」を進めていくうちに、それまでは無意識的であった内容が意識的思考にブレークスルーしてくるのではないのです。患者の話す話から治療者が背後にある無意識的なメカニズムを推定して言い当ててい

くのでもないのです。そうではなく、夢解釈の方法と同様に、患者が「自由連想」(＝顕在内容)の中でバラバラに伝えてくるイメージから、そこにある「置き換え」や「圧縮」や「象徴化」といったプロセスを解除して、そこにあるテーマをもとにイメージを組み立てなおし、無意識的思考の潜在内容を「解釈」していく、という作業が必要なのです。こうして精神分析的精神療法では、ほかの精神療法(認知行動療法やロジャース派カウンセリングなど)では行われない、患者の話を顕在内容と潜在内容という2つのレベルで聞いていく、という独特の傾聴技法があるわけです。

顕在内容

　精神分析的精神療法で重視するのは無意識的思考の結果である潜在内容ですが、意識的思考・意識的な訴えである顕在内容が全く無意味・無価値かというと、そうでもありません。一般的に、顕在内容には、以下のことなどが含まれてきます。

(1) 患者が今回のセッションの中で扱っていきたい問題、つまり症状や治療に対する抵抗などが直接的・顕在的に言及されているもの(症状および抵抗、これを「治療文脈therapeutic context」と呼びます。第8章で詳述)。

(2) 患者が無意識的に反応している外的刺激、特に治療者・患者関係での治療者の言動(これを「適応文脈adaptive context」と呼びます。第8章で詳述)が直接的・顕在的に言及されているもの(適応文脈が顕在的に言及されるのは、患者のコミュニケーション抵抗communicative resistanceがよほど低いときであり、そうでない多くの場合は間接的・象徴的にしか示唆されないことになります)。

(3) 患者の治療関係外での対人関係や社会的機能の良し悪しのアセスメントや、意識的レベルでの悩みや葛藤の性質、思考面や感情面などでの病状評価の材料となる表面的・客観的データ。

(4) 患者の生育歴や現在の生活状況など一般的な理解に必要なデータ。

> 臨床例 7.1

　患者は20代後半の独身女性で、醜形恐怖・対人不安があり、長年ずっと他人とのかかわりを避けて引きこもりのような生活を続けていました。今の男性治療者との週1回50分の精神分析的精神療法が始まって半年ほどした頃から、少しずつ外に出られるようになり、アルバイトの仕事もするようになっていました。しかし最近になって、受付と待合室を共用するもう1人の女性治療者がほかの部屋で治療面接をするようになり、結果として待合室にはほかの患者が何人かいるような状態になっていました。これまでは患者が1人で受付を行い、1人で待合室で待ち、治療面接を受けてから1人で帰ることができていたのが、最近はほかの患者たちの目にさらされるようになってしまったのです。こうなってから、この患者はほぼ毎回のように10分程度遅刻するようになっていましたが、この問題がしっかりと扱われたことはまだありませんでした。そうした背景があっての、以下のやりとりです。

　患者：今日も10分ほど遅刻してしまって、すみませんでした。どうして、遅刻してしまうのだろうと思うのだけど、わからないのです。最近は対人不安も調子が悪くなっています。外に出るのがまた少し怖くなっています。それに、嫌な夢ばかり見ます。
　夢の1つめでは、私はここに雰囲気の似ている、どこかの病院に来ていました。そこに高校の頃の同級生の子がやってきて、診察室に入っていきました。診察室はドアが半開きになっていて、中の様子が見えました。その元同級生の子はベッドに横になって話をしていて、先生が横に座って話を聞いているようでした。私は、どういうわけか、彼女に先生を取られてしまったような、嫉妬のような嫌な気持ちを感じて……変な話ですが、そういう夢でした。
　2つめの夢では、私は家の戸締りをしていました。何か怖い感じがしたので、厳重に戸締りをして確認しました。でも、戸締りをした家の中に、すでに見知らぬ男性が入っていたのです。私はその男性に捕まって、ロープで縛られ、裸にされて、すごく恥ずかしい格好をさせられて、その様子をその男性の恋人の女性がビデオに撮ってネットにさらしてしまう、という夢でした。
　3つめの夢では、結婚して家を出た兄がお嫁さんを連れて私のいる実家に戻ってくるというものでした。実家には部屋がいくつもあるはずなのに、小

さな1つの部屋に家族全員が兄夫婦と一緒にいるので、プライバシーも何もなくて、私はだんだんイライラしてきました。それで両親に文句をいったら、母親から「うちには兄嫁がいるから、もうお前は必要ない」と言われて、毒薬を注射されて、殺されてしまう……という夢でした。昔から、私と兄との関係はちょっと普通じゃないところがあって、私は兄と2人きりになると緊張して何を話していいのかわからなくなるのです。私は、兄嫁に対しては、どこか兄を取られてしまったような、嫉妬のような嫌な感情を持っているのかもしれないです。そのような気持ちを起こさせる兄と距離をとりたくなっているのかもしれません。
（この間、治療者はずっと沈黙・傾聴を続けている）

臨床例 7.1の顕在内容

　通常の精神分析的精神療法では、このような患者からのコミュニケーションから、顕在内容と潜在内容を同時に聞いていきます。今回は顕在内容にのみ注目してみます。

　まずは「治療文脈」、つまり患者の症状や抵抗への直接的言及であり、患者が今回のセッションで取り扱うことを求めていることへの無意識的な問題提起です。一般的に、患者はこうした問題提起的なコミュニケーションをセッションの最初のほうで持ち出すことが多いのですが、今回の臨床例でも、患者は最初に自身の遅刻という問題行動（粗大な行動的抵抗gross behavioral resistance）に直接的・顕在的に言及しています。そして、患者自身にはどうしてそのような問題行動を起こしてしまっているのか、わからない、という一種の「症状」も訴えています。さらに、不安の悪化という症状の訴えもあります。治療面接の中で夢を報告すること自体は「症状」や「問題」とはいえませんが、今回はこれが悪夢だということなので、症状の程度としては軽度ですが、一応「症状」や「問題」としてとらえておくことができるでしょう。最後のほうでは、患者が兄に対して「普通じゃない」気持ちがあること、何らかの近親姦的なテーマでの不安がありそうなことが示唆されており、これも「症状」や「問題」の1つとしてとらえることができるでしょう。

　次に「適応文脈」、つまり患者が無意識的に神経症的に反応している刺激、

第7章　顕在内容と潜在内容　　109

特に治療者の患者に対する言動についてはどうでしょうか？　今回のこの患者からのコミュニケーションの中には、直接的・顕在的な形では出てきていません。治療者が同僚の女性治療者と受付と待合を共用し始めたことで、患者のプライバシーが損なわれることになったことを示唆する象徴的な話（ドアが半開きで中の様子が見える診察室の夢、見知らぬ男性に捕まって恥ずかしい姿をさらされてしまう夢、プライバシーのない家の夢など）が続きますが、直接的・顕在的な言及はありません。このように「適応文脈」が直接的・顕在的には言及されず、ただ潜在的にそこにそれがあることを示唆する象徴的な話だけ出てくることは珍しくないのです。

　患者の病状評価はどうできるでしょうか？　まず症状の悪化が報告されています。しかし、症状の悪化を素直に報告してくることにしても、遅刻の問題に自分から取り組もうとしていることにしても、意識的レベルでの治療への取り組みは非常に協力的で前向きであること、意識的レベルでの治療同盟therapeutic allianceは良好であることが示唆されます。粗大な現実検討の障害もなく、思考の混乱も、感情の混乱も、みられません。患者の自我機能は比較的良好であることが見てとれます。

　ここに表れている意識的なレベルでの悩みは、対人不安の悪化が主なものです。さらに、遅刻を気にしていること、気にしているけれども、どうしてそうなってしまうのかわからないという困惑もあります。こうした意識的なレベルでの悩みや心の動きに対しては、共感を示していくこともできるでしょう（ただ、このあとで潜在内容を議論するときに「共感」については再び取り上げますが、こうした意識的レベルでの共感は非常に表面的であり、部分的なものでしかないこと、精神分析的精神療法における「共感」はもっと潜在内容に対するものでなくてはあまり意味がないものであることをしっかり理解しておくことは重要です）。

　一般的な患者理解に必要な生育歴や生活背景などのデータという意味ではどうでしょうか？　まず患者が実家で両親と一緒に暮らしているという現実生活の状況がわかります。そして母親との関係では、母親から「必要ない」と言われて傷つけられる夢に表れているように、自己愛的な傷つきを感じていることと、母親に「殺される」ことに象徴されている何らかの被害的な不安の葛藤

（あるいは主客を逆転して、母親に対する殺人的な怒りの葛藤）がありそうなことが推測できますし、兄との関係にも何らかの近親姦的な葛藤が生育歴的にありそうなことも示唆されています。そして、兄との関係では顕在的・意識的にも一緒にいづらさ・やりづらさがあり、現実的に距離をとりがちであるようです。

　このように、顕在内容にも読み取るべきものはあります。ただ、精神分析的精神療法においては、患者の神経症的反応への共感的理解を進めていくうえで、顕在内容よりも潜在内容のほうがはるかに重要であるために、潜在内容をしっかり聞き取るための傾聴技法を以下に詳しく議論していくことにします。

潜在内容

　潜在内容について議論する前に、無意識的思考の結果がどのように表面化してくるのかについて確認しておきましょう。無意識的思考の内容には、どのような（外的・内的）刺激に対して、どのように無意識的にとらえ、どのような過去の体験・記憶を無意識的に参照・想起し、どのように無意識的な願望・欲求・思考が働き、どのように反応しているか、といったことが含まれています。これらすべては、意識的な思考である「自由連想」の中では間接的な「派生物」としてしか表れてこない、ということを第2章、第5章で議論してきました。

　さらに、意識的思考には「過去」「現在」「未来」という時制がありますが、無意識的思考はつねに今「現在」自分が受けている刺激に対して反応しています。なので、治療面接の中では一緒にいる治療者に対して、治療者の存在・言動に対して、無意識的思考は反応していることが必然になります。もちろん、患者の無意識的思考が反応している「刺激」には「内的刺激」もありますから、患者の内側から生じている欲求・衝動などもここに含まれます。

　しかし、私たち適応的な動物の欲求は、多くの場合、外界からの刺激に対して引き起こされるものですから、患者が今「現在」一緒にいる治療者に対して何らかの性的欲求や攻撃衝動を生じたとしても、それはほぼ必ず治療者側の言動が（あるいは存在そのものが）「外的刺激」になって引き起こされたもので

はあるはずです。この、患者が治療面接の中で話す自由連想の背後にある無意識的思考の内容を「潜在内容」といいます。潜在内容は、基本的には治療者側の何らかの言動に対して、それが「刺激」となって無意識的思考が働いた結果だと考えてよいのです。こうした患者の無意識的反応のきっかけになった「刺激」としての治療者側の言動のことを、技法的には「適応文脈」と呼びます。

そして、「刺激」に対する無意識的な反応の結果、それが病的・非適応的な形で表れてしまう部分が神経症的な「症状」です [注7.1]。さらに、「症状」の中には非適応的な行動パターンも含まれているわけですが、これが特に治療の進行を妨げることに向かってしまうものを「抵抗」と呼びます。「症状および抵抗」は技法的には「治療文脈」と呼ばれ、患者が無意識的に今回のセッションで取り扱うことを求めている問題提起でもあります。「治療文脈」は顕在内容のところでお話ししたように、直接的・顕在的に言及されることも多いものですが、ときには潜在的・象徴的に言及されることもあります。この部分も、逃さずに聞き取っていかなくてはなりません。

潜在内容を聞き取っていくうえでの大前提となるポイントをまとめると以下のようになります。

（1）治療面接の中で、患者の無意識的思考がどのように働いているかを理解するための無意識的反応が始まった起点にある「刺激」は、ほとんど必ず治療者の言動にあり、これは「適応文脈」と呼ばれる。適応文脈は直接的・顕在的に言及されることもあるが、多くの場合は間接的・象徴的にしか表れてこない。

（2）患者は多くの場合、今回のセッションで取り扱ってほしい問題を「症状および抵抗」として、直接的・顕在的にも、間接的・象徴的にも、言及して問題提起してくる。これは「治療文脈」と呼ばれ、「適応文

[注7.1] 動物たちの無意識的な反応のほとんどが適応的であるように、私たちの無意識的な反応もほとんどは適応的なものです。神経症が病的と呼ばれるのは、その反応のうちほんの部分的ではあっても、病的・非適応的なものが含まれてしまうからです。大部分は適応的でありながら、ほんの部分的に病的・非適応的な反応の仕方をする、その部分を取り上げて「症状」と呼ぶのです。

112

脈」を起点とした患者の神経症的反応を理解するための重要なポイントとなる。

（3）無意識的思考はすべて自由連想の中には「派生物」としてのみ表れてくるので、そこにある「置き換え」「圧縮」「象徴化」といったプロセスを解除して、潜在内容を「解釈」していく作業が必要になる。

臨床例 7.1の潜在内容

それでは、これらの大前提を踏まえて、先ほどの臨床例7.1を振り返ってみましょう。

まず患者は自分自身の遅刻に言及し、それが問題だとわかっていながら、やってしまう、それがなぜだかわからないと言っています。ここにあるのは患者自身のことですが、おかしな行動をする人、狂った行動をする人のイメージです。一般的に、患者が自由連想の中で話すイメージは、それが患者自身のことであっても、治療者のことであっても、あるいは第三者のことであっても、遠い昔の記憶の中の家族の話であっても、すべてある意味では患者自身の姿を、そして同時に別の意味では（圧縮して）治療者の姿を象徴していると考えるべきです [注7.2]。そう考えると、患者自身の遅刻や、なぜ遅刻してしまうのかわからないという困惑は、第一義的には「症状および抵抗」、つまり「治療文脈」への直接的言及でありながら、同時に（二次的に、かなり深読みすると）間接的・象徴的には、治療者が何かおかしなこと、狂ったことをしている人物像として患者の無意識的思考はとらえていることをも示唆しています。

実際の治療面接の中では、患者にこのようなイメージを向けられたときに、治療者は即座に「そんなことはない、これは患者の歪曲であり、転移だ」と処理してしまうのではなく、患者がそのようなイメージを持つような、どのような言動を自分はしたのだろう？　としっかり自己分析・内省を進めていくことが必要です。

[注7.2] これは夢解釈の技法と全く同じです。夢に出てくる人物像は、ある意味では患者自身を、そして同時に別の意味では治療者の姿を象徴していると読んでいくのです。

第7章　顕在内容と潜在内容　　113

次に言及されている患者自身の対人不安の症状悪化も同様です。これは第一義的には症状の報告、つまり「治療文脈」への直接的言及でありながら、同時に（二次的に、かなり深読みすると）間接的・象徴的には、患者から見て治療者の言動が何らかの意味で悪化していること、治療者に何らかの「対人不安」があって病的な行動をとっているように見えること、を示唆してもいます。ここでもまた、患者にそのようなイメージを持たれてしまうような、どのような現実が治療者・患者関係の中であったのか？　治療者のどのような言動があったのか？　を振り返ってみる必要があります。

　その次からは夢という極めてイメージ性・物語性に富んだ素材が出てきます。一般的に、イメージ性・物語性の豊富な話は、無意識的思考の派生物が比較的理解しやすい形（比較的コミュニケーション抵抗が少ない形）で含まれていることが多いものです。先ほどの患者自身の症状への言及では（かなり注意深く深読みしないことには）象徴的表現・派生的コミュニケーションに気づけなかった人でも、ここから先のコミュニケーション抵抗が少ない、比較的理解しやすい派生物を聞いていれば、気づけることが多いでしょう。

　1つめの夢は、治療者と治療状況を容易に連想させる顕在内容（顕在夢）です。さらに、診察室のドアが半開きで中の様子が見えてしまうというプライバシーが損なわれているイメージの話が出てきます。そして、1対1であるべき患者と治療者の関係の中に、第三者が入ってきて、その関係性が損なわれてしまう、治療者を取られてしまうという体験、そこからの反応である「嫉妬のような嫌な感情」への言及があります。これらのイメージやテーマは治療者・患者関係でのどのようなこと（「適応文脈」）を示唆するでしょうか？

　最近になって女性同僚が同じ時間に治療面接をするようになり、受付と待合室を共用することで、患者のプライバシーと、治療者との1対1関係が損なわれてしまったという出来事が連想されてくると思います。患者からしてみれば、女性同僚が入ってきたことで、治療者との1対1関係が損なわれ、治療者を彼女に取られてしまったと感じたのでしょうし、さらに女性同僚の患者が待合室で待っていることで、（特にもともと対人不安の強い人ですから）他人の目にさらされ、プライバシーを損なわれていると感じたのでしょう。こう感じるこ

とは、この治療者・患者関係で現実に起こっていることに照らして、まあまあもっともなこと、理解できることです。

このプライバシーの侵害とさらしものにされることへの被害感・傷つき感は、2つめの夢ではもっとはっきりとしてきます。夢では、犯罪的な仕方で患者のプライバシーが侵害され（施錠していた家に侵入される）、暴力的・性的に恥ずかしい思いをさせられ（ロープで縛られ、裸にされる）、さらしものにされる（ネットにさらされる）、というテーマがあります。夢の中の「見知らぬ男性」と「その恋人の女性」が共謀して、このような暴力的な犯罪で患者に恥ずかしい思いをさせ、傷つけたように、治療関係の中では、治療者が女性同僚と共謀して、患者のプライバシーを侵害し、さらしものにして、恥ずかしい思いをさせていると感じていますし、それをとても暴力的・性的で犯罪的なものだとさえ感じているのです［注7.3］。

3つめの夢でも、プライバシーのなさのテーマが繰り返されています。このように同じテーマが形を変えて何度も出てくるときは、それが重要な「適応文脈」を指し示していることが多いのです。今回の「適応文脈」は、もちろん、治療者が女性同僚を連れてきたことで、患者のプライバシーが損なわれたことでしょう。このことは、兄が兄嫁を連れて帰ってきて、しかもみんなで同じ部屋を使っていることで、プライバシーが損なわれ、患者が嫌な思いをするという夢に、かなりわかりやすい象徴で描写されています。次に出てくる、両親にそれを訴えても聞いてくれず、逆に殺されてしまうという話は、おそらく、前回のセッションで患者の潜在的な訴えに対して治療者がそれを聞こうとせず、患者の訴えを殺してしまったことの象徴でしょう［注7.4］。

［注7.3］現実に治療者と女性同僚が患者に対してやっていることは、患者のプライバシーへの配慮に欠けるところはあっても、決して狭義の犯罪でもなければ性的なものでもありません。しかし、無意識的な表現では、このように極端化する傾向がありますし、方向性としては大きく外れてはいないのです。つまり、患者がこのように感じることには、まあまあもっともなところがあるのです。このように、患者の無意識的・潜在的な捉え方・反応の仕方には、いくぶんかの誇張や極端化はあっても、まあまあもっともなところがある、という理解に到達できることで、表面的・顕在内容的な「共感」ではなく、もっと深い潜在内容的なレベルでの「共感」につながっていくのです。

第7章 顕在内容と潜在内容 115

この3つめの夢に関連して話される、患者と兄との近親姦的な色彩のある「普通じゃない関係」の描写は、何を象徴しているでしょうか？

　1つには、より簡単な理解として、患者自身の治療者に対する近親姦的な色彩のある感情の問題です。だからこそ、女性同僚が入ってきたことで、彼女に対して、「兄嫁」に対する気持ちと同様に、嫉妬に似た嫌な感情を感じてしまうわけです。そして近親姦的な感情があるからこそ、患者は治療者に対して、兄に対するのと同様な、奇妙な不安と緊張感があり、そのような気持ちを起こさせる治療者と距離をとりたくなってしまうわけです。これが、ここ最近、患者が「遅刻」という形で治療者と距離をとろうとしていることの無意識的な理由だったのでしょう（つまり、患者の「兄と距離をとること」という顕在内容は、「治療者と距離をとること」、つまり遅刻という抵抗の象徴的な言及になっています。このように、「治療文脈」はときに間接的・象徴的な形で表れてくることもあります）。

　しかし同時に、患者が自由連想の中で描写するイメージは、夢の中のイメージと同様に、一方では患者自身の姿（自己表象）を象徴しますが、もう一方では治療者の姿（対象表象）も圧縮して象徴しているはずです。そうしてみると、ここにある「2人きりで一緒にいる相手に対して近親姦的な気持ちを抱き、そのために不安になって、距離をとろうとしている人物像」は、患者から見た治療者像でもあるはずです。

　そういわれてもピンとこないかもしれません。しかし「適応文脈」に照らしてみるとどうでしょうか？　これまで今回のセッションでの主な「適応文脈」は直接的・顕在的には言及されていませんが、ここまでに繰り返し出てきた間接的・派生物的な象徴表現から、おそらくは、治療者が女性同僚を一緒の時間に連れてきたことで患者のプライバシーを侵害したこと、だと示唆されています。すると、治療者のこの言動（適応文脈）を患者は、治療者は患者と2人き

［注7.4］そして同時に、二次的には、そんな治療者に対する患者自身の殺人的な怒りの象徴でもあるでしょう。つまり、患者側の無意識的な空想・願望 unconscious fantasy/wish です。ただ、「毒薬を注射して殺す」というイメージは、患者自身よりも治療者のほうにより当てはまりやすいものではあるため、こちらはあくまで二次的なものと考えたほうがよいでしょう。

りで一緒にいることに対して近親姦的な不安を生じ、そのために距離をとろう
と、2人きりにならないようにしようとしている、と感じ取っている可能性が
あるわけです。最初のほうに出てきた、その時点ではあまりに曖昧であった、
患者の治療者に対する「おかしなこと、狂ったことをしている人物」「対人不
安から病的な行動をとっている人物」というイメージは、この時点でかなり具
体的で明確な意味を持ってきます。

　この無意識的な感じ取り方は、患者自身の病的な不安や葛藤を治療者へ投影
することによって治療者像を歪曲している（狭義の転移）ということなのかも
しれません。あるいは治療者自身にも意識されていないところで本当にそのよ
うな無意識的な動機があったかもしれません（非転移）。この区別をするため
に、治療者は患者からのさらなる連想を聞き続けて手がかりを探りつつ、自分
自身の気持ちを内省して（とはいえ、繰り返しお話ししているように、意識的
な内省はあまり当てになるものではないのですが）、治療者・患者関係に何が
起こっているのか、無意識的にどんなやりとりがなされているのかについての
理解を進めていく必要があります。

　以上で先ほどの臨床例を使って、顕在内容から潜在内容を読み取っていく仕
方を例示してみました。顕在内容の読み取りに比べて、潜在内容の読み取りは
はるかに複雑で入り組んでいて多面的な意味があることが感じられると思いま
す。この潜在内容の読み取りは、このあと直接的に治療者による「解釈」を中
心とした介入につながっていくため、非常に重要になってきます。顕在内容を
聞きながら、同時に潜在内容を聞いていくというこの独特の傾聴技法は、慣れ
ない最初のうちは非常に思考の負担が大きいように感じるかもしれません。傾
聴の訓練を続けることで身につくものであり、次第にそれほど意識すること な
くできるようになるはずです。

傾聴と理解のレベル

　ここまでで議論してきたように、精神分析的精神療法では、患者の「神経
症」を理解していくための手段として潜在内容への理解を進めていきます。表

第7章　顕在内容と潜在内容　117

面的な顕在内容だけの理解では患者の神経症的苦悩を理解することも、真の意味で共感することもできないと考えています。表面的な顕在内容だけによる理解・共感では不十分なだけでなく、ときに全く的外れでさえあると考えるのです。さらに、治療への不安から患者が自分の真の神経症的葛藤を伝えることに抵抗を生じて避けようとしていることも多いです。そうした場合に治療者が表面的な顕在内容だけによる理解・共感を伝えてしまうと、患者のコミュニケーション抵抗に加担し、それを助長することになりかねない問題もあります。

　このことを次の臨床例を題材にして考えてみます。

臨床例 7.2

　患者は20代前半の独身女性で、慢性持続的な抑うつ気分、空虚感、情緒不安定、対人関係の不安定さ、繰り返す自傷行為などの問題があり、週1回50分の精神分析的精神療法を始めたばかりでした。しかし、さっそく20〜30分くらい遅刻をしたり、キャンセルをしたりすることが繰り返されていました。これは明らかな抵抗（粗大な行動的抵抗、あるいは治療阻害行動 therapy interfering behavior）でしたが、この問題はまだ扱われずにいました。このような状況で、今回のセッションは始まりました。

患者：（しばらく沈黙）……今日は、ここに来たくない気持ちがありました。（またしばらく沈黙）……来るときはよくても、帰るときには悲しいような、虚しいような、怒りのような、とても嫌な気持ちになって泣いてしまうからです。面接の時間50分が終わると、先生がいつも「では、時間です」というのがすごく嫌です。そういう約束ですし、そうしなくちゃいけないとはわかっているのだけど、すごく嫌。そうやって何の気持ちもなく、私を追い出すのが！
治療者：（ただ沈黙して傾聴している）
患者：（しばらく沈黙したあと、話題を変えて）最近始めたバイト先でも、私は居場所のなさを感じてしまっています。バイトの勤務時間の間は、私は必要とされていると感じるし、そこに居ていいのだと思えることもあるんです。だけど、勤務時間が終わりになると、早くタイムカードを押して帰るように言われるのが、すごく嫌。まるで、もう私は必要ない、むしろ居られることが迷惑だと追い出されているみたいで。……結局、私はお金儲けのため

だけに必要な存在なんだって思うんです。私自身には何の価値もなくて、お金儲け的な必要がなくなったら、居るだけで迷惑な存在なんだって。契約されている時間が過ぎると、私の存在なんて、相手の中では何の意味もなくなってしまうんだって。私にとっては大切な居場所であっても、相手にとっては、たくさんいるバイトの1人でしかなくて、その時間の間だけ存在している意味があるのであって、時間外は存在している意味さえなくなってしまうんだって。だから、私は悲しくて、虚しくて、寂しくて、怒りでいっぱいになって、こんな居場所なんていらない、ってすべてを破壊したい気持ちになってしまうんです。

臨床例 7.2の顕在内容

　さて、この素材を、まずは意識的思考・意識的コミュニケーションである顕在内容だけで読んでみるとどうでしょうか？（今回のこの臨床素材は、わざと治療者・患者関係での治療者側の言動が患者の自由連想の内容に大きな影響を与えていることがわかりやすい例を選んできています。しかし、ここではあえて、患者の派生的・象徴的コミュニケーションを引き起こしている「適応文脈」を考えずに、あくまでも顕在内容だけで読んでみます）。

　治療面接が始まると、患者はすぐに「治療に来たくなかった」という抵抗に言及しています。この気持ちは、これまでに繰り返されている遅刻やキャンセルといった治療の進行を現実的に阻害する行動に行動化されてもいますから、重要な「治療文脈」になります。それに続いて、なぜ患者が治療に来たくなかったかという意識的な気持ちの説明があり、治療者が治療面接の時間の終わりに「では、時間です」と伝えることを、患者は「何の気持ちもない」「追い出されているようだ」と感じて、悲しさ、虚しさ、怒り、などのネガティブな気持ちを生じるからだと話します。

　これだけでは非常に表面的過ぎることもあって、治療者が治療面接の時間の終わりを伝えるという当たり前のことをしていることで、どうしてこうもネガティブな気持ちに患者はなってしまうのか、理解することは困難です。患者が「何の気持ちもなく」と表現しているところから、この患者自身に対象恒常性

第7章　顕在内容と潜在内容　　119

object constancyがなく、患者にとっては目の前から相手がいなくなってしまうと、患者の心の中からもいなくなってしまい、意味を失ってしまうのと同様に、その自分自身の気持ちを投影して、治療者のほうも患者が目の前からいなくなってしまったら、治療者の心の中からもいなくなってしまい、意味を失ってしまう、と感じていることは推測できます。さらに「追い出される」と表現していることから、患者が自分自身の怒りを治療者に投影して、治療者が患者に対して怒っていると被害的に感じていることも推測できます。

　これらの推測は精神分析理論を当てはめたものです（患者の話の顕在内容に精神分析理論を当てはめて患者の心の動きを推論した内容は、一見すると潜在内容のように思う人もいるかもしれませんが、顕在内容の延長でしかありません）。顕在内容からわかることは、上記の推測の部分も含めて、この程度なのです。こうした顕在的・意識的な気持ちへの理解・共感を伝えようとすると「あなたは、私がこの時間の終わりに『では、時間です』と伝えることを、私があなたに対して何の気持ちもないどころか、怒って追い出そうとしている、私の心の中からも追い出して存在しないようにしていると感じて、悲しく、虚しくなり、そんな気持ちにさせる私に怒りを生じるのですね」等となるかもしれません。しかし、ほとんどこれは患者が意識的に伝えたことの要約でしかなく、理解・共感のレベルも浅いものであることがおわかりになるかと思います。

　普通のロジャース派カウンセリング等で行われている「共感的理解」は、こうした意識的・顕在内容的なレベルでのものです。あるいは上記の精神分析的理論にもとづく推論を患者に伝えて内省を促したところで、得られるものは当てにならない意識的な内省でしかありません。そのうえ、患者が治療者のものだとしているネガティブな気持ちや態度は、本当は患者自身の気持ちの投影なのだと伝えることは、患者からするとひどく侵害的であり、一方的に責められているように感じてしまう大きなリスクもあります。

　臨床例に戻ると、次に患者はアルバイト先での話に話題を変えます。患者はアルバイト先で居場所のなさを感じていること、勤務時間内は必要とされている感じがあり、居ていいのだと感じることができても、勤務時間が終わって帰宅を促されると、それを極めて被害的に受け取って「追い出される」と体験し

ていることを話します。この部分も、意識的・顕在内容的な理解・共感にとどまっていると「あなたはアルバイト先で居場所のなさを感じているのですね」「必要とされていると感じることで、居ていいのだ、と思えるのですね」「勤務時間が終わって、必要とされていると感じられなくなると、居ていいのだとは思えず、むしろ居るだけで迷惑だと思われていると感じて、だから帰宅を促されることを、あたかも追い出されているかのように感じてしまうのですね」等と介入することになるでしょう。これが「理解」や「共感」を示すことだと考えている専門家も少なくないはずです。

　その後に続く自己愛的な傷つき感のテーマも、意識的・顕在内容的な理解・共感にとどまっていると「あなたは、アルバイト先では、ただお金儲けの手段として利用されているだけだと感じ、あなた自身には何の価値も意味もないと思われていると感じ、その意味ですごく傷ついていて、だからこそ『すべてを破壊したい』というほどの強い怒りを生じるのですね」等の介入になるでしょう。この理解も間違ってはいないのです。ただ、理解・共感のレベルとしては非常に表面的であり、内容が浅すぎるのです。このことは、次に議論する潜在内容での理解・共感と比較するとはっきりしてくるでしょう。

臨床例 7.2の潜在内容

　ここからは同じ臨床例から、象徴的・派生的コミュニケーションに注目して、潜在内容を読んでみます。

　まず、冒頭部分に治療への抵抗が直接的に言及されていると見ることは同じです。治療に対する抵抗への言及は、症状や問題の報告と並んで重要な「治療文脈」です。潜在内容を読むことを目的とした傾聴技法では、ここで余計な介入はせず、ただただ沈黙・傾聴を続けることで自由連想を促し、続けて出てくる話の中に、「治療文脈」の無意識的な理由や意味・機能を象徴するものが出てくるのを待ちます。

　するとその期待どおりに、患者はアルバイト先での出来事の描写に話題を移すことで、象徴的・派生的コミュニケーションのモードに入っていきます。すると、ここに出てくるのは、契約された限られた時間、その時間の中は居場所

があるように感じること、その時間が終わることを追い出されるように被害的に感じること……と、先ほどこの患者が治療状況について感じていたのとほぼ同じテーマでの話です。つまり、表面上は別の話題に移っていても、潜在的には同じテーマを扱っていることがよくわかります。このように、顕在内容と潜在内容はテーマによってつながっているので、顕在内容から潜在内容を読み取っていくには、まずは顕在内容からテーマを抽出して、そのテーマが何を指し示していくかを見ていくことから始まります。

　臨床素材の続きを見ていくと、患者が契約の時間内に感じることができる「居ていい感じ」「必要とされている感」も、実際には「お金儲けのために必要なだけ、利用されているだけ」と感じている種類のものであること、患者自身には何の価値も意味もないと思われている不安と傷つき感（自己愛的な傷つき感）があること、などの話が出てきます。これらの話は、顕在的にはバイト先での居づらさについての説明ですが、潜在的に同じテーマを扱っている治療者・患者関係にも全く同じことがいえるでしょう。つまり、このバイト先での話は、治療者・患者関係で患者が意識的・無意識的に感じていることの象徴表現になっているのです。

　患者は、治療者が契約時間どおりに治療面接を終わらせること（今回のセッションでの「適応文脈」）を、治療者にとっては患者のこの時間はお金儲けの手段でしかなく、患者はたくさんいる患者の1人でしかなく、患者自身には何の価値も意味も感じていない気持ちの表現なのだ、と受け取ったのです。患者は治療者との関係を特別に大切な居場所だと思っているのに、治療者のほうからは治療者の気持ちの中から時間外には患者の存在さえないものにしておけるくらいにしか思われていないのだ、という蔑ろにされ感／自己愛的な傷つき感を生じ、それに対するまあまあもっともな反応として、強い悲しさ、虚しさ、怒り、破壊的な気持ちを持ってしまうのだ、と共感的に理解できるのです。そのように感じてしまっていたのなら、これだけ強い怒りを反応として生じることもまあまあもっともであり、そしてこれだけ強い怒りを自分のものとして抱えておくことが難しいために治療者に投影して、治療者が患者に対して怒っている、迷惑な存在として追い出そうとしていると被害的になってしまっても、まあまあもっともなのです。患者が繰り返し遅刻やキャンセルをしてきたこと

も、それが理由だったのだ、と理解・共感ができるのです。

　このレベルでの理解・共感に比べて、先ほどの顕在内容での理解・共感がいかに表面的すぎるか、単純すぎるか、理解の幅も深みも乏しいものであるかがおわかりになるかと思います。こうした状況で、もし治療者が顕在内容だけから患者のアルバイト先での自己愛的な傷つき感に対して「共感的な理解」を伝えたらどうなるでしょうか？　治療者自身がほとんど全く同じことで患者に自己愛的な傷つき感を与えているのに、そのことを棚に上げていることになるのであり、それこそ共感不全です。今回の臨床例は冒頭で患者が適応文脈（＝治療者の言動）について直接的・顕在的に言及していますので、勘のよい人であれば、それに続くアルバイト先での話を聞いているうちに、「あれ、自分も同じことをしている？　患者は同じように、ここでも、私に対しても、自己愛的に傷ついているということか？」と気づいてくるでしょう。しかし、治療面接の中で患者たちがここまでわかりやすく適応文脈を示してくれることは多くはないですし、象徴的コミュニケーションがここまでわかりやすく展開することも多くないのです。そのようなときに、治療者・患者関係で患者が潜在的・無意識的に体験していることを考慮しようとせず、顕在内容だけによる理解・共感を伝えることのリスクがおわかりになるかと思います。

顕在内容から潜在内容へ
——テーマの抽出と、治療者・患者関係へつなげてみること

　ここまでのところで、2つの臨床例を題材にして、患者の自由連想にある顕在内容から潜在内容を読み取っていくプロセスを例示してみました。その手順は以下のようにまとめることができます。

（1）顕在内容と潜在内容は共通テーマによってつながっているため、まずは顕在内容の物語やイメージにあるテーマを抽出する。特に同じようなテーマが繰り返し出てきている場合、それらはそのセッションでの重要な適応文脈を指し示していることが多い。

（２）抽出したテーマを治療者・患者関係につなげてみる。すべてのイメージは一方では患者自身の姿（自己表象）を、もう一方では治療者の姿（対象表象）を象徴しているものとして見てみる。この象徴化のプロセスには、ほとんど常に「圧縮」のメカニズムが伴われているため、１つのイメージにいくつもの意味があることにも留意していく。それぞれのイメージについて、治療者・患者関係の中で「これは患者のどのような言動や気持ちを象徴しているだろうか？」「治療者自身のどのような言動や気持ち（と患者が無意識的に読み取っているもの）を象徴しているだろうか？」と振り返ってみる。そしてテーマと治療者・患者関係がどの程度フィットしているか、していないかを吟味する。

（３）そのうえで、患者が、現実の治療者の言動（適応文脈）を、無意識的にはどのようにとらえ、どのように意味づけし、その結果としてどのような反応（感情反応、記憶の想起・関連づけ、願望・欲求など）をしているのか？　そこから、どのように症状や抵抗（治療文脈）を生じているのか？　を読み取っていく。

（４）その読み取り（仮説）が正しい方向性にあるのかどうかを、さらに続く患者の自由連想から潜在内容の読み取りがフィットするかどうかで、確認していく。

これらを理解したうえで、以下の臨床例にあたってみましょう。

臨床例 7.3

　患者は30代後半の既婚女性であり、慢性的な抑うつ気分、不安、「身体が鉛のように重い」などいくつもの身体化症状、夫婦間葛藤などがあり、男性治療者と定期的な週１回50分の精神分析的精神療法をはじめて１ヵ月ほど経過していました。治療者は、これまでのところ、顕在内容的な傾聴・介入を続けており、特に患者が特定の話題（夫への依存的・寄生的な感情や態度、母親への怒りなどのネガティブな感情など）を避けていることを指摘することで、そこに抵抗があることを直面化し、内省を促すようなスタンスをとっていました。今回のセッションでは患者は５分程度遅刻をしていまし

た。

患者：昨晩は、母親から電話があって、私が長年うつ状態でいるのは、夫婦関係が原因なんじゃないかというのです。そうかもしれないけど、だけどどうしようもないから、こうなっているのに。それでも母親は「こうなの？ ああなの？ こうしろ、ああしろ」と一方的に言ってくるので、なんだか疲れてしまって……。嫌な気持ちで寝たので、朝起きても嫌な気持ちで、疲れて身体が重くて、夫が出勤する時間まで私は寝ていました。それで、今日はここにも来られないかと思っていたのですが、なんとか気持ちを奮い立たせて出発したのです。

　だけど、ここに来る前に予約していた美容院で雑な扱いを受けたことで、またしても嫌な気持ちになってしまいました。ハサミやクシの当て方が雑すぎて、耳に当たって痛いというのに、全然改めようとしないのです。それですっかり嫌な気持ちになって、病院にも行きたくないって……。

治療者：あなたが今日ここに来たくない気持ちになったのは、本当に美容師のせいでしょうか？

患者：どういうことですか？

治療者：先ほど、お母さんとの電話で気持ちが疲れてしまったことを話していましたが、そのあとすぐに話題を変えましたよね？ この治療で、あなたとお母さんとの気持ちの問題を話すのが嫌で、逃げたくなったのではないでしょうか？

患者：母のことは好きなのですが、話すのはしんどいところがあって……。それで、昨夜は母親との電話のあとで疲れて横になっていたら、夫が一方的にセックスしてきたのです。私はそんな気持ちじゃないのに、自分がしたくなったからって、一方的に。私は濡れてないから、ただ痛いだけなのに。そのくせ、夫は早漏だから、すぐに終わって、自分だけ満足しているのです。そんな雑なやり方では私は痛いだけだから嫌だ、と何度言っても変わらないのです。

第7章　顕在内容と潜在内容　　125

臨床例 7.3の読み取り

　まずは「治療文脈」が顕在内容に表れているでしょうか？　つまり、今回の
セッションで患者が潜在的・無意識的に治療者に扱ってほしいと思っているこ
との問題提起（症状や抵抗）が顕在的に言及されているでしょうか？　すると、
患者の問題行動（粗大な行動的な抵抗）としての遅刻がありますし、それに関
連して患者は顕在的に「病院にも行きたくない」という気持ちがあったことに
言及しています。治療に対する抵抗は「治療文脈」の中でも優先順位の高いも
のですから、今回のセッションのここまでの部分に含まれている「治療文脈」
のうち、一番重要なのはこれでしょう。そのうえで、これ以外にも、母親との
電話のあとで疲れてしまったこと、疲労感や身体の重い感じなどで朝が起きら
れず遅くまで寝ていたこと、美容師とのやりとりで嫌な気持ちになったこと、
などいくつかの症状への直接的言及もあります。
　このように「治療文脈」は顕在的・直接的に言及されることがわりと多いの
ですが、問題はこのあとです。これに関連した自由連想に表れるテーマやイメ
ージから潜在内容を読み取り、この「治療文脈（症状や抵抗）」にどのような
無意識的な意味や機能があるのかについての理解を進めていかなくてはなりま
せん。特に「治療文脈」の中でも最重要な「病院に行きたくない」という治療
に対する抵抗について共感的な理解を進めていく必要があります。そのための
鍵となるのが「適応文脈」です。治療者の患者に対するどのような言動があり、
それを患者はどのように無意識的に捉え、反応し、結果として「病院に行きた
くない」気持ちにさせたのか？　それを理解していくために潜在内容を読んで
いくのです。

　「適応文脈」（治療者の患者に対する言動）について顕在的な言及はいっさい
ありません。では潜在的・象徴的にはどうでしょうか？
　潜在内容を読んでいくために、まずは顕在内容からテーマを抽出します。す
ると、顕在内容で最初に出てくる物語・イメージは、母親からの電話でのやり
とりの描写ですが、ここにあるのは誰か他人の症状・問題について、一方的な

推論を一方的に押しつけてくる人の話です。本当はその人のせいで相手を疲れ
させてしまっているところがあるのに、自分のことは棚に上げて、誰か第三者
と相手との葛藤的な関係のせいだろうと一方的に伝えてくる人物像です。

　このイメージを治療者・患者関係につなげてみると何が見えてくるでしょう
か？　この「相手を疲れさせる人」は何らかの意味で患者自身の姿でしょう
か？　あるいは同時に、何らかの意味で治療者の姿でしょうか？

　治療者はこのネガティブな治療者像について、患者が治療者に抱く空想的な
不安（＝「これから始まる治療面接の中で、治療者が母親と同じように、一方
的な推論を押しつけてきて、患者を疲れさせ、嫌な気落ちにさせてしまうので
はないか、という不安」）だと考える前に、まずは「患者にこのようなイメー
ジを持たれるような、どんなことを自分は実際にしただろうか？」という治療
者・患者関係での現実を振り返るところから始めるべきです。振り返ってみる
とすぐに気づくはずです。これまでのところずっと治療者は患者との治療面接
の中で、患者の問題は母親との葛藤的な関係や夫との葛藤的な関係のせいだろ
うという一方的な推論を、直面化的に、伝えるようなスタンスだったのです。
これが今回のこのセッションでの「適応文脈」である可能性があります。ただ
し、この段階ではまだ（かなり可能性の高い）「仮説」でしかありません。こ
のあとに続く材料が、この仮説を支持するかどうかを見極めていかなくてはな
りません。

　次に出てくる顕在内容にある物語・イメージは、雑な扱いをしてくる美容師
の話です。テーマを抽出すると、相手（客）に対して扱いが雑であり、痛く不
快な思いをさせる（特に「耳が痛い」思いをさせる）プロフェッショナルの話
です。しかも、その態度を改めようとしない人の話です。このイメージは、仮
説している「適応文脈」に見事にフィットします。

　つまり、これまでのところで、患者は治療者の患者に対する態度・言動は、
患者の話を聞かず、あまりにも一方的に自分の推論を押しつけてくるものだ、
自分のことは棚に上げて、母親や夫との葛藤のせいであると言い続けている、
患者自身でも、そこに問題があることはわかっているけれども、どうしようも
できないでいることをわかろうとしない、それはプロフェッショナルとして客
（患者）に対して雑な仕事の仕方であり、患者に（特に耳に）痛い思いをさせ、

不快にさせ、不満と不信感を生じさせるだけなのだ。だから、治療に行きたくない気持ちになっていたのだ、……という潜在内容が読み取れてきます（もちろん、この段階では、これはまだ「仮説」です。この仮説が本当に正しいかどうかは、こうした理解を「解釈」として患者に伝えたときに、患者がどう反応するかで確かめることになります）。

本来的には、こうした理解を「解釈」として、このあとで適当なタイミングで患者に伝えることが必要です。ところが、この治療者はこのあとでまたしても自分の一方的な推論を患者に押しつけるような、直面化的な介入をしています。

すると、今度はこの直面化的な介入が新たな「適応文脈」として加わります。このあとに続く患者の自由連想には、この「新たな適応文脈」に対する反応も含まれてくることになります。

治療者の直面化的な介入のあと、患者は「母親のことは好きだけど、話すのはしんどい」ということを言います。これは直接的・顕在内容的には、治療者が示唆したように、たしかに患者の中には母親に対する何らかの拒絶感、ネガティブな感情があることを意味していそうです。しかし、この顕在内容のテーマを抽出すると、好きではあるけれども、コミュニケーションがとりにくい誰かの話です。先ほどの治療者の介入に照らしてみると、患者は治療者のことを、好きだけど、コミュニケーションがとりにくい、話をするのはしんどい相手だと感じていることが潜在内容的には示唆されます [注7.5]。

さらに続けて出てくる顕在内容は、一方的で独りよがりなセックスをしてくる夫のせいで、患者は痛い思いをするだけなのだ、という話です。テーマを抽出すると、一方的で自己満足的なかかわりをしてくる誰か、受け入れる準備が

[注7.5] このように、治療者による介入のあと、気づくべき物事に気づけない人、理解の悪い人、コミュニケーションが通じない人、などのネガティブな人物像が出てくるときは、基本的にはこれは非確証反応 non-confirmation, non-validation であると考えてよく、治療者による理解と介入が間違っていたことを示唆するものと考えるべきです。逆に、理解の優れた人、物事を建設的に行える人、話ができる人、などのポジティブな人物像が出てくるときは、それが確証反応 confirmation, validation の一部である可能性が高くなります。確証反応と非確証反応については、第10章で詳細に議論します。

128

できていない相手に、自分勝手な欲求だけで、痛いもの・不快なものを押し込んでくる誰か、早すぎる自己満足をする誰か、雑なテクニックで雑な扱いをしてくる誰か、何度言っても改まらない誰か、……といったイメージが続きます。

　これらのイメージを治療者・患者関係につなげてみると、何が見えてくるでしょうか？　すべてのイメージは、何らかの意味で、患者自身の姿も象徴しているはずですし、患者から見た治療者の姿も象徴しているはずです。しかし、これらのイメージを治療者・患者関係での患者自身の姿だと読むのは、かなりの無理があります。たしかに、治療者・患者関係において、患者が夫についての不満を攻撃的に話すことで、間接的・潜在的に治療者の男性性を攻撃している面もあるかもしれず、それは上記の「性的にいたぶる、性的に痛い思いをさせる誰か」が患者自身の姿であることを意味してもいるでしょう。しかし逆に、これまでの治療者の患者に対する言動と直前の治療者の患者に対する介入（＝適応文脈）に照らしてみると、これらのイメージが患者から見た治療者の姿だと読んでいくことのほうが容易です。つまり、直前にあった介入も含めて、治療者の患者に対するこうした態度・言動は、患者の夫が患者に対してそうであるのと同様に、一方的で、独りよがりで、患者が受け入れる準備ができているかどうかにおかまいなしに、ただ自分の欲求を我慢できずに押し込んでくるものであり、その雑なテクニック・雑な扱いのために患者は苦痛なだけなのに、治療者だけ自分勝手に早すぎる満足を得て終わってしまっているのだ、という意味合いがあるのです。

　こうした治療者の態度が改まることがないから、患者としては当然といえば当然のように、治療に行きたくない気持ちになっているのです。患者自身の病理性（ヒステリー）のために、象徴表現は性的なメタファーになりがちですが、大筋において患者の感じていることはもっともなのです。ここに至って、抵抗に対する共感的な理解が可能になるのです。

　精神分析的精神療法では、１回１回のセッションの中で患者が持ち込む問題提起（症状および抵抗＝治療文脈）に対して、その無意識的な意味合いを治療者・患者関係での適応文脈に照らして明らかにします。それに対する共感的な理解を意識的・言語的に伝えていくこと（＝解釈的介入）を繰り返し、積み重

ねていくことになります。解釈的介入は常に共感的な理解でなくてはなりませんが、しかし症状や抵抗がまさに神経症的反応であり意識的思考から見ると不合理な反応でしかないため、「そのような症状や抵抗という反応をしてしまうのも、こう考えると、もっともだったのだ」という共感的な理解に至るには、常に意識的思考・顕在内容から無意識的思考・潜在内容を読み取っていくことが不可欠なのです。

〔参考書〕
（1）Langs, R.: *The technique of psychoanalytic psychotherapy. vol. I, II.* Jason Aronson, 1981.
（2）Langs, R.: *The listening process.* Jason Aronson, 1992.
……患者からのコミュニケーションに対して、「適応文脈」「治療文脈」そして「派生複合体 derivative complex」という概念を導入して、きわめてシステマティックに傾聴する精神分析的な傾聴技法を議論しています。本書で使用しているこれらの用語は、すべてラングスからの借用です。
（3）Casement, P.: *On learning from the patient.* Routledge, 1985.
……顕在内容から潜在内容を読み取っていく方法として、まずは顕在内容からテーマを抽出することをいくつもの例を挙げてわかりやすく説明しています。さらに、そこにあるイメージを治療者・患者関係の中で、一方では患者自身（自己表象）、もう一方では治療者（対象表象）として見てみるやり方を、ケースメント Casement は「対称性 symmetry」という言葉を使って説明しています（同じことをラングスは、Me/Not-me interface という用語を使っています）。

第**8**章

治療文脈、適応文脈、派生複合体

　精神分析的精神療法では、患者に生じている（今回のセッションで患者自身が問題として取り上げてくる）神経症的反応（＝「治療文脈」）について、自由連想の顕在内容にある象徴表現（＝「派生物」）の解釈を通じて、その無意識的な理由や意味合いを理解していくことが中心的な治療作業になります。そして、無意識的思考には時制がなく「今、ここ here and now」にしか向かっていないため、患者の無意識的思考の起点になっている外的刺激は、ほとんど必ず「今、ここ」で一緒にいる治療者の言動（＝「適応文脈」）ということになります（図8.1）。

　もちろん、患者の無意識的思考が外的刺激に対して反応していないこともありえます。「今、ここ」で一緒にいる治療者との関係から一時的に自閉し、自分の中にある材料だけで無意識的思考・無意識的作業を行っている場合もあるのです。これはちょうど子どもが親を相手に遊ぶのではなく、一時的に一人遊びをしているようなものであり、病的・非適応的な行動でも、回避的な行動でもありません。いわば、健康的な自閉 healthy autism です。このようなときの治療者の役割は、子どもが一人遊びをしているときの親の役割と同様に、子どもの一人遊びを尊重して温かく見守り、余計な介入はせず、ただその場に一緒にいて安全で安心で患者の創造性を発揮できる「遊び空間 play space」を確保してあげることです。

　このようなときには、患者は治療面接の中で「治療文脈」を問題提起してこないことで治療者による介入を求めていないことを示唆してきます。さらに、

131

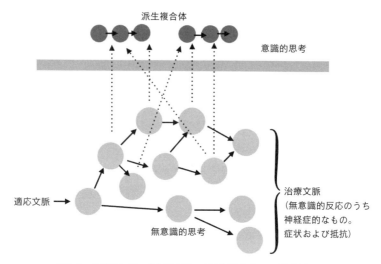

図8.1 「適応文脈」「治療文脈」「派生複合体」の概念図

治療者の言動を起点とする「適応文脈」を顕在的・潜在的に示してくることもありません。逆にいうと、治療面接の中で患者の自由連想の中に「治療文脈」も「適応文脈」も出てこないときというのは、患者が一人遊びモード（健康的な自閉）に入っているときであり、このようなときは治療者には介入する必要がありませんし、介入すべきでもないのです。このため、治療面接における傾聴・介入の技法という観点からすると、治療者が注目すべきなのは「治療文脈」「適応文脈」「派生物」が患者の自由連想の中にどのように表れてくるか、ということになります。「治療文脈」も「適応文脈」もないときには治療者は介入しないことになりますし、「治療文脈」や「適応文脈」が顕在的・潜在的に出てきたときには「派生物」を読み解いて適切な介入をすることが求められるのです。

　精神分析的精神療法で行っていることは、患者の自由連想の顕在内容から潜在内容を読み解き、最終的にはそれを共感的な理解として「解釈」していくことなのです。そして治療者がこの複雑な治療作業をできるだけもれなくシステマティックに行っていくには、患者の自由連想の内容から「治療文脈」「適応文脈」「派生物」をしっかりと意識的に読み取ることが技法上求められるので

す。

　こうした理由から、この章では、最終的には「解釈的介入」にまとめあげられていくコンポーネントである「治療文脈」「適応文脈」「派生物」について、少し詳細に議論していきたいと思います。

治療文脈

　治療文脈とは、患者が今回のセッションの中で治療者に取り扱いを求めている神経症的反応（症状および抵抗）の問題提起であり、自由連想の中に直接的・間接的に言及されたり、セッション内での行動に表れたりします。治療文脈が直接的・顕在的に言及されていれば（治療文脈へのコミュニケーション抵抗が低いことを意味しており）、治療者はそれを介入の際に直接的に取り上げることができ、介入は容易になります。これに対して、セッション内での行動化（いわゆる acting in）など治療文脈はあるものの、それが直接的に言及されていないときは（治療文脈へのコミュニケーション抵抗が高いことを意味しており）、これを治療文脈として直接的に取り上げることは困難になります。このうち、治療文脈が顕在的には言及されていないものの、潜在的・象徴的に描写されているときには、介入の際にはほかの派生複合体の象徴解釈の一部として伝えていくことができるでしょう（詳しくは後述します）。

　治療文脈は、第一義的には患者の神経症的な症状や抵抗への直接的・間接的言及を指しますが、ときには治療者側の抵抗（逆抵抗）への直接的・間接的言及であることもあります。治療者・患者関係において治療者のほうが治療の進行を阻害するような言動をとっていたら、患者からすれば当然それもまた最優先で問題提起すべき「治療文脈」となるからです。

　この患者による問題提起は、大部分が無意識的になされますが、患者が治療者からの介入を無意識的に求めていることを意味してもいます。このため、治療者は問題提起された「治療文脈」のほかに、「適応文脈」と「派生物」が十分にわかりやすく出そろい、「治療文脈」の無意識的な理由や意味合いが理解できれば、解釈という形での介入をする必要があります（コミュニケーション抵抗が非常に低い場合）。しかし、患者はしばしば「治療文脈」に言及しなが

第8章　治療文脈、適応文脈、派生複合体　　133

ら、それを理解するために必要な材料を治療者にほとんど全く与えてくれない
ことがあり、その場合は当然介入することはできません（コミュニケーション
抵抗が非常に高い場合）。その中間として（コミュニケーション抵抗が中くら
いである場合）、「治療文脈」を理解するための材料があるにはあるが、十分と
はいいがたいことも非常に多いのです。その場合は「治療文脈」の重要度・優
先度と、それを理解するための材料のわかりやすさ（「適応文脈」がどの程度
わかりやすく表れているか、「派生物」がどの程度十分に展開しているか）の
バランスをとって、介入するかしないかを決めていくことになります。治療文
脈の重要性・優先度は、だいたいどの患者にも共通する一般論としては、重要
性・優先度の高い順から以下のようになるでしょう。

（1）治療者側の逆抵抗（治療の進行を阻害する治療者の言動）

　治療者がそのような言動を続けている以上、患者の治療は治療的には進まな
いことになってしまうので、最優先となって当然です。ただし、よほどのこと
がない限り、患者が治療者の問題行動に直接的・顕在的に言及することはあり
ません。たいていは象徴的に表現されるだけにとどまるため、治療者が介入を
する際に、これを治療文脈として直接的に取り上げることは困難です [注8.1]。

（2）患者による治療の切迫中断 threatened termination

　治療を中断したいと思っているという気持ちの直接的・間接的な言及です。
ここには「通うのをやめようかと思っています」などの直接的な言及も、「（と
ても通えないほどの遠方に）引っ越しを考えています」などの間接的な言及も、
さらには「両親が通うなと言うのです」「夫は『もう治療をやめてもいいので

[注8.1] もっとも、治療文脈が治療者側の逆抵抗的な言動である場合、これは同時に患者の
無意識的思考が反応を起こす起点になっているはずであり、この「治療文脈」は同時に「適
応文脈」にもなります。このため、治療者側の逆抵抗的な言動を患者が潜在的・象徴的に問
題提起して治療文脈としている場合、特別にこれを「治療文脈」と見なくても、「適応文
脈」として潜在内容を読み解いていけばよいともいえます。この意味では、技法的には、
「治療文脈」に治療者側の神経症的反応を含めず、「治療文脈」はあくまで患者側の神経症的
反応、つまり患者の訴える症状や抵抗だけに限定しても、それほど問題はないのです。

は？』と言っています」などの第三者のせいにして間接的に伝えてくることも含まれます。こうした顕在内容で言及してくることのほかに、潜在的・象徴的に伝えてくることもあります。たとえば、誰かとの関係を終わらせること、職場・学校や習い事をやめること、歯医者や整体などほかの治療をやめること、などの比較的わかりやすい象徴で表現されることもあります。いずれにしろ、切迫中断への言及は、治療者がその取り扱いに失敗すると、患者はそのまま治療を中断することになりかねないため、症状・抵抗への言及としては極めて重要性・優先度が高いものになります。

（３）患者の自殺企図・希死念慮への言及

患者が自殺してしまっては治療の継続も治癒も何もないので、切迫中断と同様に、これは極めて重要性・優先度の高い症状となります。

（４）患者の粗大な行動的抵抗への言及

治療の中での患者のどのような言動が「治療の進行を阻害する行動」となるのかは、だいたいにおいて、患者が治療の枠組みとルールを守っているか、逸脱しようとしているかによって判断できます。ここに含まれるのは、遅刻やキャンセル、料金の不払い・滞納、沈黙を延々と続けたり意味のない訴えやあからさまな対立・攻撃を繰り返したりして自由連想をしようとしないこと、治療者からの介入を聞こうとしないこと、などがあるでしょう。これらはすべて治療同盟 therapeutic alliance を損なう行動でもあります（もちろん、逆に治療者のほうが治療の枠組みとルールを逸脱するときは、それが治療者側の「粗大な行動的逆抵抗」となっており、患者との治療同盟を損なう行動になっているはずです）。

これらの患者による粗大な行動的抵抗は、言語的に言及されることなくセッションの中で行動化されていることもありますし、顕在的に言及されることもあります。前者の場合はこれを治療者が「治療文脈」として取り上げることには困難がありますが、後者の場合は比較的問題なく「治療文脈」として取り上げることができます。逆にいうと、患者自身が無意識的にも治療者からの介入を求めてくるときは、自身の行っている抵抗について、コミュニケーション抵

第8章　治療文脈、適応文脈、派生複合体　135

抗を緩めて顕在的・直接的に言及してくるものなのです。たとえば「今日はこ
こに来たくなかったです」「次回はキャンセルしようと思っています」「今日も
また10分ほど遅刻してしまいました」「今日も、先月分の料金を持ってくるの
を忘れました」「今日は話したい気分ではないです」などの顕在的な言及です。
間接的・象徴的な言及としては、治療関係以外の場面での遅刻やキャンセルへ
の言及、治療関係以外の場面での支払うべき料金の未払い・不払いへの言及、
誰かとのコミュニケーションの拒絶、などの形で自由連想の中に象徴的に出て
くることもあります。いずれにしろ、粗大な行動的抵抗は治療同盟を損なうも
のであり、放っておくと治療関係自体が破綻していく危険性があるため、重要
性・優先度の高い治療文脈となります。

（5）患者がコミュニケーション抵抗を強めているときの、そのことへの象
　　徴的な言及
　患者は言葉を使っているものの（それゆえ、一見すると自由連想の原則から
逸脱しているとはいえないものの）、言葉を自分自身の気持ちを象徴的に表現
する方法としては使っておらず、むしろ無意識的な「嘘や隠し事」の手段とし
て使っているときです。患者はコミュニケーション抵抗については、必ず潜在
的・象徴的にしか言及しません。コミュニケーションを取っているそのときに、
顕在的にコミュニケーション抵抗に言及することは理屈的にもありえないから
です。潜在的・象徴的に言及されている場合も、コミュニケーション抵抗の高
さのために、非常にわかりにくい象徴になっていることも少なくありません。
意味のない会話、無意味で無為な生活、嘘や隠しごと、不正、閉ざして引きこ
もること、隠れること、などのメタファーがあります。コミュニケーショ抵抗
が高いということは、治療者・患者間で意味のあるやりとりができていないこ
とを意味しているので、重要性・優先度が中等度の治療文脈になります。

（6）患者が言葉を行動化として使っているときの、そのことへの象徴的言及
　患者は言葉を使っているものの（それゆえ、一見すると自由連想の原則から
逸脱しているとはいえないものの）、言葉を自分自身の気持ちを象徴的に表現
する方法としては使っておらず、むしろ自分の中にある嫌な気持ちや葛藤を目

の前にいる治療者に一方的・暴力的にぶつけて治療者の中に押し込んでいる（投影同一化をしている）だけのことがあります。このような患者の治療者に対するかかわり方は、ほぼ完全に無意識的になされているので、このことが直接的・顕在的に言及されることはまずありません。ただ、患者のコミュニケーション抵抗が比較的低い場合は、患者が治療者に対してまさにそのような暴力的なかかわり方をしていることの象徴（投影同一化のメタファー）がでてくることがあります。言葉がコミュニケーションや理解の手段としてではなく、行動化として使われてしまっている限り、治療の進行が阻害されてしまいますから、重要性・優先度が中等度の治療文脈となります。

（7）上記以外の症状、神経症的な反応

ここには不安、抑うつ感、情緒不安定、イライラや怒りっぽさ、判断力・現実検討の緩みや衝動コントロールの悪さなど自我機能の不全症状、アイデンティティの混乱や自己感覚・自己愛の問題、性格的な問題による対人関係の困難さ、対人トラブル（いわゆる行動化を含む）などの症状への言及が含まれてきます。重要性・優先度は中等度〜軽度の治療文脈となるでしょう。

もちろん、どの問題を最重要・最優先とするかは、患者自身が（大部分が無意識的に）決めることです。患者が無意識的に今回のセッションで最重要・最優先にしようと思っている問題は、それに対するコミュニケーション抵抗が低くなる傾向があるので、その問題についての「適応文脈」や「派生物」が比較的わかりやすい形で表れてくるのです。このため治療者は、上記のような一般論を意識していなくても、患者からの無意識的な導きにしたがって、比較的コミュニケーション抵抗の低い問題から優先的に扱っていけばよい、ともいえます。

適応文脈

適応文脈とは、治療面接中の「今、ここで」患者の無意識的思考が反応を起こしている起点にある外的刺激のことであり、そのほとんどが治療者の言動で

す。治療者のどのような言動が現実にあったのか？　そこにはどのような無意識的なコミュニケーションが含まれているか？　それを患者は無意識的にはどのような意味合いにとらえたのか？　……そうしたことをできるだけ具体的に特定していくことが必要になります。

　適応文脈の中には、ときには「治療者の言動」というよりも治療者がつくりだしている状況や治療環境そのものであることもあります。患者にとっての治療環境とは、見知らぬ他人を相手に自分の心の最も深いところにある葛藤を話さなくてはならないという状況ですから、そのような状況自体が適応文脈になることは十分にありうるのです。1対1の心理的にも物理的にも閉鎖された環境の中で、一種の閉じ込められ不安claustrophobic anxietyや被害的不安を生じることも起こりうるでしょう。あるいは、2人きりで一緒に過ごす治療者の存在自体や、その性別、年齢などの属性が刺激になり、患者に何らかの反応を引き起こすこともありえます。こうしたものすべてを含めて、広い意味で「治療者の言動」という言葉をここでは使っています。

　患者の自由連想における適応文脈の表れ方には、以下のような場合があるでしょう。

（1）適応文脈が直接的・顕在的に言及される場合

　これはよほど患者のコミュニケーション抵抗が低いときです。そのような場合には、適応文脈となる治療者の言動がほんのちらっと言及され、患者はすぐに別の話題に移ることがほとんどです（長々とした言及や意識的な感想や意見の追加などは、知性化された防衛の強い反応であり、さして重要ではありません）。たとえば、「今日は面接の曜日を変えてもらってありがとうございます。仕事では、こんなことがありました……（とすぐに別の話題に移る）」「先日は、母親が急に先生のところに電話して問い合わせをしたりして、すみませんでした。先生が説明をしてくれたおかげで、母親も少しはわかってくれたかもしれません。それでも、母親の私に対する過保護は相変わらずで……（とすぐに別の話題に移る）」などのように、適応文脈となる治療者の言動に直接的・顕在的に言及することがあっても、ほんのちらっと触れるだけで、すぐに表面上は別の話題に移っていきます。

（2）適応文脈が直接的には言及されないが、象徴的に言及される場合

コミュニケーション抵抗が低いこともないが、高すぎることもない、頻度的には最も多いパターンでしょう。患者の無意識的思考の起点になっている適応文脈は直接的には言及されませんが、間接的にのみいくつかの象徴的なイメージによって言及されます。たとえば、臨床例1.1の「治療者が患者の担当をしていられる期間は2年間という期限付きであり、その期限がきたら治療を中断して患者を見捨てることになる」という適応文脈が「子どもの頃、母親が患者をおいて家を出て行った話」や「両親がやっているマンションの管理人という期限つきの仕事、期限つきの居場所の話」で象徴されていました。臨床例7.1の「治療者がほかの治療者と同じ待合室と受付を共用するようになったために、患者のプライバシーが損なわれるようになった」という適応文脈は「兄が兄嫁を連れて患者と両親が暮らす実家に帰ってきたが、1つの部屋に患者も両親も兄夫婦も一緒にいるためにプライバシーがなくて嫌な思いをするという夢の話」で象徴されていたりします。また、臨床例7.2の「治療契約で約束された面接時間の終わりになると、それを守って『では、時間です』と患者に告げ、患者をさっさと帰らせる治療者」という適応文脈は「アルバイト先で、契約時間がきたら、さっさとタイムカードを押して帰るように促されること」で象徴されています。臨床例7.3の「治療者の性急で一方的で技法的に雑な直面化的な介入の仕方」という適応文脈は「技術が雑で相手に痛い思いばかりさせる美容師の話」や「セックスの仕方が一方的で独りよがりで、しかも早すぎる夫の話」などで象徴されています。

このくらいにわかりやすい象徴が出てくれば、治療者は「このようなイメージを患者が自分に対して持ってしまうような、どのようなことを自分はしたのだろう？」と少し内省してみることで、治療者自身が過度に自己防衛的になっていなければ、自然と思い出すこと passive recall になるでしょう。治療者自身が容易に思い出す・連想することができるレベルのものであれば、それを治療者・患者関係につなげて解釈的介入として伝えたときに、患者もそれを比較的容易に理解することが期待できます。逆にいうと、容易につなげることができる程度には患者のコミュニケーション抵抗が低くなっていて、象徴がわかりやすく出てきている必要があるのです。

（3）治療文脈があるのに適応文脈が直接的にも象徴的にも言及されない場合

　治療文脈への言及があるということは、患者が治療者からの介入を無意識的には要求していることを意味します。しかし、患者は介入を要求しているのに、その介入に必要な材料を治療者に与えてくれていないのです。これは患者のコミュニケーション抵抗が高すぎることを意味しています。患者は何かの理由があってコミュニケーション抵抗を高くしているのですが、コミュニケーション抵抗が高いためにその理由が象徴されることもないのです。ほんのときどき、このコミュニケーション抵抗の高さを象徴するメタファー（「意味のないうつろな会話、意味のない関係性」「嘘や隠しごと」「押し入れや小部屋の中に閉じこもっていること」など）が出ることがありますが、そうしている理由（適応文脈とそれに対する反応）が象徴されることはほとんどありません。この場合、治療者が解釈的介入をすることはできず、それどころか下手に介入するとかえって事態を悪化させてしまうため、治療者ができるほとんど唯一の介入は沈黙・傾聴を続けること、こうして治療状況を抱えることと、コミュニケーションされてくる形のないものをひとまずは引き受けて自分の中に置いておくことholding & containingしかないのです。

（4）治療文脈もなく適応文脈もない場合

　治療文脈への言及がないということは、患者は今の時点では、治療者からの介入を要求していないということであり、健康的な自閉あるいは健康的な一人遊び状態にあると見てよいでしょう。患者は今の時点では一時的に治療者・患者関係からは自閉しているので、当然治療者から外的刺激を受けることもなく、つまりは適応文脈もないのです。

　この場合、子どもが一人遊びをしているときの親の役割と同様に、治療者の役割は患者の健康的な自閉・健康的な一人遊びを尊重し、それを温かく見守り、ただ遊び空間を安全・安心に保つことだけになります。そのような遊び空間の中でのみ、患者はその創造性creativityを発揮でき、これまでにはできなかったことができるようになっていくからです。このようなときには、治療者による介入の必要はないのです。

　治療者による介入の必要がないからといって、治療におけるこの状況の重要

性が低いわけではありません。たとえば、患者が神経症的反応（病的な回避など）を起こすことなく自身の外傷体験の記憶に向き合っているときなどがこれにあたります。治療者はいっさい介入する必要はないのですが、患者と一緒にその場に居続け、患者をしっかり見守り続け、治療の場が患者にとって安全なものであることを確保し続けている必要があります。ときにこの状態は非常に長く続くことがあり、治療の大部分がこの作業に費やされることがありますが、これはこれでとても重要なことなのです。

　以上のような理由で、治療者が患者の自由連想にある顕在内容から潜在内容を解釈するのは、技法的には、患者から「治療文脈」という形で介入を要求され、なおかつ「適応文脈」という無意識的反応の起点が顕在的・潜在的に表現され、さらに「治療文脈」や「適応文脈」の無意識的な意味合いを多面的に象徴する「派生物」も十分に展開して解釈可能な状態になっているときに限ります。それ以外の状況では、治療者はしっかりと沈黙・傾聴の姿勢を保つことで治療状況をしっかりと抱えることに専念するべきなのです。

治療文脈と適応文脈

　ここまででお話ししてきたように、「治療文脈」と「適応文脈」は患者が今回のセッションの中で問題として治療者に取り上げてほしい神経症的反応の起点と終点であり、解釈的介入を組み立てていく2つの大きな要となるので、技法的にはそのほかの「派生物」よりも際立った重要性があります。

　治療文脈は、患者の自由連想の中に直接的・顕在的に表れていたり、比較的わかりやすい間接的表現や象徴的表現で言及されていたりするので、それを同定することは治療者にとってそれほど難しいことではないでしょう。それに対して適応文脈は、その同定が比較的難しいものが少なくありません。患者とのセッションが始まる時点では、そのセッションでの患者にとっての適応文脈がどのようなものになるか、治療者には全く予測できていないことも多いでしょう（また治療者が下手に予測してしまうことは、その後の治療者の傾聴の仕方に不必要なバイアスをかけることになり、治療者が予測していなかった別の適

応文脈への微妙な言及に対して気づきにくくなってしまうという大きな副作用があるために、あまりお勧めできるものでもありません）。

このため、実際のセッションでは、治療者は患者の自由連想を聞き、そこにある象徴的なテーマに導かれつつ、自分自身の言動を振り返りながら、自然と適応文脈を思い出させられる（passive recall）という不確かなやり方に身を任せるしかないのです。ここでは、治療者側が過度に自己防衛的になってさえいなければ、患者は治療上必要な材料を治療者に与えてくれるものだ、本当に必要なことは治療者に思い出すように仕向けてくるはずだ、という患者に対する強い信頼が必要なのと同時に、この技法に十分に習熟している必要があります。

実際の患者とのセッションの中で、治療者が患者からの自由連想を聞きながら、どのように「治療文脈」と「適応文脈」を同定していくか、という具体例を、いくつか議論してみたいと思います。

まずは「適応文脈」がわかりやすいものから見てみましょう。

臨床例 8.1

　患者は40代の既婚女性で、慢性持続的な抑うつ気分、情緒不安定、夫や娘に対して殴りつけたくなるほどの強い怒りを生じてしまうことなどの症状を訴えて総合病院精神科外来を受診しました。初診での診断面接のあとで、治療者は患者に週１回50分の精神分析的精神療法を提案し、患者も同意して、翌週から治療面接が始まることになりました。ところが、治療者は病院の再診受付システムに患者の再診予約をうっかり入れ損なっていたのです。患者は翌週早めにやってきて病院の自動再診受付機で受付をしようとしますが、当然、再診予約はないと表示されてそれ以上進めません。仕方ないので、患者は病院の総合受付に行き、そこで事務員が治療者に電話で連絡・確認を取って、ようやく待合室に進むことができたのでした。こうして始まった治療面接です。

患者：さきほどは、わざわざ受付からの電話に出ていただいて、再診予約の確認をしていただいて、申し訳ありませんでした。

　（しばらく沈黙）……家では、まだ気分が落ち着きません。娘が何事もな

かったように、ふてぶてしく、私の横に座っていたりすると、イライラして殴りつけたくなってしまいます。でも、そんなことはできないので、私が死にたくなります。

　（しばらく沈黙）……今日、ここに来るのも気が重くて、しんどくて。朝、家を出て銀行に行って、そこでお金を振り込むところまではうまくいったのです。それで、少し早かったのですが、切符を買って電車に乗りました。これがよくなかったのです。切符の行き先を間違えてしまったのか、改札を出るときに自動改札機で引っかかってしまって、足止めをくってしまって。それで、足取りも重くなって、来たくなくなったのです。

　（しばらく沈黙）……私にはこういうことがよくあって。以前も、近くのスーパーに買い物に行ったら、私が間違っていたのか、いいえ、本当は店員さんのほうが間違っていたのですが、レジでもめたことがあって。そこには不安で2度と行けなくなりました。

臨床例 8.1 の読み取り

　患者のここまでの自由連想を振り返ってみて、ここに「治療文脈」と「適応文脈」はどのように表れているでしょうか？

治療文脈の読み取り

　まずは治療文脈、つまり患者によるこのセッションでの問題提起であり、通常は患者の症状や抵抗への直接的・間接的な言及のことです。治療文脈はセッションの最初のほうで言及されることが多いのですが、今回もそうです。患者は家で抑うつ気分や情緒不安定が続いていること、それは娘に対して「殴りつけたくなる」ほどの強い衝動や、希死念慮まで伴っていることに言及しています。これは重要性・優先度のかなり高い「症状」と見ることができるでしょう。

　また、「ここに来るのも気が重くて、しんどくて、来たくなくなった」という治療に対する「抵抗感」も直接的に言及しています。実際に行動化された「抵抗」ではないものの、治療に来たくないという「抵抗感」は重要性・優先度のかなり高い治療文脈になります。さらに、治療文脈への直接的な言及ではないですが、「トラブルがあった近くのスーパーに2度と行けなくなった」と

第8章　治療文脈、適応文脈、派生複合体　　143

いう話は、このままだと治療にも2度と来られなくなる、ということへの象徴的な言及でもあるでしょう。つまり、切迫中断という非常に重要性・優先度の高い治療文脈になります。

　ほかに、この素材に表れている「症状」としては、患者自身が直接的に問題だとして言及しているものではないですが、病院受付でのトラブルについて、これは完全に治療者側のミスであり、患者は何1つ悪くないにもかかわらず「（治療者をわずらわせてしまって）申し訳ありませんでした」と謝っています。神経症的・慢性抑うつ状態の患者には多いのですが、これは対人関係で生じるネガティブな結果をすべて自分のせいにしてしまうマゾヒスティックな傾向の表れといえるでしょう。ただ、娘とのやりとりの話やスーパーのレジの話に表れているように、この患者にとっての不安や抑うつの背景には相手に対する強い不満と暴力的なまでの怒りがありそうなこと、その怒り・攻撃性を自分自身に内向して不安と抑うつになっていそうなメカニズムがうかがえます。治療文脈、つまり「症状」や「抵抗」に関していえるのは、だいたいこれくらいでしょう。

適応文脈の読み取り

　次に適応文脈の同定を試みてみます。治療者が翌週から定期的な治療面接を始めていくことを提案していながら、再診予約を入れ忘れているというとんでもないミスをしていることが前置き部分に書かれていますから、多くの人はこれが適応文脈になるだろうと予測がつくと思います。とはいえ、患者が本当にこの問題をこのセッションでの適応文脈としてくるかどうかをあらかじめ知ることはできません。もしかすると、全く予期していなかった全然別の問題を適応文脈にして反応してくるかもしれないのです。このため治療者は毎回のセッションをできるだけ先入観なしに、過去の記憶や未来への予測に頼ることなしに、できるだけ自由に患者の自由連想に表れてくるイメージやテーマに導かれるままにしておくほうがよいのです。

　そのうえで、患者の連想を見ていくと、果たして、患者は最初から「（治療者が再診予約を入れ損なっていたために）受付で足止めをくってしまい、治療者に確認の電話を入れさせられた」という出来事に直接的・顕在的に言及して

います。そして、適応文脈に対する直接的・顕在的な言及がたいていそうであるように、すぐに次の話題に移っています。表面上は次の話題（娘に対する怒りの話）ではあるのですが、そこにあるテーマを抽出すると、「何らかのトラブルがあった相手が、何事もなかったように、ふてぶてしく、そばにいる」というイメージであり、上記の適応文脈が隠しテーマとして背景に存続していることが感じられると思います。そんなふてぶてしい治療者に対して患者は「殴りつけたくなる」ほどの強い怒りを生じているが、その怒り・攻撃性を自分自身に内向させて「死にたい」ほどの抑うつ状態になっているのだ、と読み解いていくことができます。

　このあとに続く連想には、銀行での振り込み、駅の改札の自動改札機など、病院の自動再診受付機を容易に連想させるイメージが続きますし、駅の自動改札機で足止めをくったこと、店員のミスのためにスーパーのレジでもめたことなど、治療者による再診予約のミスのために患者が病院受付で足止めをくらい、嫌な気持ちになってしまったことがわかりやすく象徴されています。これらのイメージは適応文脈についての非常にわかりやすい象徴になっているため、もし仮に患者が冒頭で適応文脈について、直接的・顕在的に言及しなかったとしても、これらの象徴を使って解釈的介入を組み立てていくことができるレベルのものでしょう。

　こうして見ると、この臨床例では、適応文脈＝「治療者が患者の再診予約を入れ忘れたせいで、患者が病院受付で足止めをくってしまった」「それなのに、治療者は何事もなかったように、ふてぶてしく、横に座っている」ということに対して、患者がイライラや怒りを生じるのは、まあまあもっともといえます。ただ、その怒りが「相手を殴りつけたくなる」ほどの強い攻撃衝動を伴っていることや、それが自分自身に内向して希死念慮を伴う抑うつ状態になってしまうのは、そして「もう２度と行けない」ほどに不安になってしまうのは、病的反応といえるでしょう。　そして、どうしてそうなってしまっているのか？そこにはどのような意味合いがあるのか？　というところまでは、ここまでの時点では「派生物」の展開が十分ではないので、わからないのです。実際の治療セッションでは、こうしたことを理解していくために、患者には十分に時間をかけて「派生物」を展開してもらい、治療者はそれをじっくり聞いていく必

第8章　治療文脈、適応文脈、派生複合体　　145

要があるのです。

では、今度は「適応文脈」が比較的わかりやすくはあるものの、直接的・顕在的には言及されていない例を見てみましょう。

臨床例 8.2

　患者は20代後半の独身女性で、思春期頃から続く慢性の抑うつ、不安、情緒不安定、解離症状などのために総合病院精神科外来で週1回50分の精神分析的精神療法を2年ほど続けていました。しかし治療者の転勤により精神療法は中断することになり、患者は次に入れ替わりで来る精神科医に引き継がれることになっていました。ここに取り上げるのは、その最後のセッションです。

　その前のセッションでは、（治療者は治療者の次の勤務先は遠すぎるので、患者がそこに転院して引き続き治療者との精神療法を継続することは不可能だと考えていたのですが）患者は遠すぎて通えないということはない、そう決めつけるのは治療者側の自信のなさと過剰な不安のせいであって、患者は治療者についていきたいと思っているし、そうできるのだ、ということを示唆する象徴的な話が展開していましたが、治療者がそれを取り上げて解釈することはできず、そのまま今回が最終回となったのです。

患者：この1週間はずっと元気がない日が続いていました。また電車に乗るのが怖くなっているのか、今日ここに来る電車の中でも不安になりました。もっとも、先生との治療が始まってから、以前のようにパニック発作を起こすことは、もうずっとないのですが。

　（しばらく沈黙）……私はもともと絵を描くことが好きだったから、絵を描いてみようと紙を買ってきたのですが、どうしても絵を描く集中力が続きませんでした。私の1週間の中で何かに集中していられているのは、音楽のレッスンの週1回50分間だけです。

　一緒に暮らしている彼は、私と一緒にいる時間もずっと寝ているか、ゲームをしているかで、私にかまってくれないのです。そして、夜になると友人たちと出かけてしまう。私は腹を立てて、彼にかまってほしいといったり、駄々をこねて引き止めようとしました。でも、結局、引き止めることができ

146

ずに、彼は出て行ってしまったのです。私は自分だけ楽しい思いをしようと
して、私を１人でおいていって不安にさせる彼に対してすごく腹を立てまし
た。あと２、30分でいなくなることがわかっている相手と一緒にいる時間
がものすごく苦痛でした。

　今はこうして先生と話しているからいいのですが……。

臨床例 8.2の読み取り

　さて、ここに「治療文脈」と「適応文脈」は、それぞれどのように表れてい
るでしょうか？

　治療文脈の読み取り

　まずは「治療文脈」です。「治療文脈」に患者側の症状や抵抗だけでなく、
治療者側の反治療的な言動（＝逆抵抗）も含めるとすると、一番大きな「治療
文脈」は治療者による一方的な治療の中断です。これについては、患者の自由
連想の中には直接的・顕在的な言及はほとんどありません。最後のほうで「今
はこうして先生がいるからいいのですが……」という言葉の中に、「しかし来
週以降はいなくなってしまう」という意味を含ませるかのように、わずかに間
接的に言及されている程度です。一方で象徴的には、同じ治療文脈は「患者が
引き止めようとしたのに、患者をおいて１人で出ていく彼の話」、そして「好
きな絵を描き続けることができない話」などに表れています。

　「治療文脈」のうち患者側の症状や抵抗についてはどうでしょうか？　患者
の症状や抵抗への言及はセッションの最初のほうに出てくることが多いもので
すが、今回のこのケースでもセッションの最初のほうで抑うつ感や不安が強ま
っていること（症状）への言及があります。また、治療に来る途中で不安にな
ったと話しているように、ここには治療に対する抵抗も示唆されます。さらに、
物事に集中できないこと、同棲している彼にイライラしがちなことなど、重要
性・優先度はそれほど高くない症状への言及もあります。

適応文脈の読み取り

「適応文脈」についてはどうでしょうか？　今回のケースはわざと適応文脈をわかりやすいものにしていますので、この状況であれば、誰でも今回のセッションでの一番の適応文脈は「治療者による一方的な治療中断のために、今回のセッションが最終回になっていること」だと想定するでしょう。ところが、このことは「治療文脈」のところでも取り上げましたが、患者の自由連想の顕在内容の中には直接的な言及はありません。せいぜい、すでに示した最後の部分の「今はこうして先生がいるからいい」という含みのある言葉と、患者がパニック発作を起こすことは「先生との治療が始まってからはない」と話している部分で、「治療が始まってから」の対句として「治療が（治療者の都合で強制的に）終わってから」が連想されてくるくらいです。

　もし「適応文脈」を全く想定せずに患者の連想を聞いていったとしたらどうでしょうか？　すると、すでに取り上げているように、「好きな絵を描き続けることができない話」は治療における遊び空間を失うこと、創造的に遊ぶことができなくなることへの象徴的な表現になっています。治療者が患者の連想を聞きながら、この時点で気づかなかったとしても、すぐあとに続けて出てくる「週1回50分のレッスン」の話は容易に週1回50分の治療セッションを連想させますから、先ほどの「遊びを続けられない」テーマにつなげて理解することができるでしょう。

　さらに、このあとでは、「患者が引き止めようとしたのに、患者をおいて1人で出ていく人の話」「1人でおいていかれて不安にさせられる患者の話」まで出てきます。治療者がよほど自己防衛的に気づくまいとしていない限り、治療者が身勝手な理由で患者を1人おいて出て行こうとしているので、1人おいていかれる患者は不安になっているし、怒ってもいるし、落ち込んでもいるのだ、という治療者・患者関係での現実に気づけるはずです。この時点で、治療セッションが始まって2、30分程度経過していますから、患者はまさに「今、ここで」治療者に対して「あと2、30分でいなくなることがわかっている相手と一緒にいる時間がものすごく苦痛」だと感じているのです。このように、もし仮に適応文脈を全く想定していなかったとしても、治療者は患者の自由連想を聞いているうちに、そこにあるテーマや象徴的なイメージから、自然と適応

文脈が思い出されてくるはずなのです。

　ここまでの2つの臨床例は、「適応文脈」が治療者側の粗大な反治療的な言動（＝逆抵抗）にある、という点で非常にわかりやすいものでした。ここまでわかりやすい反治療的言動を治療者側がとっていれば、しかもそれがここまでわかりやすく象徴表現されていれば、ほとんど誰でもそれが適応文脈になっていることに気づけるでしょう。しかし、現実の多くのセッションでは、少なくとも理想的には、治療者はそうしょっちゅうあからさまな反治療的な言動をするわけではありません。そのうえ、治療者は意識的に逆抵抗的な言動をするわけではないので、当然、無意識的に行動化されている微妙な逆抵抗的な言動には自分自身では気づきにくいのです。

　さらに、適応文脈が治療者による反治療的な言動ではなく治療的な言動であることもあります（こちらのほうが、理想的な治療の進み方ともいえます）。治療者がしっかり治療促進的な言動を続け、治療を進めていけば、当然、患者は自分の病的な部分を治療関係の中に展開していくことになります。これを「治療的退行 therapeutic regression」といい、治療上絶対に必要なものなのですが、患者はここに大きな不安と抵抗を生じることになります。この場合も、適応文脈は先ほどの2つの臨床例に比べると、わかりにくいものになります。

　以下では、この比較的わかりにくい適応文脈を同定していくプロセスを見ていきます。基本的には、患者の顕在内容にある話からテーマを抽出し、そのテーマが指し示す治療者・患者関係での出来事、治療者の言動（＝適応文脈）を連想していくこと（あるいは思い出されていくこと）が治療的作業の中心になります。

臨床例 8.3

　患者は20代後半の独身女性で、何年も交際している男性と同棲していましたが、彼がなかなか結婚に踏み切ろうとしないことへの潜在的な強い不満と怒りがありました。さらに、思春期以降ずっと慢性的な抑うつ気分、不安、対人関係での葛藤・トラブルの生じやすさ、社会不適応感があり、ストレスが強まると解離や身体化症状などのヒステリー反応を頻繁に起こす等の

第8章　治療文脈、適応文脈、派生複合体　149

問題もありました。なので、数ヵ月前から現在の男性治療者と週1回50分の精神分析的精神療法を行っていました。

　しかし、治療が始まってすぐの頃から、面接時間の終わりが近づくとヒステリー発作を起こして寝椅子から起き上がれなくなるために、治療者が患者の身体を抱き上げて起こし、支えて歩き、待合室まで連れて行くことが繰り返されるようになりました。そのうち、患者は発作を起こしているわけでなくても、面接終了時に治療者に抱き起こしてもらうことを求めてくるようになっていました。この問題は患者の自由連想の中に何度か象徴的に表れてもいたので、治療者はそうした治療者・患者関係での行動がお互いに不適切なものであるとの解釈的介入を試みるのですが、そのたびに患者の直接的・顕在的な反発にあい、この問題行動は続いてしまっていました。

　今回取り上げるセッションの前のセッションでは、患者は仕事先での上司が飲み会の席で同じ職場の女性の身体を触るなどしていたこと、その女性も喜んでイチャイチャしていたことへの嫌悪感を話しました。それは立場的におかしいし、守るべきルールを守っていないこと、対人関係において引くべき一線を引けていないことであり、そんなことはすべきではないと思ったことを話します。治療者はこれを面接時間の終わりに治療者・患者関係で身体接触があることを適応文脈として象徴的に理解し解釈的介入をしてみました。患者もその解釈をもっともだと認めはしたのですが、しかし患者の身体に触れるのをやめないでほしい、それとこれとは違うのだ、と直接的・顕在的には反発して、時間を終えていました。そうした背景のある今回のセッションです。

患者：私はなぜだか職場では年齢よりも幼くみられてしまうのです。でも、どうやらそれは、私が大人としてすべき線引きができていないこと、みんなが守っているルールをきっちりとは守っていないこと、そうしたことが、私を無責任で子どもっぽく見せてしまっているのかもしれない、と思うようになりました。私がそうみられてしまうのは、私にも悪いところがあったのです。

　同棲している彼は、相変わらず無責任でイライラします。どんな話をしていても、右から左に抜けているようで、本当は聞く気がないのだろう、ちゃんと向き合ってくれていないのだろうと思って寂しくなります。結局、彼の理解は、その場しのぎの理解、その場限りの理解でしかなくて、翌日にはす

つかり理解したはずのことを忘れていて、何も積み上がっていかないのです。何かに気づいて、じゃあ、今度からそうしよう、ということになっても、結局やらない。表面的な「いい人」になろうとしているだけ、争いを避けようとしているだけ、自分に甘いだけで、少しも誠実ではないのです。理解したことを実行に移せないなら、そんなのは本当の理解とはいえないし、成長することもないのです。だから、彼はいい歳なのに子どもっぽいし、少しも頼れないし、信頼もできないのです。

（そろそろ面接時間の終わりが近づき）先生、起き上がりたいので、抱き上げて起こしてくださいませんか？

臨床例 8.3の読み取り

治療文脈の読み取り

さて、まずは患者の自由連想の中に表れてくる、直接的に言及される「治療文脈」はどうでしょうか？　まずは、患者が職場での対人関係で必要な線引きができず、守るべきルールを守っていないこと、このことによって周囲からも無責任で子どもっぽいとみられている問題を取り上げています。治療者・患者関係外での対人関係の問題であり、重要性・優先度はそう高くない症状であるものの、治療文脈の1つです。

次に同棲相手との関係で慢性的な不満を抱えており、イライラしがちであることを話しています。これはもしかすると神経症的な症状（現実的な彼の行動に照らして、患者の反応の仕方が行きすぎである）かもしれませんし、そうではなくて、むしろ彼の患者に対する言動が病的であり患者の反応はもっともなものかもしれません。ただし、後者の場合でも、そのような明らかに問題のある男性を結婚相手に考えて同棲を続けていることは、患者のほうにも何らかの性格的な問題があることを示唆していそうです。ただ、これもまた治療者・患者関係外での対人関係葛藤・対人トラブルの話であり、重要性・優先度はそう高くありません。

治療文脈として最重要なのは最後の部分に出てくる、患者が治療者に「抱き上げて起こしてください」と要求している言動でしょう。そうすべき合理的な

必要性がないのに、患者は治療者に「抱き起こす」という形での身体接触を求めているともいえますし、依存的な行動を示しているともいえます。非合理的なおかしな対人関係行動をしているという意味で「症状」ともいえますし、性的欲求にしろ依存欲求にしろ何らかの神経症的な満足を求めての行動ですから、いわゆる「禁欲原則（治療者は患者に神経症的な満足を与えない）rule of abstinence」に違反するという意味で通常の治療のルールや枠組みから逸脱しており、通常の治療のルールや枠組みからの逸脱は基本的に「粗大な行動的抵抗」と捉えることができるという一般論からして、これは「抵抗」ともいえます。

　間接的・象徴的に言及されている治療文脈としては、患者自身の顕在的に言及されている問題である「無責任で子どもっぽく見えてしまう」ということとテーマ的につながっている「無責任で子どもっぽい彼の話」があります。そして彼が無責任で子どもっぽく見えてしまう理由として、気づいたことがあっても、その場限り、その場しのぎの理解で終わってしまい、理解したことを行動に移せないからであることを話しています。テーマを抽出すると「無責任で子どもっぽく見えてしまう人」「気づいたことがその場しのぎ、その場限りの理解で終わってしまい、理解したことを行動に移せない人」となります。治療者・患者関係の出来事に照らしてみると、このイメージは容易に、患者が治療者との間で身体接触があることの問題を理解しながら、しかしそれをやめることができずにいることに結びつきます。これもまた重要性・優先度の高い治療文脈といえるでしょう。

適応文脈の読み取り

　では「適応文脈」はどうでしょうか？　これまで治療時間の終わりになると患者が治療者に抱き起こすことを求めてきて、治療者もそれに応じて抱き起こしていたということが繰り返されており、それが前回のセッションでも問題に上がっていたことからしても、そして今回のセッションでも最後のほうで患者が顕在的にこれを求めていることからしても、このことが「適応文脈」になっていると予測できます。しかし、今回のセッションでの自由連想の流れを追ってみると、本当にそうでしょうか？

実際の治療面接の中では、治療者は「前回のセッションでこのことが問題に
なっていたから、今回もその続きだろう」「その場合はこのように介入して、
この方向に導いていこう」という記憶の振り返りや予測や願望・欲望をできる
だけ持ち込まないで、いっさいの先入観を捨てて、ただただ患者の自由連想に
導かれながら、今回のセッションでの「治療文脈」も「適応文脈」もその場で
自然に気づくようにしていくほうがいいのです。そういうスタンスで、患者の
自由連想に表れてくるテーマを見てみると、まず出てくるのは（患者自身の話
としてですが）「大人として責任ある、すべき線引きができていない人」「守る
べきルールが守れない人」「無責任で子どもっぽい人」の話です。対人関係で
の線引きのできなさやルール違反の話は、治療における対人境界の逸脱であり
治療の枠組みからの逸脱でもある「治療者が患者を抱き起こすことの問題」を
容易に思い起こさせます。患者の顕在的な求めに応じたものだとしても、治療
者のそうした行動は、責任ある大人であれば引くべき対人関係での線引きがで
きていないことであり、守るべき治療のルールを守っていないことであり、患
者と同じように無責任で子どもっぽいことなのだ、と患者は無意識的・派生的
にはとらえていることを示唆しているわけです。

　次に出てくるのは、無責任で子どもっぽい（成長のない）彼に対する不満と
イライラの話です。「無責任で子どもっぽい、成長のない人」の話は背景にあ
るテーマによって先ほどの話とリンクしています。しかし、ここにはまた別の
テーマもありそうです。彼への不満の話からテーマを抽出すると、「話し合っ
たことが右から左に抜けてしまい、しっかり考えようとしない人」「理解がそ
の場限り、その場しのぎになってしまっている人」「気づいたはずのこと、理
解したはずのことを、しかし実行に移せていない人」「その意味で成長がない
人」……となります。これらのテーマやイメージは、治療者の患者に対するど
のような言動を思い起こさせるでしょうか？　治療者が過剰に自己防衛的にな
っていなければすぐに気づくはずです。前回のセッションで「治療者が患者を
抱き起こすことの問題」を理解して、解釈的介入として患者に伝えてもいるの
に、（患者からの顕在的な反発にあったとはいえ）その理解をまだ実行に移せ
ていないことです。そのような治療者の態度は、まさに患者に対して「表面的
ないい人になろうとしているだけ」であり「争いを避けようとしているだけ」

であり、自分に甘く、成長がない（いつまでも子どもっぽい）、不誠実で信頼できないもの……なのです。

こうしてみると、今回のセッションでの「適応文脈」は、「治療者が治療時間の終わりに患者を抱き起こしてあげていること」だけではなく、「治療者がそうすることの問題を理解しているのに、その場限りの理解、その場しのぎの理解で終わってしまっていて、その後の行動変化が伴っていないこと」でもあることが気づかれてくるわけです。そして、この「適応文脈」が見つかると、一見するとバラバラな患者の自由連想のイメージが、この「適応文脈」を中心に一気に1つのまとまりを見せてくることも感じられると思います。これが「適応文脈」を中心に派生物が収束していく感覚であり、「適応文脈」の同定が正しく進んでいることを示唆します。この適応文脈の同定が本当に正しいかどうかは、このあとに続いて出てくる派生物のイメージが、この仮定されている適応文脈にさらにつながって収束していくかどうかで確認していくことになります [注8.2]。

この臨床例では患者にとっての「適応文脈」（患者の神経症的な反応の起点となる治療者側の言動）が、治療者・患者関係において、患者の言動によって誘発されたものであることに注目してください。患者は決して意図的にそうしているのではなく、まったく無意識的なプロセスによって、自分自身の問題と同じ問題を治療者の中にも引き起こし、そこから特定の治療者の言動（＝「適応文脈」）を誘発し、そこを起点としてもともとは患者の中にあった問題を治療者・患者関係での2人の間の問題として扱っていけるようにしているのです。患者は、無意識的に自分自身の治療的な必要性によって、治療者の中に「適応文脈」となる特定の言動を引き起こすともいえるのです。つまり第6章で議論した「転移」の相互交流的な定義は、臨床的な現象としてはこのように表れてくるのです。患者の問題は治療者の問題（あるいは治療者・患者関係での2人の間の問題）になり、治療者が患者と共同してそこに何が起こっているかを理

[注8.2] 適応文脈を中心とした派生物の収束 coalescence of derivative の現象は、適応文脈が無意識的思考の起点になっていること、そして派生物・派生複合体は無意識的思考から派生してきていることからして、当然ではあります。図8.1を参照ください

解し、それを適応的に解決していくことをやって見せ、そうしたことが患者に取り入れ同一化されていくことが治療的変化につながるのです。この意味で、一見すると偶発的な出来事のように見えるかもしれない「適応文脈」が治療者・患者関係の中に生じてくることは、治療が進むための必須条件ともいえるのです。

　患者の治療的必要性のために患者の無意識的な働きかけによって治療者の中に誘発された（過去の外傷的体験や神経症的葛藤が再現・再演された）適応文脈の例をもう1つ挙げてみます。患者も、治療者も、それが適応文脈になることを意図して行動しているわけではないために、最初のうちはお互いにとって無意識的です。適応文脈となっている治療者による特定の言動がもつ患者にとっての個別的な意味合いを意識化していくこと、まずは治療者が患者の自由連想の流れに導かれて適応文脈に気づいていくことが鍵になります。

臨床例 8.4

　患者は女子大学生であり、治療が始まる1年ほど前に、夜の公園を横切って帰宅しようとしていたところ、数名の不良に絡まれ、刃物で脅されて公園倉庫に連れていかれ、そこでレイプ被害にあっていました。その後、不安や回避といった通常の心的外傷後ストレス障害の症状に加えて、強い対人不信感、対人関係の不安定さ、情緒不安定や怒りっぽさ、自傷行為・自己破壊的行動、手洗い強迫などの強迫症状などが続いたので治療を求めてきたのでした。男性治療者との週1回50分の精神分析的精神療法を始めて2ヵ月くらいが経過しており、ここ数回のセッションでは、「思い出したくもない」外傷体験について話そうとするものの、強い不安でそれ以上は話せなくなることを繰り返していました。

　そんなときに治療者が何かを言いかけると、患者は不安を強め、「いや！　聞きたくない、言わないで！　これ以上私の中に入ってこないで！　ごめんなさい！　ごめんなさい！」等と言ってひどく動揺することを繰り返していたので、治療者としてはまるで自分がレイプ犯のように、何かひどく侵入的で外傷的なことを彼女にしている気になり、何も言えなくなってしまうのでした。そんな背景があっての、今回のセッションです。

第8章　治療文脈、適応文脈、派生複合体　　155

患者：（15分程度遅刻してやってくる）今日は来たくない気持ちがありました。この頃は、どんどん手洗い強迫もひどくなっているし、不安が強まっているし、どんどん嫌なことばかり思い出す。夜は悪夢を見るのが怖いから、眠りたくないし、眠れなくなっている。その悪夢の内容も、……言いたくありません。言いたくない、思い出したくもないことです……。（長い沈黙）

治療者：私からそれを聞かせてほしいと思われていることも、侵入されるように感じてしまうようですね。

患者：だって、痛いことや怖いことをされる！　（またしばらく沈黙）

治療者：（沈黙：治療者としては、それこそ自分がレイプ犯のような、彼女に対してひどく悪いことをしているような気になり、これ以上踏み込めない気になる）

患者：私は、家族に対しても何も言わないし言えないのです。私が少し不安そうな、不機嫌そうな顔をしていると、母親はそんな私には耐えきれない、という顔をして去っていきます。テレビを見ていても、女性が襲われるシーンになると父親がチャンネルを変えてしまいます。こうやって家族から腫れ物、厄介者、危険物のように扱われて、遠巻きにされていることで、私はますます孤独に感じるし、私の味方はいないんだ、誰も私の気持ちに寄り添ってくれないんだ、と思うんです。だから、誰にも何も話せないし、話したくもない気持ちになる。（沈黙）

　先生も、結局、何も言ってくれないんです。私1人が喋って、1人で怒って、1人で落ち込んで、1人で帰っていくんです。

臨床例 8.4の読み取り

治療文脈の読み取り

　いつもように「治療文脈」から見ていくと、不安や悪夢などの悪化を思わせるような症状への言及がありますが、重要性・優先度はそれほど高くないでしょう。それよりも、治療に対して「今日は来たくない気持ちがあった」という抵抗感への直接的言及と、治療者に話すべきことを「言いたくない」「話したくない」という自由連想のルール（治療の基本的ルール）に対する抵抗感への直接的言及があり、それらの抵抗感を遅刻や沈黙という形で行動に表している（行動化を伴っている）こと、がメインになるでしょう。

適応文脈の読み取り

　では、「適応文脈」はどうでしょうか？　セッションが始まったばかりの時点では、治療者にはそれがわかりません。このため、患者の自由連想を聞きながら、そこにあるテーマやイメージから「そんなテーマやイメージを引き起こすような、どのようなことを自分は言ったり、やったりしていただろうか？」と思いを巡らせながら、自然と思い浮かんでくる（受動的に思い出されてくる）のを待つしかありません。

　すると、患者にとっては治療者のちょっとした一言が「痛いことや怖いことをされる」ように強い不安をもって体験されてしまうこと、その意味で患者は治療者の言動をまるでレイプ犯のものであるかのように体験していそうなことが感じられてくるでしょう。このような状況で、治療者は自分自身が身動きをとれなくなり、何も言えなくなっていることに気づきます。

　その後に続く患者の自由連想の顕在内容からテーマを抽出すると、「不安定になっている患者に対して、その不安定さが耐えられないので拒絶的になり去っていく人」「患者が不安になりそうなことを、過剰に回避する人」「そういう対応は、患者のことを腫れ物、厄介者、危険物のように扱っているように、遠巻きに遠ざけているように患者は感じ、かえって孤独に感じてしまうのだ」となります。

　これらのテーマ、イメージが指し示す治療者・患者関係における治療者の言動は何でしょうか？　これもまた、治療者側が過剰に自己防衛的にさえなっていなければ、比較的簡単に思いつくはずです。治療者の沈黙です。患者のこれまでのあまりに不安で不安定な様子から、治療者に誘発された態度ではあるのですが、それを患者は今度は上記のテーマのように受け取ったのです。患者にとっては治療者から（過去に、両親からそうされていると感じて傷ついていたのと同様に）「腫れ物、厄介者、危険物」のように扱われている、遠巻きにされている、遠ざけられている、味方になってくれずにいる、寄り添ってくれていない、と不信感を感じるからこそ、患者は治療者に対して「言いたくない」「話したくない」となっていたのですし、治療に来たくない、となっていたのです。

　このように「適応文脈」が具体的に同定されると、それまではバラバラに見

第8章　治療文脈、適応文脈、派生複合体　　157

えていたイメージが一気に1つにまとまっていくのが体験できると思います。さらに、この適応文脈の同定が正しいであろうことは、最後の部分で（次第に患者のコミュニケーション抵抗が緩んできたことの結果として）患者が顕在的に「先生も、結局、何も言ってくれない」と治療者の沈黙に言及しているところからも示唆されるのです。

派生物・派生複合体

　治療面接の中で患者が示してくる神経症的反応（＝治療文脈）の起点にある、一連の無意識的反応・無意識的思考を引き起こした治療者の言動（＝適応文脈）を患者がどのように無意識的に捉え、どのように無意識的に反応しているかを象徴的に描写しているのが「派生物」あるいは「派生複合体」と呼ばれるものです。これは、起点である適応文脈や、神経症的反応の終点である治療文脈について、さらには、もっと広く、今ここでの治療者・患者関係の関係性について、その無意識的な意味合いや機能がどのようなものであるのかを多面的に示しているのです。派生物が理想的に十分に展開してきたときには、以下のような成分が含まれるようになります。

（1）患者が適応文脈をどのように捉えているか。ここには適応文脈そのものの象徴も、それをどのように感じ取っているかの象徴も含まれる。
（2）適応文脈に患者がどのような意味づけをし、どのように反応しているか。
（3）適応文脈への患者の反応の1つとして病的・神経症的な反応（＝治療文脈）が含まれるとき、その反応にはどのような意味や機能があるのか。
（4）適応文脈が治療者による反治療的な言動（＝逆抵抗）であるときに、それに対する患者の反応の1つとして、治療的であるにはこうすべきなのだという修正モデルの提示model of rectification。
（5）適応文脈に対する患者の反応の1つとして、生育歴上の重要人物との体験の記憶の想起genetics。

（6）適応文脈に対する患者の反応の1つとして、無意識的な願望・欲望の惹起と、それに対する不安や超自我的な反応dynamics。

（7）今ここでの治療者・患者関係でのコミュニケーションのあり方mode of communicationの象徴（真実を話す健康的なコミュニケーションができているのか？　あるいはコミュニケーションが断絶していたり、回避されていたり、あっても無意味な会話や嘘のコミュニケーションになっているか？）。

（8）今ここでの治療者・患者関係での関係性のあり方mode of relatednessの象徴（健康的なかかわり合いになっているか？　あるいは自閉的だったり、共依存的だったり、寄生的・搾取的だったりするなど病的なものになっているか？）。

（9）今ここでの治療者・患者関係での問題解決の仕方mode of cureの象徴（しっかりとした洞察と理解による本当の解決に向けて動いているか？　あるいは衝動的な行動化で発散しているだけなのか？　先延ばしにしようとしたり、見て見ぬふりをしようとしているか？　不正なやりかたでその場をしのごうとしているか？）。

　これらはすべて象徴的なイメージ群として出てきますので、適応文脈を中心としたこれらイメージ群のひとまとまりを「派生複合体」と呼ぶのです。「適応文脈」「治療文脈」「派生複合体」が十分にそろえば、それらを組み立てていくことで「解釈的介入」が完成します。治療者は患者に対して「あなたは私があなたにした言動である『適応文脈』について、これを『派生複合体』が象徴しているように感じとり、意味づけして、反応した結果として、病的・神経症的な反応である『治療文脈』を生じたのかもしれないですね」という理解を解釈的介入として伝えていくことになるのです。解釈的介入の実際は第10章と第11章で扱っていきますが、「治療文脈」と「適応文脈」が同定され、「派生複合体」の意味が理解できたところで、解釈的介入に至るまでの治療的作業の大部分が達成されたことになるのです。

派生複合体に注目して臨床例を振り返る

　それでは、今回は派生複合体に注目して、これまでの本章での臨床例を振り返ってみましょう。治療文脈と適応文脈の同定はもう議論していますから、ここでは適応文脈に対する反応を象徴している派生物に注目していきます。

> ### 臨床例 8.1（再掲）
>
> 　**主な治療文脈**：治療に来たくなかったという抵抗感への言及。さらには切迫中断の可能性さえあること。
> 　**主な適応文脈**：治療者が患者の再診予約を入れ忘れたせいで、患者が病院受付で足止めをくってしまったこと。それなのに治療者は何事もなかったようにしていること。
>
> 　**患者の自由連想から適応文脈に対する反応を象徴している部分の抜粋**：
> 『娘が何事もなかったように、ふてぶてしく、私の横に座っていたりすると、イライラして殴りつけたくなってしまいます。でも、そんなことはできないので、私が死にたくなります。
> 　（来院する電車の）切符の行き先を間違えてしまったのか、改札を出るときに自動改札機で引っかかってしまって、足止めをくってしまって。それで、足取りも重くなって、来たくなくなったのです。
> 　以前も、近くのスーパーに買い物にいったら、私が間違っていたのか、いいえ、本当は店員さんのほうが間違っていたのですが、レジでもめたことがあって。そこには不安で2度と行けなくなりました』

　ここに挙げた自由連想の素材（顕在内容）からテーマを抽出し、さらに適応文脈に照らして解釈すると以下のようになるでしょう。

○「（明らかに何かのトラブルが2人の間にあったのに）何事もなかったようにそばにいる相手をふてぶてしいと感じ、殴りつけたくなるほどの怒りを感じる人の話」→「適応文脈のようなトラブルが治療者・患者関係にはあったのに、治療者が何事もなかったようにしていることで、そんな治療

者を患者はふてぶてしいと感じ、殴りつけたくなるほどの怒りを生じた」という反応。

○「相手に暴力的な怒りを感じるが、それを相手には出せないので、攻撃性を内向させて、自分が死にたくなる人の話」→「適応文脈に対するまあまあもっともな反応として患者は治療者に対して暴力的な怒りを生じたが、実際に殴りつけることなどできないので、その攻撃性を内向させて希死念慮を伴う抑うつ状態になった」という反応。ここには暴力的なまでに強い攻撃欲動の反応と、その攻撃性の内向という力動が描写されています。

○「間違いのために出入り口の自動機械にひっかかり、足止めをくってしまったので、嫌になってしまった人の話」→「適応文脈のために、実際に患者は病院受付の自動機械でひっかかり、足止めをくってしまったので、嫌になってしまった。来たくなくなってしまった」という治療への抵抗感を含んだ反応。

○「相手の間違いのために出入り口でもめてしまい、そのために不安で2度と行けなくなってしまった人の話」→「こんなことでは、次回から2度と来られなくなる」という切迫中断にまでつながる反応。

このように派生複合体を構成するイメージ群は今回の主な適応文脈を中心にひとまとまりに収束していることが見て取れるでしょうし、今回の主な治療文脈を生じた理由・意味も理解できてくるでしょう。治療者がどこかのタイミングでこの理解を患者に解釈的介入として伝えるときは以下のようになるでしょう。

『今回、私（治療者）があなた（患者）の再診予約を入れ忘れたせいで、あなたが病院の自動受付機に引っかかり、足止めをくってしまったというトラブルがありました。それなのに、私が何事もなかったようにしている。そうしたことを、あなたは先ほどの娘さんとの話のように、ふてぶてしいと感じ、イライラして殴りつけたくなるほどの気持ちになったのかもしれません。でも、そんなことはできないから、その怒りを自分に向けて、死にたいほどの気持ちになったのでしょう。あなたが冒頭に言ったように今日この治療に

来たくなくなってしまったのには、そうした背景があったのかもしれません。先ほどのスーパーでのトラブルのように、このままでは、不安で2度と来られなくなる、と感じているのかもしれません』

なお、この派生複合体には生育歴上の重要人物との体験の記憶の想起が含まれていませんが、それらはいずれ出てくる可能性が高いでしょう。場合によっては、こうした解釈的介入のあとで（患者の治療に対する抵抗が減弱することで）出てくることも十分にありうるでしょう。

臨床例 8.2（再掲）

主な治療文脈：治療者側の都合で治療が一方的に中断になること。患者の症状としての抑うつや不安の悪化。

主な適応文脈：治療者側の都合で治療が一方的に中断になること。前回のセッションで患者が引き止めようとしても無駄だったこと。

患者の自由連想から適応文脈に対する反応を象徴している部分の抜粋：

『私は腹を立てて、彼にかまってほしいといったり、駄々をこねて引き止めようとしました。でも、結局、引き止めることができずに、彼は出て行ってしまったのです。私は自分だけ楽しい思いをしようとして、私を1人でおいていって不安にさせる彼に対してすごく腹を立てました。あと2、30分でいなくなることがわかっている相手と一緒にいる時間がものすごく苦痛でした』

今回も顕在内容からテーマを抽出して、それを適応文脈に照らして解釈してみます。

○「一緒にいるべき相手をおいて、1人で出て行こうとする人。それに腹を立てて駄々をこねて引き止めようとする人の話」→「本来的には患者の治療が終わるまで一緒にいるべきなのに、治療者が一方的に治療を中断して、患者をおいて1人で出て行こうとしていることに対して、当然のように、患者は腹を立てている。だから前回のセッションでは駄々をこねて引き止

めようとした」という反応。見捨てられ抑うつ／見捨てられ不安が怒りという感情反応に変わっている力動が読み取れます。

○ 「自分だけ楽しい思いをしようと出ていき、1人残された相手を不安にする人への怒り」→「適応文脈を患者は治療者の自己中心的な態度だと感じている。そのせいで患者に理不尽なつらい思いをさせていると感じている。だからこその当然の怒り」という反応。なお、現実的に治療者は転勤を「楽しい思いをしようと」しているわけではないので、この部分には患者による投影・歪曲が入っています。

○ 「あと2、30分でいなくなることがわかっている相手と一緒にいる時間が苦痛」→「あと2、30分でいなくなることがわかっている治療者と一緒にいる今のこのときが苦痛」という反応。

　一見すると症状的な患者の反応は、しかし適応文脈に照らして解釈してみると、非常にもっともであり当然な反応なのです。こうして患者の反応に対する共感的な理解を解釈的介入として伝えることが可能になります。

　『今日のこの時間が私たちの最後のセッションで、あと2、30分したら、私はあなたを1人残して、自分だけ出ていってしまうという現実があります。あなたはこのことを、先ほどの彼との話にあったように、私の自己中心的な行動のせいで、あなたが1人残されて不安にさせられていると感じて、腹を立てたのでしょう。あと20分でいなくなることがわかっている私に対して、ものすごく苦痛を感じているのでしょう。今日のこの時間がそういう時間になることがわかっていたから、ここ最近あなたは不安と落ち込み感を強めていたのでしょうし、ここに来る電車の中で不安になったのでしょう』

　実際にこのような解釈的介入を治療者が患者に伝えると、患者は次のように自由連想を続けました。

　『それでも、最近は彼に対して文句を言ったり怒ったりできるぶんだけいいのかもしれません。彼も自分が悪いと思って黙って聞いてくれることもあ

第8章　治療文脈、適応文脈、派生複合体　　163

りますし。子どもの頃、父親がほかに家族をつくって出ていったときのことを思い出します。あのときは、私は何も言えなかったのです。そんな自己中心的で、身勝手で、私のことを少しも考えてくれない父親に対して怒っていたはずなのに、いなくなることが悲しかったはずなのに、何も言えなかったのです』

このように、派生複合体に含まれるべき生育歴上の重要人物 genetic figure との体験の記憶が、治療者による解釈的介入のあとで、それに対する反応として患者の中に想起されてくることは珍しくないのです。そして、この追加の自由連想の顕在内容から潜在内容を読み取っていくと、なぜ先ほど治療者の転勤を「自分だけ楽しい思いをしようと」しているのだと歪曲したのかが見えてきます。患者の幼少期の出来事における父親イメージの投影（狭義の転移）だったわけです。

> **臨床例 8.3（再掲）**
>
> **治療文脈**：治療者に身体接触（抱き起こしてもらうこと）を求めていること。そうすることの問題を前回のセッションで理解していながら、結局前回のセッションの終了時も繰り返しており、行動の変化には移せていないこと。
>
> **適応文脈**：患者に身体接触（抱き起こしてあげること）を続けていること。そうすることの問題を理解して前回のセッションで解釈として伝えていながら、実際の行動は変化していないこと（枠組みの修正がなされていないこと）。
>
> **患者の自由連想から適応文脈に対する反応を象徴している部分の抜粋**：
>
> 『同棲している彼は、相変わらず無責任でイライラします。どんな話をしていても、右から左に抜けているようで、本当は聞く気がないのだろう、ちゃんと向き合ってくれていないのだろうと思って寂しくなります。結局、彼の理解は、その場しのぎの理解、その場限りの理解でしかなくて、翌日にはすっかり理解したはずのことを忘れていて、何も積み上がっていかないのです。何かに気づいて、じゃあ、今度からそうしよう、ということになって

も、結局やらない。表面的な「いい人」になろうとしているだけ、争いを避けようとしているだけ、自分に甘いだけで、少しも誠実ではないのです。理解したことを実行に移せないなら、そんなのは本当の理解とはいえないし、成長することもないのです。だから、彼はいい歳なのに子どもっぽいし、少しも頼れないし、信頼もできないのです』

　これまでしてきたように、まずは顕在内容からテーマを抽出して、次にそれを適応文脈に照らして解釈してみましょう。

○「話が右から左に抜けているように見える、ちゃんと向き合ってくれていない人に対する無責任だという気持ち、イライラ、寂しさの話」→「患者は適応文脈を、治療者は聞いたはずの話を右から左に抜けるように忘れてしまっている、ちゃんと向き合ってくれていなくて無責任だと感じ、イライラもするし、寂しくもなっている」

○「何かに気づいて、今度からそうしよう、ということになっても、その場しのぎの理解、その場限りの理解でしかなく、行動に移さない人。そのような態度だから、何も積み上がらないし、成長もしないし、子どもっぽいままで、頼りにならないのだと感じさせる人の話」→「適応文脈、患者の無意識的な訴えを理解して、解釈的介入を行うことまでできて、それなのにその理解を行動に移すことができないでいる治療者のことを、患者はその場しのぎ、その場限りの理解しかしていないと感じている。そのような態度だから、2人の間には何も積み上がっていかないし、成長もしないのだと感じている。これでは、治療として頼りにならないと感じている。逆にいうと、本当の理解を積み上げて、成長していくには、理解したことを行動に移すべきだと感じている（修正モデルの提示）」

○「その場しのぎ、その場限りの理解を繰り返すだけの人は、表面的な『いい人』であろうとしているだけ、争いを避けようとしているだけ、自分に甘いだけで、誠実ではないし、信頼できない」→「適応文脈の言動をしている治療者に対して、患者は、そんな治療者の態度は、表面的な『いい人』であろうとしているだけ、患者との争いを避けようとしているだけ、

自分に甘いだけなのだと感じている。（患者自身と同じで）子どもっぽくて無責任だと感じている。だから当然のように、信頼できないと感じている。誠実で信頼できる関係性にしていくには、表面的な『いい人』であろうとすること、争いを避けようとすることをやめて、しっかりと向き合うべきだと感じている（修正モデルの提示）」

　このように適応文脈さえわかってしまえば、あとは自由連想の顕在内容からテーマを抽出した派生物・イメージ群は、非常に簡単に適応文脈を中心にまとまっていきます。解釈的介入をするときには、これらの理解を組み合わせてまとめて伝えるだけなのです。
　この臨床例では、最後の部分で患者が治療者に抱き起こしてほしいと直接的に求めており、つまりは何らかの介入を求めている部分が、ちょうど解釈的介入を行うタイミングになり、以下のような内容を伝えることができるでしょう。

　『あなたが今私に求めたように、私たちの間ではずっと、この時間の終わりになると私があなたを抱き起こすことが繰り返されてきました。そして、こうすることの問題が前回のセッションでも取り上げられ、そうすべきではないという理解が得られたのに、私もあなたもそれを行動に移せないでいる、やめられないでいるという現実があります。
　今日の話には、気づいたことがあっても、それがその場しのぎ、その場限りの理解で終わってしまい、行動に移せない人の話がありました。そんなのは表面上の『いい人』であろうとしているだけ、自分に甘いだけで、不誠実な態度なのだと。そのような行動に移せないような理解は本当の理解とはいえないし、そのような態度では何も積み上がっていかないし、成長もしないし、ずっと子どもっぽいままなのだという話でした。
　こうしてみると、私が、私たちが、理解したことを行動に移せていないことを、あなたは心のどこかでは、まさにそのように感じているのでしょう。そして、ここでの治療が誠実で信頼できるものになるには、成長していけるものになるには、理解したことをちゃんと行動に移して、積み上げていかなくてはならないのでしょう』

これはあくまで解釈的介入のモデルです。厳密にいうと、今回のこのセッションでは、患者の素材の中には前回のセッションでの理解のことは顕在的・直接的には言及されていませんから、治療者が適応文脈として一方的にこの部分を直接的に持ち込むわけにはいきません。厳密な介入技法的には、患者のコミュニケーション抵抗を尊重するという意味で、患者からの無用な反発を招かないためにも、解釈的介入をするうえで適応文脈のこの部分は慎重に「空欄」にしておく必要があるのです。しかし、ここでは適応文脈と治療文脈と派生複合体から解釈的介入を組み立てる仕方をわかりやすく提示するために、このようなモデルを提示してみました。適応文脈が顕在的には言及されていない場合の解釈的介入の仕方についての詳細は第10章で議論します。

　さらに、こうした解釈的介入を言語的に伝えたうえで、それを行動に移し、患者の抱き起こしてほしいという要求をしっかり拒否することが治療上は必要になってきます。このように解釈的介入には、理解したことを実際の行動に移すこと＝枠組みの取り扱い management of the frame が伴われることになります。このことの重要性も第10章でより詳細に議論します。

　もう1つだけ臨床例を見てみましょう。手順は全く同じです。

臨床例 8.4（再掲）

　治療文脈：「治療に来たくなかった」という気持ちと、実際に遅刻をしていること。「言いたくない」「話したくない」という抵抗。
　適応文脈：治療者の沈黙。

　患者の自由連想から適応文脈に対する反応を象徴している部分の抜粋：
　『私が少し不安そうな、不機嫌そうな顔をしていると、母親はそんな私には耐えきれない、という顔をして去っていきます。テレビを見ていても、女性が襲われるシーンになると父親がチャンネルを変えてしまいます。こうやって家族から腫れ物、厄介者、危険物のように扱われて、遠巻きにされていることで、私はますます孤独に感じるし、私の味方はいないんだ、誰も私の気持ちに寄り添ってくれないんだ、と思うんです。だから、誰にも何も話せないし、話したくもない気持ちになる』

自由連想の顕在内容からテーマを抽出し、それを適応文脈に照らして解釈してみます。

○「精神的に不安定な人に対して、それが耐えられないというようにかかわらないようにする人、去っていく人の話（コミュニケーションの断絶、あるいはコミュニケーションの回避）」→「適応文脈、治療者が沈黙を続けているのは、患者の精神的な不安定に対して、治療者にはそれが耐えられないから、かかわりたくないと思っているからだと患者は感じている。距離をとられていると感じている」

○「患者の過去の外傷体験である性的暴行のテーマに触れるのを（患者を不安定にさせたくないばかりに）過剰に避けようとする人の話」→「治療者の沈黙を、患者の外傷体験に触れること、こうして患者を不安定にさせることへの過剰な回避だと患者は感じている」

○「心的外傷を負って不安定になっている人に過剰反応をして、その人のことを腫れ物、厄介者、危険物のように扱い、遠巻きにする人の話（かかわりの回避、コミュニケーションの回避）」→「治療者の沈黙は、心的外傷を負って精神的に不安定になっている患者に対する過剰反応であり、そのようにされることで患者は腫れ物、厄介者、危険物のように扱われているように感じるし、遠巻きにされているように感じてしまう」

○「腫れ物、厄介者、危険物のように扱われ、遠巻きにされていることで、ますます孤独に感じる、味方がいないと感じる。だから、話したくなくなる」→「適応文脈を上記のように感じることで、患者はますます孤独に感じ、治療者は味方になってくれていないと感じ、だから話したくないという治療に対する抵抗につながってしまう」

今回のこの臨床例でも、ひとたび適応文脈が同定できれば、派生複合体にある数々のイメージ群は実に簡単に適応文脈を中心にして1つにまとまっていくことがおわかりになるでしょう。これがそのまま解釈的介入になります。つまり、適応文脈を無意識的反応の起点として、患者の無意識的反応を説明し、最終的には治療文脈に対する共感的な理解を伝える形に組み立てあげればいいの

168

です。

たとえば、以下のように伝えることができるでしょう。

『あなたが外傷体験に向き合おうとして精神的に不安定になっているときに、私が声をかけるとあなたが余計に不安になって不安定になるために、結果的に、私が声をかけることをやめて、ずっと沈黙し続けている状況が続いていました。こうした私の態度を、あなたは先ほどの両親のあなたに対する態度の話のように感じたのかもしれません。つまり、あなたの精神的な不安定さが耐えられないから、かかわろうとせず、距離をとろうとしている。あなたの外傷体験にも、あなたが不安定になってしまうことにも、過剰反応をしている。それは結局、あなたのことを腫れ物、厄介者、危険物のように扱っている、遠巻きにしているのだと感じ、だからあなたはますます孤独にさせられている、味方はいないのだと感じて、私に話したくなくなってしまうのかもしれません。

今日の時間の冒頭にあなたが言った、今日はここに来たくなかったとか、話したくない、といったこの治療への抵抗感には、そして、実際に遅刻してきたことには、そんなわけがあったのかもしれません』

今回のこの臨床例でも、上記に挙げた解釈的介入はあくまでモデルとして示しています。実際には、どのようなタイミングでどのように解釈的介入を行うかという技法にはもう少し詳細な議論が必要になるのですが、それは第10章で扱うことにします。

ここで4つの臨床例を通じて繰り返し例示しているのは、「治療文脈」「適応文脈」そして「派生複合体」が十分に出そろえば、それを組み立てあげることで自然に解釈的介入ができあがるということです。解釈的介入は、治療者が意図的に何かを狙って、治療者の考える進むべき方向に患者を導こうと戦略的になされるものではないのです。治療者の役割は、ただ患者が安心して安全に治療作業を進めることができる治療の場を確保すること、その治療の場（遊び空間）で患者の創造性（新しい対処能力）が十分に展開できるようにすること、そうすれば患者の意識的思考の中に象徴的・派生的コミュニケーションが展開

第8章　治療文脈、適応文脈、派生複合体　　169

しやすくなりますから、あとは患者の無意識的な思考の「解釈者」に徹するだけでいいのです。

　逆に、それ以外の介入をすると、ほとんどの場合が患者にとっては過干渉であり、自律性への侵害であり、不要なことどころか反治療的なことだと無意識的にはとらえられ、反発を招くことになります。

　こうしてみると、患者が自由連想を続けていく中にどれだけ象徴的・派生的コミュニケーションが豊富にかつ意味深く展開するかが重要であるかがわかってくると思います。続く第9章では、この象徴的・派生的コミュニケーションの展開を促進する治療者側の主な働きかけである「沈黙・傾聴」について詳細に見ていきます。

〔参考書〕
（1）Langs, R.: *The technique of psychoanalytic psychotherapy. vol. I.* Jason Aronson, 1981.
（2）Langs, R.: *Psychotherapy: a basic text.* Jason Aronson, 1990.
……ラングスによる古典的な教科書[1]では、「適応文脈」を治療者・患者関係の中での治療者の言動に限定せず、患者の治療関係外での重要な出来事などにも広げてとらえています。しかし、ラングスは後にその考えをあらためて、より新しい教科書[2]では、「適応文脈」は必ず治療者・患者関係での治療者の介入にあること、一見すると治療関係外での重要な出来事にありそうであっても、その背景には必ず治療者・患者関係での治療者の言動が「適応文脈」になっていることを論じています。本書も後者の立場です。

第**9**章

沈黙と傾聴

　精神分析的精神療法が効果的に進んでいくためには、患者からの自由連想の中に「治療文脈」「適応文脈」「派生複合体」が自発的に、そして豊かに展開してくる必要があります。この展開を促進する最良の方法が、治療者による沈黙と傾聴です。

　一見すると、患者に対して適切な質問をしたり、明確化を促したり、何らかの直面化をしたりすることで、より深い素材を引き出すことができるように思うかもしれません。しかし、経験的には、これらの介入はほとんどすべて患者のその後の自由連想を表層的なものにしてしまい、知性化を促してしまいます。結果として象徴的・派生的コミュニケーションの展開は悪くなってしまいます。さらに、患者が治療者からの介入を必要としていない「健康的な自閉」（＝「健康的な一人遊び」）の状態にあるときには、治療者がそれを邪魔しないこと、余計な積極的介入をしないでいること、静かにそっと見守り続けることが重要になります。

　こうした事情から、治療者による「沈黙・傾聴」という介入は、一般に考えられているよりもはるかに治療的に重要です。比較的明確な適応とその理由があって行われるべきものでありながら、実際の治療面接の中ではその適正使用が最も難しいものかもしれません。

171

沈黙・傾聴の適応

　「沈黙・傾聴」が適応となるのは、要するに患者の自由連想の素材の中に解釈的介入をするための要件である「治療文脈」「適応文脈」「派生複合体」が十分な形で出そろっていないときなのですが、理解を容易にするためにこれを細分類していくと、以下のような治療者・患者関係での場面になるでしょう。

　（１）患者の自由連想の素材の中に、解釈的介入をするための要件である「治療文脈」「適応文脈」「派生複合体」のうち、「治療文脈」は言及されているものの、今の段階では「適応文脈」への顕在的・潜在的な言及や「派生複合体」の展開がまだ不十分な場面
　治療面接の最初のほうで「治療文脈」が出てくるとき、多くの場合ではしばらくすると「適応文脈」が顕在的・象徴的に言及され、それに関連した「派生複合体」も展開してきます。この３つの要件がそろったところで治療者は解釈的介入を行いますが、それまでは「沈黙・傾聴」を続けることになります。患者のコミュニケーション抵抗が比較的低い場合はこのような展開になるのですが、それでもセッションの前半30分程度は、治療者はずっと沈黙・傾聴を続けて派生的コミュニケーションの展開を促していることが多いでしょう。

　（２）患者が「健康的な自閉」（＝「健康的な一人遊び」）状態にある場面
　この場合は、患者は治療者からの介入を要求しているサインである「治療文脈」に顕在的にも潜在的にも言及しません。「治療文脈」がなければ、そもそも治療者が積極的介入をする必要はないですから、その場合の治療者は「沈黙・傾聴」を続けて、患者と治療状況を安全・安心に抱えていればばよいのです。患者が健康的な一人遊び状態にあり、自分だけで創造性を発揮して自分の問題に取り組んでいるときに、治療者が邪魔をしないこと、余計な手出し・口出しをしないことは極めて重要です。ここには、たとえば患者が自分の内的な不安に対して回避することなくしっかり向き合おうとしている場面が含まれてきますが、こうしたときの治療者の沈黙・傾聴は意外なほど長期間に及ぶこと

もありえます。

（３）患者が治療者に反治療的な感情反応や行動化を起こさせるような投影
同一化的コミュニケーションを続けている場面

　患者が自分自身の中にあるネガティブな内容を治療者に投影同一化して、治療者にネガティブな（たいていは反治療的な）感情反応や行動化を起こさせるような働きかけをしているとき、治療者はその理由や意味合いがしっかり理解できるところまで、この不安やフラストレーションの高い状況を引き受けておく必要があります。この場面での治療者の沈黙はこうした治療状況を抱えておくこと、患者からのコミュニケーションを引き受けて自分の中に置いておくことを示しているのと同時に、不安への耐性、フラストレーションへの耐性、焦らず待つことの大切さを患者に手本として示していることになります。何より患者がこのようなコミュニケーションをしてきていることの理由や意味合いを知るための手がかりとなる派生的コミュニケーションの展開を促すには、沈黙・傾聴を続けることが最良であるからでもあります。

　さらに、このような場面で治療者が余計な介入をすると、治療者自身には無意識的・無自覚的に、患者に対する投影同一化の仕返しprojective counter-identificationをしてしまう大きなリスクにもなります。患者がそうしていることの理由や意味合いが治療者にはわからないままの状態で投影同一化によるネガティブなものばかり治療者に投げ込まれていることが延々と数セッション続くこともありうるでしょう。治療者にとっては大変に理不尽な苦痛が続く時間になるでしょうが、そうではあっても最良の介入はやはり沈黙・傾聴でしかないのです。

（４）患者がコミュニケーション抵抗を強め「病的な自閉」状態にある場面

　患者のコミュニケーション抵抗が強い場合、患者が顕在的・潜在的に「治療文脈」に言及しても、その後なかなか「適応文脈」が顕在的にも象徴的にも出てこなかったり、「派生複合体」が十分には展開しないことがあります。多くの場合、患者が沈黙してしまうことはなく表面上は治療に協力的に自由連想を続けているのですが、しかしその内容が患者の問題を象徴することはなく、結

第9章　沈黙と傾聴　　173

果として「適応文脈」が表象されることもなく、そこに収束する「派生複合体」も十分には出てきません。患者が無意識的に「嘘や隠し事」をし続けている状態ともいえます（実際、このようなときは治療者・患者関係にあるコミュニケーションが「嘘や隠し事」であることを象徴するメタファーがほんの少し出てくることがあります）。

そのような場面で治療者が「質問」や「明確化」、あるいは患者にコミュニケーション抵抗があることへの「直面化」などを行うと、事態を余計に悪化させてしまうことがほとんどです。このため治療者は「沈黙・傾聴」を続けて、患者と治療状況を安全・安心に抱えながら、患者が自発的にコミュニケーション抵抗を緩めてくれ、いずれ「適応文脈」や「派生複合体」が出てくるのを期待してじっくり待つしかありません。場合によっては、そのセッション内でおさめることができず、数セッションにわたって治療者には「沈黙・傾聴」しか介入手段がないこともありえます。

逆に「沈黙・傾聴」が非適応となるのは、治療者にすべき介入がほかにあるときです。これもまた理解を容易にするために細分化していくとすると、以下の2つになるでしょう。

（1）初回面接において治療者が治療の枠組みを設定しなくてはいけない場面
それ以外の場合においては治療者が患者に積極的介入をするのは、患者からの派生的コミュニケーションに導かれる形で、患者の自由連想の中に「治療文脈」「適応文脈」「派生複合体」が出そろったときになりますが、初回面接における今後の治療の枠組みの設定だけは、患者からの材料なしに、治療者が患者に伝えることになります。初回面接では、治療者は患者の見立て（診断・評価）を行いながら、もし患者に精神分析的精神療法が適応であり、治療者側にもそれを提供できる時間枠があるのであれば、その見立てを伝えたうえで治療を提案し、その場合の曜日、時間、料金、自由連想の基本的ルールなどの治療の枠組みを伝えることになります。多くの場合、初回面接の終盤15分くらいになるでしょうか。枠組みなしに精神分析的精神療法を始めることは不可能ですから、これは初回にしっかりと伝える必要があります。ちなみに、初回面接で

治療者がしなくてはいけないことは、患者の見立て（診断・評価）、枠組みの設定、そして初期抵抗の取り扱いです。

（2）治療者の沈黙が「介入のし損ない」になっている場面

　患者からの自由連想の材料の中にすでに「治療文脈」も「適応文脈」も「派生複合体」も出そろっていて、患者が治療者の介入を求めて無意識的な促しをしているのに、治療者が積極的介入をし損なっているときのことです。このような場面では、しばしば患者は「すべき仕事をしない人」「問題があるのに放置している人」「気づくべきことに気づけない人」「話を聞かない人」など治療者の介入のし損ないを象徴するイメージを出してきます（第1章の臨床例1.1を参照）。

　このように治療者の介入の1つである「沈黙・傾聴」には、比較的はっきりとした適応と非適応があり、時々刻々と移り変わっていく治療者・患者関係の中で、治療者は患者からのコミュニケーションをよくよくアセスメントしながら、「沈黙・傾聴」を続けるのか、積極的介入に踏み込むのか、を決めていくことになります。

「適応文脈」への言及や「派生複合体」の展開を待つための沈黙・傾聴

　患者が治療者からの介入を必要とするタイプの問題に取り組んでいるとき、患者は治療者からの介入が必要であることを示すサインとして、セッションの最初のほうで症状や抵抗などの「治療文脈」に言及することがほとんどです。そして、患者のコミュニケーション抵抗が比較的低いときには、それに続いてしばらくすると、治療者が余計な介入で患者の自由連想の流れを邪魔しなければ、患者は「適応文脈」への直接的あるいは象徴的言及と、そこに収束していく象徴的イメージ群である「派生複合体」を展開させていくことになります。その間、だいたいセッションの前半20〜30分程度は、治療者は沈黙を続けることになります。

　このパターンは最も典型的であり、ある意味では理想的であるともいえます。

第9章　沈黙と傾聴　　175

ここまでで挙げてきた臨床例は、ほとんどすべてこのパターンです。ここではさらに、患者からのコミュニケーションをより詳細に、より逐語に近い形にすることで、治療者による沈黙の時間の長さと、その間に治療者がどのようなことを考えていくかを例示してみたいと思います。

> ### 臨床例 9.1
>
> 　患者は30代前半の独身女性医師であり、隙がないと感じさせる美しさと聡明さを備え、高い社会経済的ステータスがあるにもかかわらず、慢性的な抑うつ感、空虚感、希死念慮が続いていました。対症療法的な抗うつ薬の処方と同時に、週1回50分の精神分析的精神療法を始めて1ヵ月ほど経過したところでした。
>
> **患者**：今週は調子が悪い日が多くて。生理前だからかもしれないのですけど、急にすごく落ち込んで、私ってダメな人間だ、生きていてもしょうがないな、って自分を責めていました……。(沈黙)
> 　仕事には行けて、カンファレンスでも発言できるのですけど、家に帰ると沈んでしまって。思い当たる理由が1つもなくて……。(沈黙)

　多くの治療面接がそうであるように、この臨床例でもセッションの最初のほうで症状への言及（治療文脈）が出てきます。患者は抑うつ気分、自責感、希死念慮などの症状がこの1週間は悪化していることを報告してきます。この時点では、患者はこの症状の悪化に思い当たる理由がないと言いますし、月経前のホルモン的な問題での気分の不安定性かもしれないと言っていますが、本当に心理的な背景がないのかどうかは、このあとに続く話を聞いていかないと何ともいえません。患者の意識的思考が情緒的な反応を正しく説明することなど理論的に不可能だからです。

　この時点で患者がわざわざ「今週は」と言っていることから、治療者は前回のセッションから今回までの間にあった何かで患者の抑うつ症状が悪化したのだろうと考えますが、おそらく前回のセッションでの治療者・患者関係でのやりとりに何らかの原因の1つがあるだろうと予測します。ただ、この時点では前回のセッションでのどのようなやりとりが患者をここまで抑うつ的にさせた

のかがわかりません。つまり適応文脈が全く不明なのです。どのような適応文脈があって、それを患者はどのように捉えて、そしてどのように反応して、その結果として抑うつ気分を強めてしまったのか？　そうしたことをここから続く自由連想の素材から読み取っていくことになります。

臨床例 9.1 （続き）

患者：そういえば、他人からそれはオカシイと言われたことが1つあって。今度、名古屋の学会に教授と一緒に行くのですけど、新幹線の席を隣ではなくて前後に取ったのです。1時間もの間ずっと隣で2人きりでいるのがしんどいと思って。教授と2人きりになると、私はずっと聞く立場なんです。常に相手の話を聞いている感じで、1時間はきついだろうなと思って。でも、それを友人に話すと「それはオカシイ、普通はしない」と言われて。
　でも、私は1時間も同じ人と隣にいることが耐えられないんです……。
（沈黙）

　治療者が沈黙・傾聴を続けていたことに促されて、患者はイメージ性・物語性のある話をし始めました。一般的に、イメージ性・物語性のある話は、治療者・患者関係での無意識的な問題を象徴する派生的コミュニケーションとなっていることが多いのです。顕在内容から潜在内容を読み解いていく常套手段として、まずは顕在内容からテーマを抽出していきます。

　ここにある主なテーマは「1時間誰かと2人きりで一緒にいるのが苦痛な人の話」「一方的に話をする人と、一方的に聞く人の話」「一方的に相手の話を聞き続けているのが苦痛に感じる人の話」「それで距離をとろうとする人の話」です。これらのイメージは治療者にどのような治療者・患者関係での出来事を思い起こさせるでしょうか？　どのような適応文脈を思い出させるでしょうか？　このようなイメージが出てくるようなどんなことを自分はしただろうか？　と治療者は自分自身を振り返ってみることができます。

　前回のセッションで、治療者は患者との1時間（正確には50分間）を苦痛だと感じるような何かをしただろうか？　ずっと一方的な聞き手であることを苦痛がっていることを患者に伝えるような何かを、患者から距離をとるような何

第9章　沈黙と傾聴　177

かをしただろうか？　あるいは主客が逆転して、患者が治療者と一緒にいる1時間が苦痛だということなのだろうか？　この時点ではいろいろな可能性があって、まだまだ適応文脈が具体的にはなってきません。

他方で、「1時間も同じ人と一緒にいるのが耐えられない」という話は、容易に治療者・患者関係での1時間（正確には50分間）を連想させますから、この部分は患者が治療者とのこの時間を苦痛に感じている、治療者との距離をとりたがっているという「症状および抵抗」（＝治療文脈）への象徴的言及にもなっているでしょう。

いずれにしろ、派生的コミュニケーションの展開がまだまだ不十分ですし、何しろ適応文脈がはっきりしていませんから、この時点で治療者ができる介入は沈黙・傾聴を続けること以外にありません。

臨床例 9.1（続き）

患者：相手の嫌なところが見えて私も傷つくし、私の嫌なところも相手に見えてそれを言われると傷つくし。事務的な距離のほうが心地良いんです。（少し沈黙）

　お酒は好きなのですが、お酒の席は嫌いです。普段は口にしないようなこと、個人的なことを口にするようになるので。そういう会話をしてしまうと、事務的に接することができなくなるから。そこを許してしまうと、冷静な自分が維持できなくなる気がして、それを恐れているんです。（少し沈黙）

治療者：というと？

患者はイメージ性・物語性のある話から、少し説明的な話に移っています。ここにあるのは、心理的な距離が近くなること、プライベートな領域でふれあうことへの不安です。治療者・患者関係において治療者との心理的な距離が近くなることへの不安があることはたしかなようです。つまり、治療への抵抗感という重要な治療文脈になります。しかし、この時点では心理的な距離が近づくことで何がどのように不安になるのか今ひとつわかりません。何らかの相手の嫌なところが見えてしまうこと、自分の嫌なところも見られてしまうこと、

そのことで何らかの意味で傷ついてしまうことへの不安があるようなのですが、具体性に欠けていてはっきりしません。

ここで治療者は「というと？」と話の続きを促していますが、この介入はあってもなくてもいいようなものです。沈黙・傾聴を続けていることで、治療者はまだ十分に聞けていない、患者には治療者に伝え足りないところがあるはずだ、と無言のうちに伝えていることになります。

ここまでに出てきているコミュニケーションのイメージは、相手に対して座席を離して座る人、相手に対して個人的なかかわりは避けて事務的で冷静な態度をとろうとする人、というようにコミュニケーションが断絶していたり嘘や隠し事をしているわけではないものの、心理的な距離をとっている人のイメージです。つまり、今ここでの治療者・患者関係でのコミュニケーションはそのような性質のものであり、いくぶんかのコミュニケーション抵抗があることを示唆しています。治療者・患者関係にコミュニケーション抵抗があることも重要な治療文脈の1つではあるのですが、まさにこのコミュニケーション抵抗のために、患者がなぜコミュニケーション抵抗を強めているのかがわからなくされているのです。そのため、コミュニケーション抵抗に対する最良の介入が沈黙・傾聴であるという一般論からしても、この時点で治療者ができる最良の介入は沈黙・傾聴を続けることになるでしょう。

臨床例 9.1（続き）

患者：私は小さい頃は激しい性格だったのです。自分が正しいと思った方向にまっすぐ突き進んでしまうような。それで、つい言葉がきつくなってしまうようなのです。私が悪気なく言った言葉があまりに的確で鋭いので、相手を追い詰めてしまうことがあるようなのです。

そんなことが実際に、多々あったのです。中学校の頃に、自分の受け持ちクラスが有利になるように不正なことをする先生が許せなくて、職員室まで行って抗議したこともありました。私は優等生だったし、そのときの私の言い分があまりに正当なものだったので、ほかの先生たちが駆け寄ってきて、「まあ、まあ」って仲裁に入って。結局、その不正をした先生を謝らせたことがあって……。（沈黙）

そんな悪いこと……悪いことじゃないのですが、先生たちのプライドを傷

つけたり、相手にとってショックなことをしたり、人が恥じている弱さをそのまま突いてしまう、激しいことばかりする性格だったので。
　大人になってからも、正当なことではあっても、言いすぎてしまったばかりに自分の立場を悪くしたことがたくさんあるのです。
　だから、人とのコミュニケーションをとても恐れているのです。
　私には、感情を出しながら、涙を流しながら、話ができる相手がいないのです……。（沈黙）

　治療者が沈黙・傾聴を続けたことで、患者は自発的にコミュニケーション抵抗を緩めてきて、再びイメージ性・物語性のある話をし始めています。
　ここにある主なテーマを抽出してみると、「何か不正なことをする人と、その不正を正当に、しかし容赦なく追求することで、相手のプライドをひどく傷つけてしまう人の話」「その意味で言いすぎになってしまうことを恐れている人の話」「（事務的、冷静ではなく）感情的になるコミュニケーションを恐れていて、避けていて、結果として孤独な人の話」などがあるでしょう。これらのイメージは治療者・患者関係でのやりとりのどんなことを思い起こさせるでしょうか？　これらのイメージが指し示す適応文脈は何でしょうか？
　学校で何らかの不正をする「先生」と、その問題を指摘し抗議をする生徒の話は、容易に治療者・患者関係を連想させるでしょう。問題は治療者がどんな「不正」をしたのか？　です。
　治療者側に何らかの問題があって、患者が不満を抱いている、それはおかしいと思っている、正しくないことで修正すべきことだと思っている。ただそれを患者が治療者に指摘することは、正当な言い分ではあっても「言いすぎ」であるために、治療者のプライドを傷つけ、ショックを与え、関係性を大きく損なってしまうとわかっているから、言えないでいる。心理的な距離をとって冷静を保とうとしている。そういう何か（＝適応文脈）があるのだろう、とわかってきます。
　ただ、やはりこの時点では、まだこの適応文脈が具体的には特定されないのです。これだけのヒントが与えられていても、この時点では治療者にはまだわからずにいますし、何よりも患者の自由連想の素材の中に適応文脈は直接的に

も象徴的にもまだ出てきていないのです。このため、この時点においても治療者ができる介入は沈黙・傾聴が最良ということになります。

> **臨床例 9.1（続き）**
>
> **患者**：それと、理解されなかったときの傷つきが怖い。聞いてもらいたいことがあって、友人に会いに行ったことがあったのだけど、「そういう気分には、このアロマが効くよ」ってズレたことを言われて……。「そういうのじゃない！」って思っても、そう言えないし。理解されなかったことがすごく寂しくて、数日ずっと落ち込んでしまったこともあったので。だから、自分の心の内側のことはもう話さないようにしようって。

　先ほどの「感情を出しながら、涙を流しながら話ができる相手がいない」には当然治療者のことも含まれていますし、ここでの「理解されなかったときの傷つきが怖い」も「自分の心の内側のことはもう話さないようにしよう」も同様です。つまり、ここにも重要な治療文脈が出てきています。

　ただ、おそらく治療者が辛抱強く沈黙・傾聴を続けていたおかげでしょうが、患者は引き続きイメージ性・物語性のある話を続けて、派生的コミュニケーションを展開し続けてくれています。ここにある主なテーマを抽出すると、「患者が心の内側を聞いてほしくて話したのに、聞いて理解してくれるのではなく、物質的な解決を提案してくる人」「そういう問題解決の仕方に対して、理解されなかったと感じて傷つき、本当は『そういうのじゃない！』と感情的に言いたいのに言えないで、結果として抑うつ的になっている人」の話になっています。これらのイメージは治療者・患者関係でのやりとりのどのようなことを象徴しているでしょうか？　これらのイメージが指し示す適応文脈は何でしょうか？

　このイメージに描写されている問題解決の仕方（mode of cure）がコミュニケーションによる洞察と理解による解決ではなく、物質（アロマ）による解決だという点に注目すると、治療者には適応文脈が自然に思い出されてくるはずです。患者の治療として抗うつ薬を処方していることです。これが今回のセッションでの適応文脈ということになるでしょうか？　試しに、これを適応文脈

第9章　沈黙と傾聴　181

として、これまでに出てきていたテーマやイメージを見直してみます。この仮定された適応文脈を中心にして収束していくでしょうか？

まず、「誰かと2人きりで一緒にいるのが、ずっと聞き役でいるのが苦痛で、距離をとろうとする人のイメージ」はどうでしょう？　治療者が患者の抑うつ気分などの症状に対して抗うつ薬を使った解決を提案してきたことを、患者は「治療者は患者と2人きりで一緒にいて、ずっと抑うつ的な話の聞き役でいるのが苦痛だから、薬という解決策をはさむことで距離をとろうとしている」と感じた可能性を示唆しています。個人的なかかわりを避けて、冷静で事務的なかかわりにしようとしている、と感じたのです。

次に、「何らかの不正をしている先生のイメージ」はどうでしょう？　治療者は患者に精神分析的精神療法という治療、話をして理解を進めていく治療をしていこうと言っていたはずです。それなのに薬を使って問題を解決していこうとすることは、ある意味では「不正」ともいえます。治療者のそのやり方は治療者としておかしいと患者は正当に抗議したいのです。しかし、それを治療者に指摘し治療者の過ちを正すことで、治療者のプライドをひどく傷つけて2人の関係を大きく損なってしまうことを患者は恐れているのです。

さらに、「患者が心の内側を聞いてほしいと思っているのに、物質的な解決を提案してくる人のイメージ」です。そのような治療者に対して患者は本当は感情的に「そうじゃない！」と言いたいのですが、それができないために、この1週間ずっと抑うつ的になっていたのです。こうした背景があったから、治療者との2人きりの1時間を苦痛に感じ、距離をとりたくなっていて、心の内側・プライベートな領域には触れさせたくなくなっているのです。

このように「適応文脈」が見つかると、それまではバラバラであったイメージ群（派生複合体）が1つにまとまっていくことが感じられると思います。この派生複合体の収束する感覚が、仮定した「適応文脈」が正しいものであろうことを支持することになります（この「適応文脈」の仮定が本当に正しかったかどうかは、この「適応文脈」を起点にして「派生複合体」のイメージを解読し「治療文脈」に対する共感的理解を伝える解釈的介入をしたあとで、患者から間接的・象徴的な「確証反応」が得られるかどうかで最終的に確認していくことになります）。

セッションのここまでのところで開始から30分程度経過しています。ここまでの間、治療者は途中の「というと？」という促し以外はすべて沈黙していました。こうした治療者による沈黙・傾聴がいかに患者の自由連想に表れてくる派生的コミュニケーションの自発的な展開を促進しているかが見て取れると思います。

　治療者がこれだけ長く沈黙・傾聴を続けることをしなかったらどうなっていたでしょうか？　たとえば、患者が冒頭部分で抑うつ気分や自責感があることを話したところで、治療者が「自分がダメだとはどういう意味ですか？　どうしてそう思うのでしょう？」などと質問したとすると、患者は質問に対する回答として意識的思考が考えた理由らしきものを非常に知性化して話すことに終始してしまう可能性が高いでしょう。「質問」は意識的思考に対して「回答」を求める介入なので、どうしてもそのあとの話が意識的思考によってつくられた非常に表層的なものになりがちなのです。

　あるいは、教授との小旅行が嫌だという話をしたところで、治療者が患者と教授との対人関係葛藤に焦点づけて質問や明確化をしていったらどうなるでしょうか？　患者は、「今ここで」患者の無意識的思考が問題解決に向けて働いている治療者・患者関係から目を背け、それよりもはるかに不安や葛藤が少ない、話すことに抵抗感の少ない、その場にいない第三者のことを話すことに逃れてしまうでしょう。もし実際に教授との関係に何らかの病的な葛藤があったとしても、それを意識的思考が説明している限りは、そこにある神経症的な意味合いはさっぱり見えてこないのです。

　あるいは、患者が相手のプライドを傷つけてしまうことへの不安からコミュニケーションを避けていて、結果として心を通じ合わせる人が誰もいないという孤独感を話したあたりで、普通のカウンセリングでよくやられているように「あなたにとっては正当なことであっても、言いすぎること、言い方がきつくなってしまうことで、相手のプライドを傷つけてしまう不安がある。人間関係を損なってしまう不安がある。だから、あなたはコミュニケーションを恐れ、結果として涙を流しながら話ができる相手がいなくなってしまっているのですね」と顕在内容をなぞるだけの表層的な「共感」を伝えたらどうでしょう？　ここまでの議論で、こうした表層的な「共感」がいかに他人事感にあふれた無

第9章　沈黙と傾聴　　183

意味で無責任なものであるかは、もうおわかりだと思います。消去法のように
なってしまいますが、結局のところ、治療者が患者の派生的コミュニケーショ
ンの展開を促すやり方としては、沈黙・傾聴を続けること以外に良い方法がな
いのです。

　セッションの最初のほうで治療文脈が出てきて、その後しばらく治療者が沈
黙・傾聴を続けることで、適応文脈や派生複合体の展開を促している例をもう
１つ取り上げてみます。

臨床例 9.2

　患者は20代半ばの独身女性であり、思春期から続く慢性的な抑うつ、不
安、情緒不安定、希死念慮、自傷行為などの衝動行為などがあり、週１回
50分の治療を受けて１年ほど経過していました。前回のセッションでは、
それまで思春期以降大量に使われていた向精神薬を最近になってやめてい
こうとしていたところ、実際にやめようとすると不安が強すぎて、結局元に戻
してしまったことを患者は報告しました。患者が自分にがっかりした様子で
それを話していたので、治療者も一緒にがっかりした態度を示したのでし
た。
　それに関連して、「病気」を甘く見てことの重大さを理解していない人た
ちの話が続いたのですが、治療者はそれを解釈的介入につなげることはでき
ないでセッションを終えていました。その数日後、今回のセッションとの間
に、患者は強烈な不安と精神の混乱を訴えて、ちょうど治療者が病院で当直
をしている夜に救急を受診して、鎮静剤を注射されて帰されたという出来事
がありました。

患者：あの夜は朝からずっと不安があって、昼過ぎから寂しさと不安で１人
でいられない気持ちになっていて。だんだん身体がこわばってきて、震えて
きて、ベッドに潜り込んで耐えていたのだけど……。（沈黙）
　何かを考えて不安になるのではなくて、不安が襲ってくる。自分が２つ、
３つと分裂していって、しまいには細かく分裂しすぎて自分がわからなくな
ってしまうから、自分ではどうしようもない……。（沈黙）
　この時間以外に押しかけるなんて、いかにもボーダーみたいで、したくな

かったのに……。（長い沈黙）

このセッションの冒頭部分にはいくつもの症状や抵抗（＝適応文脈）が直接的・顕在的に言及されています。前回のセッションから今回のセッションまでの間に生じた、おそらく精神病水準と考えられる強い不安の発作。さらに、そのことで定期面接の時間外に治療者に会いに来たこと。それを患者自身も「いかにもボーダーみたいで、したくなかった」と言っているように問題視していること。このことは行動化（acting out、あるいは治療関係の中で生じた行動であるためacting inと表現することもできる）という「症状」でありながら、治療の枠組みを逸脱することであり、治療の枠組みを逸脱することは一般に粗大な行動的抵抗と考えられることから、「抵抗」ともいえます。いずれにしろ、かなり重要な治療文脈といえます。

ただ、この治療文脈にはどのような背景や理由があったのか？　どのような意味合いがあるのか？　といったことは、この段階では全くわかりません。これに続く自由連想の中にそれが象徴的に表現されてくるかどうかを沈黙・傾聴を続けることで見ていかなくてはなりません。

臨床例 9.2 （続き）

患者：せっかくよくなってきたと思っていたのに、よくなっていくために薬をやめようとまでしていたのに、逆戻り。これまで積み上げてきたものが、台なしになって、自分でもがっかりする。やっぱりダメじゃんって……。治療してよくなっていく希望が持てない……。（長い沈黙）

患者のこの部分の自由連想から、最近のセッションの中で患者の症状の改善がみられていたこと、その一環としてよりよくなっていくために薬をやめていこうとしていた事実が治療者にも思い出されます。さらに、患者の「がっかり」という表現から、薬をやめていくことがうまくできず、患者もがっかりしたし、治療者もがっかりしたことが思い出されてきます。ただ、そうした治療者・患者関係でのやりとりのどの部分がどのように適応文脈になっているのか、この時点ではまだよくわかりません。

第9章　沈黙と傾聴　185

さらに、患者が「治療してよくなっていく希望が持てない」と言っている部分には治療に対する抵抗感（＝治療文脈）が表現されてもいます。

> **臨床例 9.2（続き）**
>
> **患者**：今日は祖父の法要の予定だったのだけど、前回の面接の時点で、今週はずっと調子悪くなることがわかっていたので、行かないことにしていた。人は死んだあとがいろいろ大変だな、人が死ぬって大変なことなんだなって、思った。死んだ祖父は骨になって、モノになっただけなのだけど。残された人の悲しみを見ると、死ぬことは簡単なことではないと思う。天寿を全うした祖父が死んだだけで、悲しむ人がいっぱいいて……。
>
> 　だから、親戚からは若い私が自殺したらみんながどういう思いをするか考えてみて、母親なんか狂ってしまうよ、と言われるのだけど、そんなこと私にとっては負担だけ……。
>
> 　死ぬことも勝手にできないのなら、病気を治すしかない、って思って。それで焦って頑張っていたのだけど。それで余計に苦しくなっていた。頑張っても、不安や寂しさに襲われる……。（長い沈黙）

患者が「前回の面接の時点で、今週はずっと調子悪くなることがわかっていた」と言っていることから、やはり前回のセッションでの何らかのことが患者の症状悪化の背景にありそうなことがわかります。ただ、その「何らかのこと」（＝適応文脈）がわからないのです。

これに続いて、人の死に関する反芻的な話が続き、患者の中に希死念慮が強まっていることが示唆されはします（＝治療文脈）。

さらに続けて、今度は少しだけイメージ性・物語性のある話が出てきます。「患者の精神的な不安定さや患者が悪い結果に終わることが耐えられない養育者の話」です。患者の精神的な不安定さを負担に感じる人のことを、今度は患者が負担に感じるという話。このイメージは何を、どのような適応文脈を指し示そうとしているのか？　この時点でもあまりにも漠然としているため、治療者は引き続き沈黙・傾聴を続けるしかありません。

臨床例 9.2（続き）

患者：頑張って変わった唯一のことは、彼に頼らなくなった。苦しくなって
も、もう彼を当てにはしない。もう彼のことも好きじゃない、って自分で思
うようにして。苦しくなったときに頼る相手は、もはや彼ではない。好きな
相手だったからこそ、頼ったときに助けてくれて、救われていた。でも、今
の私にとって、彼はそういう人ではない。かといって、誰でもない。

　自分が苦しくなったときに誰かに頼るなんて、いかにもボーダーみたいで
嫌だ。でも、寂しくて、虚しい。どこにも救いがない……。（長い沈黙）

　「頼ることができないと感じた相手を、もう頼るのはやめようとする、好き
ではなくする人の話」です。これが顕在内容の「彼」のことだけでなく、治療
者のことも言っているであろうことは、患者が繰り返し「頼る相手は、誰でも
ない」「どこにも救いがない」と言っていることからも明らかです。こうした
話を聞いている治療者は、患者から頼られていない感じ、無価値で無意味にさ
れている感じを味わわされますし、無力感と見捨てられ感を引き起こされてい
る状態です。この意味で、この部分は患者から治療者への投影同一化的コミュ
ニケーションが行われている場面と見ることもできます。一般的に言って、患
者から治療者への投影同一化のほとんどは患者が治療者からされた投影同一化
の仕返しです。つまり、治療者は何らかのことで、患者に無力感と見捨てられ
感を抱かせてしまったのでしょう。前回のセッションでの何らかの治療者の言
動で、患者は治療者から頼りにならないと思われている、無価値で無意味なも
のとされている、と感じたのでしょう。しかし、その「何らかのこと」（＝適
応文脈）がまだ具体的にはわからないのです。このため、治療者は投影同一化
されてきた無力感と見捨てられ感を自分のものとして引き受けておきながら、
しっかりと治療の場を抱えて沈黙・傾聴を続けるしかありません。

臨床例 9.2（続き）

患者：彼は苦しい私を放っておく人じゃなかった。なのに、今は仕事のほう
が忙しくて私を放っておく。私がどれだけ苦しいかを訴えても、取り合って
くれない。ことの重大性をわかってくれない。私が狂いそうなときに、彼は

鎮静剤の注射のような人だったのに、今はそうじゃない。最初の頃は救世主だと信じていた彼は、今の私にとっては死に導く悪魔でしかない。

　昔は何があっても助けてくれていた彼は、今は助けてほしいと電話しても「今は忙しい」といって後回しにしたり、ため息をついたりして、私を遠ざける。彼はいつまでも変わらない私にうんざりしてどうでもよくなっているし、私も変わってしまった彼にがっかりしてどうでもよくなっている……。
（長い沈黙）

　出てくる人物像、イメージ、テーマを抽出すると、「以前は助けてくれたのに、今は疲れてうんざりして助けてくれなくなっている人」「相手の苦しさ、ことの重大性を理解せず、取り合ってくれない人」「いつまでも変わらない（改善していかない）相手にがっかり、うんざりしている人」などが主なものです。ここまで出てくると、治療者には何が「適応文脈」だったのか思い起こされてくるでしょう。患者が薬をやめようとしていたことがうまくいかず、結局逆戻りしてしまったことに対して、治療者が患者の苦しさやことの重大性・深刻さを理解せず、いつまでも変わらない患者にがっかり、うんざりしていたことです。そのことを患者は前回のセッションで「病気を甘く見て、ことの重大性・深刻さを理解していない」と象徴的に訴えてきたのに、治療者がそれを捉えることができず、すべき解釈的介入をすることができず、結果的に患者の訴えを取り合わない態度を続けてしまったことも含まれます。

　これが今回のセッションでの適応文脈だと仮定すると、これまでのいくつもの断片的なイメージは1つにまとまってくるでしょうか？　治療者のこのような態度は、患者の母親と同様に、患者が頑張っても結局悪い結果になってしまうことが耐えられない、患者の精神的不安定さが負担だと感じていることを表現しているのだ、と患者には感じられたのでしょう。そのような治療者のことを、治療者の負担感を患者に押しつけてくる治療者のことを、今度は患者が負担に感じるのです。このような治療者の態度は、もう患者は頼りにならない、無価値で無意味なものになってしまった、と患者に感じさせ、無力感と見捨てられ感を引き起こさせたのです。治療者はいつまでも変わらない患者にがっかりしているのだろうが、患者はそのように変わってしまった治療者にがっかり

しているのだ、ということでしょう。こうしてみると、それまではバラバラで
あった派生複合体のイメージ群が、この仮定した「適応文脈」を中心に収束し
ていくのがわかります [注9.1]。

　これが「治療文脈」の理由だったのです。こうした治療者・患者関係での背
景があったから、患者は数日前の夜に不安発作を起こしたし、強い希死念慮に
とらわれるようになったし、治療に対して希望が持てなくなっていたのです。
以前は救世主であったはずの治療者が今や悪魔になっているのは、それが理由
だったのです。ここまで理解できたら、あとは適当なタイミングで、この理解
を解釈的介入として患者に伝えることです。

臨床例 9.2（続き）

患者：人は心変わりをする。人の心なんて、はかない、虚しい……。不安で
おかしくなりそうになったとき、これまでだったら、戻る場所があった。で
も、今はそれがない。だから、不安や寂しさに襲われたときに、もう死んで
もいいや、と思ってしまう……。（沈黙）
　先生に対しても、同じことだよ。

　最後に出てきた「先生に対しても、同じことだよ」という一言。これまでの
象徴的コミュニケーションを治療者、あるいは治療状況につなげるための架け
橋であり、患者が適応文脈や派生複合体を比較的十分に展開したあとでこれを
出してきたときが解釈的介入をするタイミングになります。つまり、重要な治
療文脈があり、それを理解するための適応文脈は顕在的・直接的には言及され
ていないものの象徴的には表現されており、それに関連した派生複合体も比較
的十分に展開しているときに、「治療者あるいは治療状況への架け橋 bridge to
the therapist or therapeutic situation」が出てくるのは、患者からの無意識的

[注9.1] 議論をあまりに複雑にしないために、ここまでの議論では適応文脈を上記のものだ
けに絞っています。しかし実際には、前回のセッションと今回のセッションの間に患者が時
間外に受診をしたことと、それに対して治療者が鎮静剤の注射による対処をしたことも追加
的な適応文脈になっています。演習問題として、この2つめの適応文脈を使って派生複合体
の象徴を解読しなおしてみてもよいでしょう。

第9章　沈黙と傾聴　　189

な介入への促しだと見てよいのです。

この臨床例でも、ここまででだいたいセッションが始まって30分程度経過していますが、この間ずっと治療者は沈黙・傾聴を続けていました。治療者による「沈黙・傾聴」という介入が、最終的には解釈的介入を行うのに必要となる患者による象徴的・派生的コミュニケーションの展開を促していたわけです。

患者の健康的な自閉状態を抱えておくための沈黙・傾聴

精神療法における患者の治療的作業に、いつも治療者による介入が必要なわけではありません。子ども（幼児）にとっての遊びには、親を相手にした遊びだけでなく、一人で真剣に黙々と取り組む一人遊びがあるように、患者にとっての治療的作業も、治療者を相手にした治療者・患者関係の中で行うものと、治療者・患者関係から一時的に自閉して自分の中だけで真剣に黙々と取り組むものがあります。

後者のほうは（おそらくユング派の治療面接では中心的な役割を果たしているのでしょうが）、治療者・患者関係での「転移」を重視する精神分析的精神療法の中では、その重要性が軽んじられてきた感があります。しかし、ちょうど行動療法における曝露療法のように、患者がこれまで避けていた内的な不安に（特に大きな抵抗や回避行動をすることなく）向き合い続けるという時間はどうしても必要です。そのときに治療者が何も余計な介入をしないで、その場に居続けること、治療の場が患者にとって安全・安心な「遊び空間」となるように抱えておくことは非常に重要なのです。多くの場合、治療に対する主な抵抗が克服・解消されたあとでこのフェーズに入ります。そして、意外なほど長期間を要することもありえます。

この間の治療者の役割は、子どもの一人遊びを見守る親の役割に似ています。つまり、患者による自発的な一人遊び（治療的・健康的な自閉）を尊重し、患者がそれに真剣に黙々と取り組んでいる意味・意義を認め、余計な手出し・口出し・介入をすることをせず、治療の枠組みをしっかり抱えることで治療の場が安全・安心なものであることを確保し、患者のやっていることを温かく見守る、ということにつきます。その間ずっと治療者は介入の必要がないので（実

際、そのようなときには患者は介入を要求しているサインである「治療文脈」
を示してきません）、ずっと沈黙・傾聴を続けることになります。

臨床例 9.3

　患者は女子大学生であり、１年ほど前に受けたレイプ被害のあとから慢性
的な不安（普通のPTSDの症状）、情緒不安定、強迫症状、対人関係の不安
定さ、衝動的で自己破壊的な行動などの問題が続き、週１回50分の精神分
析的精神療法を続けて数ヵ月になっていました。

患者：あの夜の事件のことは、ここでしっかり話さなくちゃいけないと思う
のだけど、どうしても抵抗感がある。（沈黙）
　「あの人たち」が私をおもちゃのようにもてあそび、遊び終わったら捨て
たように、先生も私にこういう話をさせてもてあそんでいるのではないかっ
て疑ってしまう。おもしろがっているだけなのではないか、遊び終わったら
捨ててしまうだけなのではないか、って思ってしまうのです。「あの人た
ち」が私を恥ずかしいさらしものにしたように、先生も私にこういう話をさ
せることではずかしめ、さらしものを見るような目で見ているのではない
か、って。そういう不信感で話せない。
　ずいぶん、失礼なことを言っていますよね……。（沈黙）
　あの夜のあの事件のあとで、私はやけになって、ずいぶんいろいろな人を
振り回して、傷つけてしまっていました。「あの人たち」が私を傷つけたよ
うに、私も周囲の人を傷つけて嫌な思いをさせていました。私は「あの人た
ち」と同じ汚い、嫌な人間なのです。家族にも、本当はつらいのだというこ
とをすべて話せばよかったのに、不信感を持ったり、裏切ったり、ひどいこ
とを言ったりしてばかりいました。だから結局は嫌われてしまったのです
……。（沈黙）
治療者：こうして私に対して不信感を持ったり「失礼なこと」を言ったり、
治療を進めることに抵抗感があることで、私を裏切っている、振り回してい
る、嫌な思いをさせている、と感じているのかもしれないし、そのことで私
から嫌われてしまっていると感じているようです。だから、なおさら話せな
い気持ちになっているのかもしれません。

第9章　沈黙と傾聴　　191

この部分では、やはりセッションの最初のほうに治療を進めることに対する抵抗感が直接的に言及されていて治療文脈となっています。話さなくてはいけないことが話せないでいることや治療者に対する不信感があることなどが直接的・顕在的に言及されているのです。これはたしかに治療に対する粗大な行動的抵抗ではあります。ただし、治療文脈がしっかりと直接的・顕在的に言及されていることや、そのあとでなぜ患者にそのような抵抗を生じさせてしまっているのかを象徴的に表現している派生複合体が比較的豊富に出てきていることからも、コミュニケーション抵抗が低いことが示唆されます（この場合の適応文脈は、わかりやすい治療者の言動ではなく、ただ治療者がそこに存在すること、患者からの話を聞こうとしていること、ということになるでしょう）。

患者のコミュニケーション抵抗が低いおかげで治療者は解釈的介入をすることができています。このあと、それを受けて、患者がどう反応するかを見てみましょう。

臨床例 9.3（続き）

患者：……そうだったかもしれません。ではどうすればよいのですか？

治療者：先ほどあなたは「本当はつらいのだということをすべて話せばよかった」と言っていました。ここですべきことも、まさにそれなのでしょう。

患者：（しばらく寝椅子の上でうずくまり、震えて泣き始める）……あの夜、私は私の上に乗っている男を見上げて……（外傷体験について詳細に思い出して話す。彼女の五感がそこで何を感じたか、どんな気持ちになったのか、何を考えたのかも詳細に思い出して話す）。

……だから、私は「あの人たち」と同じで、汚い、嫌な人間なのです。先生も、こんな私は汚くて、最低で、ありえない女だと思ったでしょう？　嫌いになったでしょう？

治療者：そういう不安があったから、この話をすることにあれだけの抵抗感があったのですね。

患者は治療に対する抵抗（粗大な行動的抵抗）を緩めて、これまでは話すことも思い出すことも避けていた、患者にとって強い不安を引き起こす外傷体験の記憶を話し始めました。ここからは、これに対して患者が新たな治療文脈を

示すことをせず、病的な回避・抵抗を示すこともなく、しっかりと不安に向き合おうとしていますから、治療者には介入の必要がありませんし、不必要な介入はすべきではありません。ただただ、患者が不安にしっかりと向き合っているのを見守るだけでよいのです。結果的に、治療のこのフェーズで患者がやっていることは、行動療法における曝露療法のような内容になります。そして、行動療法における曝露療法のやり方がそうであるように、精神分析的精神療法におけるこのフェーズでも、長い時間をかけ、繰り返し繰り返し、ときには角度を変えて不安体験の多面的な意味合いをとらえ、これまではずっと回避してきた不安に向き合い続ける治療的作業（これをワークスルー work through と呼ぶこともできます）が必要になります。その間、治療者はずっと沈黙・傾聴を続けるのみなのですが、これは非常に重要な治療的作業が進行している時間なのです。

患者が投影同一化的コミュニケーションを続けているときに、治療関係を抱えておくための沈黙・傾聴

　原則的にはすべて同じで、患者からのコミュニケーションの中に解釈的介入を行うのに必要な3つの要件である治療文脈、適応文脈、そして派生複合体が十分に出そろっていない間は、治療者は沈黙・傾聴を続けるだけです。しかし、患者が治療者に強い投影同一化的コミュニケーションをしているとき、治療者には行動化を引き起こさせる相互交流的なプレッシャーがかかっており、それに無意識・無自覚なままでいると、治療者側が反治療的な行動化（逆抵抗）を起こしてしまう可能性が高まります。治療者が実際に行動化を起こしてしまうと、治療者・患者関係は神経症的悪循環の場となり、過去の病的な相互交流の再現となってしまいます。患者の神経症をかえって維持・強化してしまうという意味で、もはや治療的ではなく反治療的なものとなってしまうわけです。

　このため、こうしたプレッシャーの強い場面で治療者が行動化をせずに沈黙・傾聴をし続けること、こうして治療の場を治療的なものとして維持すべく抱えておくことは非常に重要になってきます。治療者は解釈可能な素材が出そろうまで、患者がどうしてこのような行動を治療者・患者関係の中に持ち込ん

でいるのかについての共感的な理解を伝えられる段階にいたるまで、患者からの投影同一化を引き受けて自分の中に置いておくことが必要なのです。

　患者から治療者に対する投影同一化的コミュニケーションが強い場面で注意すべきことが2点あります。1つめは、投影同一化は非常に「仕返し」を引き起こしやすいという点です。患者からネガティブな感情を引き起こされた治療者は非常にしばしば介入という形をとって「仕返し」をしがちです。患者が投影同一化的コミュニケーションを続けていること、こうして治療者をネガティブな気持ちにさせていることの背景にある理由や意味合いに対する共感的な理解を伝えるのではなく、直面化などの無意識的・潜在的には攻撃的な色彩の強い介入をすることによって患者に仕返しをして、今度は患者をネガティブな気持ちにさせてしまうのです。治療者は余計な介入をしないように、よくよく気をつけている必要があります。

　2つめは、患者から治療者への投影同一化は、ほとんどの場合が、治療者から患者に投影同一化されたネガティブな感情への「仕返し」であるということです。ここには治療者が治療者としての役割を逸脱して患者に対して反治療的に振る舞ってしまった場合もありますし、治療者が治療者としての役割をしっかり守り治療を進めていることで患者に治療的退行への不安が引き起こされて、それを患者が暴力的・被害的にとらえてしまっている場合もあります。頻度としては前者のほうが圧倒的に多いので、治療者はまずは自分が何らかの間違いを起こした可能性、反治療的に振る舞ってしまった可能性を考えるべきでしょう。それが見つかれば、その適応文脈を起点にして患者がなぜこのような暴力的なコミュニケーションに訴えているのかに対する共感的な理解を伝えることができる位置に立てるわけです。

　すでに見てきた臨床例9.2では、患者から治療者へのコミュニケーションにいくぶんかの投影同一化的な性質がありました。患者が治療者に感じさせていた無力感、無価値感、見捨てられ感は、その前に治療者が患者に感じさせていたものでした。患者は治療者からされた投影同一化を仕返していたのです。

　もう1つ臨床例を挙げてみます。

> **臨床例 9.4**

　患者は30代半ばの既婚女性であり、慢性的な抑うつ気分、空虚感、対人関係での自己愛的な傷つきやすさ、強迫症状などがあり、週1回50分の精神分析的精神療法を始めたばかりでした。前回の面接では、患者が何かの事情で通院できなかったときに、治療者が電話で安否確認もしてくれないことを、学校に来ない子どもがいても電話もしない学校の先生の態度と同じように無関心であると感じることを話していました。

患者：先週聞いたことですけど、私に何かがあって突然来ないときに、先生のほうからは確認の電話はしないということだったのですが……。電話してくれないでしょうか？
治療者：どんな気持ちがありますか？
患者：普通だったら、連絡なく休めば、連絡すると思うのです。私の父親は高校の教師だったのですが、生徒が連絡なく休めば、時間外だって、電話して生徒の安否を確認していました。夜中に電話をして、家出をしたとか、自殺するとか言われて、すぐに家を飛び出して助けに行っていました。うちに連れてきて食事をさせたりもしていました。
　ここでの治療はそういうものではない、とも思うのですけど、でも、何かあったら電話してくれないのかなって思うのです。……（長い沈黙）
治療者：もう少し聞かせてください。
患者：ダメなんですか？……（長い沈黙）
　このまま、私がずっと黙っていたら、先生はどうするのですか？……（沈黙）
　先生のほうから話しかけてくれないのですか？……（沈黙）このままだんまりなんですか？……（沈黙）先生はいつも答えてくれない、どうしてですか？　ずるいです。なぜ答えないのかの説明もしない。つまんない……（沈黙）
　壁に向かって話しているみたいで嫌じゃないですか。先生が患者の立場だったら、嫌じゃないですか？……（沈黙）もう少し会話があっても、いいんじゃないですか？……（沈黙）

　いつものように治療文脈の同定から入ると、ここには患者の治療者に対する

強い不満があります。さらに、患者がキャンセルしたときに治療者が患者に電話をすることという通常の治療の枠組みからはだいぶ逸脱した、かなり過保護・過干渉、場合によっては支配的とさえいえるような扱いをすることを求めています。技法論として、基本的に患者が治療者に通常の治療の枠組みからの逸脱を求めてきたときには、治療者がそれに対してすぐに直接的に答える必要はないのです。行動に移す前にすべて分析するという原則に従い、患者からの自由連想の展開を待つべきです。

　自由連想を解読していくと、そこにはなぜ患者がそのような枠組みの逸脱を求めてきたのか？　その逸脱にはどのような意味合いがあるのか？　といったことが象徴的に表れてくるはずなので、治療者はそれを解釈していけばよいのです。ところが、今回のこの臨床例では、患者は自由連想を続けていくことをせず、治療者が答えるための材料を与えず、ただひたすら治療者がすぐに直接的に答えることを求めており、しかも次第にプレッシャーを強めてきています。この暴力的とも表現できるような相互交流のプレッシャー（＝投影同一化的コミュニケーション）も重要な治療文脈になります。

　適応文脈は何でしょうか？　ここまででわかっていることは、どうやら患者がキャンセルしたときに治療者が確認の電話をかけないという通常の治療の枠組みを守ろうとしていることに加えて、治療者が沈黙を続けていることのようです。ここで治療者の沈黙は不適切か（「介入のし損ない」になっているか？）というと、そうではないでしょう。実際、この時点で治療者には患者からの求めに対して答える材料がないので、沈黙を続けざるをえないのです。

　通常の治療の枠組みを守ろうとしていることにしろ、適切な沈黙を続けていることにしろ、治療者のやっていることに技法上の間違いがあったとは思えません。しかし、患者はかなり強めのプレッシャーをかけながら、ほとんど一方的な迫害に近い攻撃を続けているのです。これはいったいなぜなのかを理解するところまで、治療者は患者からの投影同一化によるネガティブな感情を引き受けていないといけないのです。

臨床例 9.4（続き）

治療者：なぜ、あなたがこのような話をしているのか、まだ十分に聞いてい

ない気がするのです。

患者：ずっと同じことを話しているじゃないですか！　何を話しても、何を聞いても、答えてくれない！　ちゃんと答えているとでも言うのですか？……（沈黙）

　先生は疲れていそうだから、私と話したくなさそうだから、話したくないのです。男の人はみんないつも疲れている。忙しくて、疲れすぎていて、私なんかと話したくないのです。

　父親も、問題を起こす生徒たちのことでいっぱいいっぱいで、いつも疲れていました。私には、疲れているんだって、取りつく島がなかった。子どもの頃のある時期までは、父親は私だけの父親でした。私はヒトラーの愛人のようでいられたのです。だけど、ある時期から、父親は生徒たちの英雄のようになってしまって、私は英雄の偉業の邪魔をする抹殺すべきユダヤ人になってしまったのです。だから、私の中には、ヒトラーの愛人として囲われているか、ユダヤ人として迫害されているか、そのどちらかしかないのです。

　治療者が患者の横暴ともいえる要求に従うことをせず、かといって反撃することもせず、ただ沈黙・傾聴を続けていたことが幸いしたのでしょう。患者はこの部分の後半でイメージ性・物語性のある話をし始めています。暴力的な投影同一化的コミュニケーションから象徴的・派生的コミュニケーションのモードに移っています。

　患者の家族の中で横暴な独裁者であり英雄でもあった父親との病的な関係性が語られており、患者にとっては「独裁者ヒトラーの愛人」か「迫害されるユダヤ人」の２択しかなかったことが話されています。「迫害されるユダヤ人」のイメージは、治療者・患者関係において患者の一方的で横暴な要求を治療者が迫害のように感じていた主観的体験と一致します。このように、患者から治療者への投影同一化が行われて治療者がそれを主観的に体験しているときには、必ずそれを象徴するイメージ（投影同一化のメタファー）が患者の自由連想の中に出てくることを確認しなくてはなりません。

　そして、同じ「迫害されるユダヤ人」のイメージは、主客を逆転して、治療者の適切な治療の枠組みの維持と適切な沈黙を患者が迫害のようにとらえていたことを象徴してもいます。患者は治療者に迫害されているように感じていた

第9章　沈黙と傾聴　　197

から、その仕返しとして、治療者に対して迫害的な行動（＝投影同一化的コミュニケーション）を起こしていたのです。ここまで理解できたら、この理解を解釈的介入として患者に返すことができます。

　なお、本当に治療者の枠組みの維持や沈黙は適切だったといえるのか？　もしかすると、患者が求めるようにしてあげたほうが適切だったのではないか？という疑問がある方もいるかもしれません。しかし、患者の自由連想の中にある象徴的コミュニケーションは、それについてどういっているでしょうか？治療者が患者の要求にしたがって、独裁的な患者の思い通りに動いてあげたとしたら、それは治療者が患者という独裁者にとっての「ヒトラーの愛人」になっていることであり、同時にまた主客を逆転して、そこまで過保護・過干渉で支配的ともいえる治療者に対して患者が「ヒトラーの愛人」になっていることでもあるのです。ここにあるイメージ、「ヒトラー」や「ヒトラーの愛人」が適切なことをしている健康でポジティブな人物像とは考えにくいでしょう。「ヒトラー」と「ヒトラーの愛人」という２人の関係性のイメージは健康的な治療同盟の象徴にはとても見えません。むしろ「悪の結託」「共謀collusion,misalliance」を強く感じさせるものです。

患者が「病的な自閉」にあるときに、自発的にコミュニケーション抵抗を緩めるのを待つための沈黙・傾聴

　患者がコミュニケーション抵抗を強めている（＝「病的な自閉」にある）ときは、自由連想の中に治療文脈（＝治療者がそれを取り上げることを患者が無意識的に求めている患者の症状や抵抗）が顕在的あるいは潜在的・象徴的に言及されることはあっても、それを理解していくための材料である適応文脈がはっきりしません。あるいは派生複合体が何かのテーマに収束していくこともなくバラバラすぎて、解釈可能な形では出そろっていかないことになります。さらに、コミュニケーション抵抗が適応文脈や派生複合体だけでなく、治療文脈にまで及んでしまうと、患者からの連想はもはや理解していく必要があるのかどうかもわからない、何の意味もない、眠気を催させるような、退屈でつまらない話が延々と続くだけのものになることもあります。

これが「健康的な自閉」（＝「健康的な一人遊び」）であれば、治療者は患者が１人で取り組んでいることに何らかの意味・意義を感じて見守り続けることができますが、「病的な自閉」の場合にはそれがないのです。さらに「病的な自閉」の場合には、患者は自由連想の中にときどき、それが「病的な自閉」であることのメタファーとして、コミュニケーションの断絶、意味やつながりの破壊、意味のない会話、嘘や隠し事、閉じこもっていること、障壁・衝立・隠れ家・小部屋などのイメージを出してきて、今現在の治療者・患者関係がまさにそのような状態にあることだけを象徴してくることがあります。

　同じ抵抗でも粗大な行動的抵抗の場合は、その抵抗の背景・理由・意味合いなどを象徴する話が出てきますから、これを解釈していくことができます。ところが、コミュニケーション抵抗では、象徴的・派生的コミュニケーション自体が乏しくなってくるために、患者がなぜ抵抗を強めて「病的な自閉」に入ってしまっているのかを理解していくことができず、ただほんのときどき、コミュニケーション抵抗が少しだけ緩んだときに、上記のように「病的な自閉」にあることのメタファーが出てくるのみなのです。

　これでは解釈的介入をするにもしようがないので、治療者は沈黙・傾聴を続けるしかありません。下手に質問や明確化をしようとすると、患者は自由連想の内容を表層的で無意味なものにし続けてしまいますし、下手に直面化をしようとすると、患者はそれを侵襲として体験してさらに自閉することになります。患者の無意識的な「嘘や隠し事」の内容、つまり本当には意味のないコミュニケーションに治療者が乗ってしまうと、患者のこのコミュニケーション傾向をますます助長することになります。結局、患者のコミュニケーション抵抗が強いときの最良の介入は沈黙・傾聴であり、そうすることで患者が自発的にコミュニケーション抵抗を緩めてくるのをじっと待ち続けることなのです。

臨床例 9.5

　患者は30代後半の既婚女性であり、慢性的な抑うつ気分、不安、身体化症状などがあり、週１回50分の精神分析的精神療法を半年ほど続けていました。これまでの治療面接では、患者は夫婦関係の葛藤を夫の問題として話し、それに対する現実的な対処法を治療者に求め、治療者もそれに対して現

第9章　沈黙と傾聴　199

実的なアドバイスをするというやりとりが続いていました。患者の話は夫婦関係での問題についての極めて表層的な説明に終始していましたし、患者は理解のない夫による一方的な被害者だとするスタンスを崩すことはなく、患者自身の問題を振り返ることもなく、夫婦関係が改善することも全くなく経過していました。

患者：夫と話をすることをやはり避けている。考えることも避けているというか……。（沈黙）

　前だったら1人で夫の帰りを待っているときにいろいろと考えて、こんなこと聞きたいとか、こういう話をしてみたいとか思っていたけれど、なんだかそういう気も起きなくて……（沈黙）

　夫の仕事が忙しくて帰ってくるのが遅いから会わなくて済むというのがあるので、話をしようとしていない。話をする時間があったとしても、話したくない。

　だからといって夫との問題が解決したわけでもないし、自分の中で整理されたり納得したりしたわけでもない。何となく置いてある感じ。もやもやしたものはあるけれど、それに触れることはしたくないなって感じです。

　（沈黙）……なんだか、ここで話すこともないというか、夫のことはかなり話した感じがするし、これ以上どうしたらいいのかわからない……夫のことこれ以上どうしたらいいのか……。

　前のカウンセリングに通っていたときは1週間反芻してしまって、自分の言ったこともカウンセリングで言われたこともずっと考えてしまって、本当につらかった。考えたくなくても考えちゃうし、自分がそこで思い出したことをずっと引きずってしまって、帰っても泣けてきて、ひどく動揺していた。

　でも今はここでだけ。家に帰ってまで引きずることはない。それは自分でも良かったと思うけれど……。

　でも、ここでも考えたくない気持ちがある。考えてしまうと、良くないんじゃないかという気がしている。前は考えていい方向に行けばと思っていたけれど、最近は考えてもいい方向にはいかないんじゃないかと思うし、考えて何かまずい方向に行ってしまうような気がして考えないようにしている、というのもあるのかもしれない。

いつものように治療文脈から見ていくと、治療文脈はあります。患者の夫婦関係の葛藤が続いていること、それに関連して慢性的な抑うつ感、不満などがありそうなことなどです。さらに、夫婦間でコミュニケーションが断絶してしまっている話は、治療者・患者関係でコミュニケーションが断絶していることを象徴していそうですから、これはコミュニケーション抵抗への象徴的言及として重要な治療文脈です。

　しかし、適応文脈や派生複合体についてはほとんど何も派生的コミュニケーションが展開していきません。わずかに描かれているイメージ性・物語性のある話は、お互いにコミュニケーションをとることを避けている人たちの話くらいです。それ以外は非常に表層的で説明的で反芻的な内容になっています。結果的に、治療文脈はあっても（それゆえ患者は治療者に介入を求めていることを示していながら、）強いコミュニケーション抵抗が適応文脈と派生複合体の両方にかかっていて、それらはほとんど全く表れてきていないのです。

　唯一ある象徴的コミュニケーションは、治療者・患者関係においてコミュニケーションが断絶していることのイメージだけです。さらに、ここに描写されているイメージからは、患者は治療者も患者もお互いにコミュニケーションを避けていること、2人の間にある本当の問題を2人ともが見ないようにしていることを感じ取っていることが示唆されますが、なぜ2人がそうなってしまっているのかが全くわからないのです。抵抗解釈は常に患者が抵抗的になってしまっていることへの共感的な理解を伝えるべきですし、それはコミュニケーション抵抗の抵抗解釈においても同じことですから、今のこの状態では解釈的介入をしようにもしようがないのです。

　なぜ治療者・患者関係でお互いにコミュニケーションが断絶してしまっているのでしょうか？　なぜお互いに2人の間にある問題を見ないようになってしまっているのでしょうか？　患者が自発的にコミュニケーション抵抗を緩めて、そのあたりが理解できるような素材が展開するまでは、治療者は沈黙・傾聴を続ける以外にできることはないのです。

　この臨床例でもそうですが、治療者・患者関係において扱うべき問題があるのに、患者が（場合によっては治療者も一緒に）コミュニケーション抵抗を強めて病的な自閉に入ってしまっているときには、それを象徴するメタファーが

出てくることがあります。この点に注目して、もう1つ臨床例を見てみましょう。

臨床例 9.6

　患者は20代後半の独身女性であり、慢性的な抑うつ気分、不安、パニック様不安発作、情緒不安定、解離など多彩な症状があり、10代後半からいくつもの精神科にかかっていました。現在の通院先は大学病院の精神科外来であり、大学病院にはありがちなことですが、これまでに何度も2年おきくらいの周期で担当医が変わることを繰り返し経験していました。

　ここに取り上げるのは現在の治療者との治療が始まって1年ほど経過したところです。それまでに患者は、何度も現在の治療者との治療関係も2年程度の期限付きであり、その期限がきたら患者は治療者に見捨てられることになってしまうことを予期して不安になっていることを象徴的に伝えていました。しかし、治療者がその象徴的コミュニケーションに気づくことはなく、解釈することはできずにいました。患者は次第に象徴的コミュニケーションをしなくなってしまい、強い抑うつ気分や希死念慮などの治療文脈には言及するものの、その理由や意味合いを理解するのに必要な象徴的イメージはほとんど出てこないコミュニケーションのモードになっていました。

患者：昨夜もいくつか夢を見たのですが、こんな夢が印象に残っています。電話をかけようとするのですが、思ったように手が動かなくて、番号を間違えてしまったりするので、何度やってもつながらない。夢から覚めると疲れてしまっていました。

　私は子どもの頃から眠っているのが好きでした。だから夏休みの予定表には眠る時間をいっぱい書いたら、先生に怒られました。だけど、本当は夜になると毎晩のように父親が酔って暴れていたので、ゆっくり眠れることなんかなかったのです。酔っ払った父親が食卓をひっくり返して、私と母親をたたき起こして、何度も同じ話の無意味なお説教を怒りながら聞かせてくる。父親が何を怒っているのかわからなかったし、何を言っているのかもわからなかったし、私は眠いだけでした。

　私が病気で小児科に入院することになったときも、父親が家で暴れているんじゃないかと心配でした。だけど、こんな不安は看護師さんにも言えないし、ずっと黙っていました。母親は「父親は暴れていないよ」と心配する私

に言ったのですが、やっぱりそれは嘘でした。母親は夏だというのに長袖の服を着ていて、その下はあざだらけでした。父親も嘘つきで、そとづらは良いので他人の前では「陽気なおじさん」のふりをしているのに、家の中では毎晩のように暴力を振るう。そんな両親を私は嫌いでしたが、そんなこと誰にも言えなかったのです。学校の先生に両親の喧嘩が苦痛なことを話しても、先生は「喧嘩するほど仲が良いというじゃないか」などと的外れなことばかり言うので、私は諦めて何も言わなくなっていました。

　先ほどの臨床例9.5に比べて、イメージ性・物語性のある話は豊富に出てきています。夢の話、子どもの頃の家庭での思い出、入院生活での思い出、学校での思い出など、いろいろな話にイメージ性・物語性のある話が含まれています。しかし、ここに描かれているイメージは一貫してコミュニケーションの断絶、無意味な話、嘘、問題を抱えているのに話せないでいること、話したとしても理解されず的外れな答えしか返ってこないことなど、病的な自閉（＝強いコミュニケーション抵抗にあること）のメタファーばかりです。

　ここでも治療者・患者関係に強いコミュニケーション抵抗があることの治療文脈は象徴的に言及されているのですが、その強すぎるコミュニケーション抵抗のために、適応文脈も派生複合体も展開が悪すぎて、なぜ患者がコミュニケーション抵抗を強めてしまっているのかを象徴的に理解し解釈していくことは困難になっています。ほんのわずかに「先生」によって象徴されている治療者が、患者がせっかく訴えてきたことに対して的外れな理解・的外れな解釈的介入を繰り返したことで、患者はコミュニケーションを諦めてしまったのかもしれない、ということが示唆されるだけです。ここでも、このへんのことがもう少し理解されてくるところまで、その結果として患者がなぜコミュニケーション抵抗を強めてしまっているのかに対する共感的な理解を伝えられるところに至るまで、治療者は沈黙・傾聴を続けることしかできないのです。本当の理解が得られるところまでじっくりと沈黙・傾聴を続けることができずに、またしても「的外れな理解・的外れな解釈」を返してしまうようなことをすると、患者はますます諦めて、ますます自閉的になってしまうことでしょう。

　患者が病的な自閉に入ってしまっているとき、治療者にできることは沈黙・

傾聴を続けること、これ以上に患者のコミュニケーション抵抗を助長するような余計な介入はしないでおくこと、以外にありません。この状況が数セッションから場合によっては数ヵ月も続くことがあります。そうなると今度は治療者が長く沈黙・傾聴を続けていることが患者にとっての主な適応文脈になっていくでしょうから、この適応文脈を患者がどうとらえ、どう反応しているかを象徴するイメージがほんのときどきでてくることがあります。それを読み解くことで、治療者の沈黙・傾聴が正しい介入なのか、あるいは間違った対応（＝介入のし損ない）なのかを見分けていくことができます。次の臨床例を見てみましょう。

臨床例 9.7

　患者は20代半ばの独身女性であり、慢性的な抑うつ気分、情緒不安定、ときどき解離症状や転換症状を起こすことなどの症状があり、週１回50分の精神分析的精神療法を始めて半年ほど経過していました。ところが、その間患者は治療者に対して明らかに何かを隠しており、ときどき自由連想の中に「嘘や隠し事」のテーマが表れてくることから、治療者は患者が「病的な自閉」（＝「嘘や隠し事のコミュニケーション」）にあることを感じていました。しかし、それに対してほとんど全く介入できないまま、何セッションにもわたって沈黙・傾聴が続いていました。

患者：最近読んだ小説で、ヨーロッパの寄宿制の学園が舞台なのですが、主人公の女の子は風変わりで、性格的にも問題がある子で、いつも誰も来ない学園の外れにある書庫に１人で閉じこもっているのです。そこに留学生の軍人の男の子がやってきて、生真面目な彼は、自分の任務のように、毎日足しげく彼女のところに通うのです。彼は毎回、彼女に拒絶されたり、相手にされなかったり、ときには彼女の嘘に振り回されてひどい目に遭いながらも、ほかに何ができるわけでもなく、ただただ足しげく彼女のところに通うのです。そうしているうちに、その女の子も少しずつ心を開いてくる、……そんな話でした。

ここでの治療文脈は患者が病的な自閉に入っていることですが、これは「誰も来ない書庫に１人で閉じこもっている人」、こうして「周囲からのアプロー

204

チを拒絶し、コミュニケーションを断っている人」、さらに「嘘をついている
人」のイメージで象徴されています。どれも病的な自閉においてよく出てくる
メタファーです。これに対して治療者がずっと沈黙・傾聴を続けていることは、
「いくら拒絶されても、相手にされてなくても、ただただ足しげく通ってくる
人」によって象徴されており、それによって自閉していた相手も少しずつ心を
開いていく、という地味ではあるけれども建設的な働きかけをしているポジ
ティブな人物像として表現されています。これが「介入のし損ない」を示唆する
ようなネガティブな人物像ではないことからしても、治療者は沈黙・傾聴を続
けていることが正しい介入であることを信じて、患者がいずれ心を開いてくれ
ること（コミュニケーション抵抗を緩めてくれること）を期待して待つことが
できるでしょう。

　逆に、治療者による長い沈黙・傾聴が間違った対応（＝「介入のし損な
い」）である場合、患者の自由連想の素材には、以下のようなテーマやイメー
ジが出てくることになります。

○理解のないこと、気づけないことのテーマ：「子どもが気づいてほしくて
　母親のスカートを引っ張って合図したのに気づかない母親の話」「話をさ
　れたことを理解できていない認知症の老人の話」「子どもが傷ついている
　ことを伝えても理解できずぽかーんとしているデリカシーのなさすぎる父
　親の話」など。
○コミュニケーションの断絶のテーマ：「メッセージを既読スルーされてし
　まう話」「電話をかけようとしてもつながらない話」「自分だけの書斎に閉
　じこもって家族の面倒ごとを避けている父親の話」など。
○すべき仕事をしないことのテーマ：「すべき仕事をしない同僚の話」「家
　事・育児を放棄している母親の話」「生徒が問題を抱えているのに取り合
　わない教師の話」など。

　これらのネガティブな人物像の描写が出てきたら、治療者は「介入のし損な
い」の可能性を考えて振り返ってみる必要があるともいえるでしょう。

第9章　沈黙と傾聴　　205

この章では患者から治療者への象徴的・派生的コミュニケーションを促進する治療者から患者へのコミュニケーションとしての沈黙・傾聴について、その原則的な適応と非適応を議論してみました。実は、患者からの象徴的・派生的コミュニケーションを促進する治療者から患者へのコミュニケーションにはもう1つあります。適切なタイミングでなされる解釈的介入です。治療者による適切な沈黙・傾聴がなければ患者には派生的コミュニケーションを展開するスペースがなくなってしまいますし、治療者による適切な解釈的介入がなければ患者はいずれ諦めて派生的コミュニケーションをしなくなってしまいます。適切な沈黙・傾聴と適切な解釈的介入は2つで1つなのです。解釈的介入の原則については、次の章で見ていくことにします。

〔参考書〕
（1）Langs, R.: *The listening process.* Jason Aronson, 1992

第10章

抵抗と介入1

――解釈的介入の構造と手順

　第9章までの議論で、精神分析的精神療法における介入の意味・意義がおわかりになってきたと思います。患者が治療者からの介入なしに問題に取り組めている間は、治療者は介入する必要がないですし、逆に余計な介入などすべきではないのです。しかし、患者が治療に対して何らかの抵抗を生じて向き合うべき問題を回避しようとしているとき、あるいは症状という形で非適応的な反応をしてしまっているとき、そしてそのことを患者自身が治療文脈という形で治療者に介入を無意識的に求めてきたときには、治療者は介入をすることになります。そのときの介入はほとんど必ず解釈的介入、つまり患者が症状や抵抗を生じているときに、その無意識的な理由や意味合い・機能に対して共感的な理解を伝えていくことになります（そして、それに沿った形での治療者側の行動変容が求められている場合には、それを実行していくこと＝枠組みの取り扱いmanagement of the frameが伴います）。

　精神分析・精神分析的精神療法の古典的な教科書には、解釈的介入のほかにも質問question、明確化clarification、直面化confrontationなどの介入も列挙されています。しかし、これらの介入は実際に行ってみると、ほとんどすべて患者のその後の自由連想で象徴的・派生的コミュニケーションが展開していくのを妨げてしまうだけであり、かえって患者の抵抗を助長してしまうだけのことが多いために、あまりお勧めできません。もしかすると、非常に慎重に適応を選んで使用すれば、質問、明確化、直面化などの介入も反治療的にならない可能性もあるのですが、その見極めがあまりに難しいために実際の治療の場面

では使用しないほうがよいのです。

　結果的に、精神分析的精神療法において治療者が行う積極的な介入は、ほぼ解釈的介入だけになります。特に患者が治療に対して示してくる抵抗に対する解釈（抵抗解釈）が、治療者の介入の中心になってきます。患者の抵抗の理由・要因の少なからぬ部分が治療者側の問題行動（逆抵抗）にある場合は、言語的な理解を伝える「解釈的介入interpretive intervention」に加えて行動的な理解を伝える「枠組みの修正rectification of the frame（＝治療者側の行動変容）」が必要になります。患者の抵抗の要因のほとんどすべてが患者の内的な不安にある場合は、その不安に対して共感的な理解を言語的に伝える解釈的介入単独でよいことになります。

　簡単にいうとそれだけのことなのですが、治療者が解釈的介入を行ううえで、解釈的介入を行うタイミング、介入をしたあとでその介入が正しかったかどうか（治療促進的だったかどうか）を確認すること、介入に含めるべきこと／含めないほうがよいことなど、いくつかの注意点があります。この章ではこれらのことを詳細に議論していこうと思います。

解釈的介入を行うための要件とタイミング

　治療者が解釈的介入を行うのは、患者の自由連想の素材の中に治療文脈、適応文脈、派生複合体が比較的十分に出そろったときになります。

　理想的なのは、セッションの最初のほうで治療文脈が出てきて、それに続く自由連想の中に適応文脈が顕在的に言及され、さらにそれに関連した派生複合体が十分に展開してくるときです。そして、それが一段落したことを患者が無意識的に示してくるかのように、そのあとでイメージ性・物語性のある話がしぼんでいくときが介入のタイミングになるでしょう。あるいは、もう1度ちらっと「治療者あるいは治療状況への架け橋」的な言及が出てきたときも、介入のよいタイミングになります。これは患者から治療者への無意識的な促しと見ることができるものです。

　しかし、多くの場合は上記のような理想的な展開にはなりません。一番多いのは、適応文脈が顕在的には言及されず、ただ間接的・象徴的にだけ言及され

ている場合です。そのような場合に、患者の自由連想の中に直接的に出てきていない適応文脈を治療者側の連想として解釈的介入の中に一方的に持ち込むわけにはいきません。これは患者のコミュニケーション抵抗を尊重する態度を示すために非常に大切なことです。治療者にできることは、患者の自由連想に直接的には言及されていない適応文脈を慎重に丁寧に「空欄」のままにしておき、しかしそれを象徴しているイメージ群を拾い集めて、それらが「空欄」になっている何か（＝適応文脈）を指し示しているであろうことを伝えつつ、残りの派生複合体を使って治療文脈を説明していくという介入をすることになります（つまり、適応文脈だけが慎重に「空欄」にされている不完全な解釈的介入ということになります）。

　これは「言及されていない適応文脈の周りに収束している象徴的素材の選択的な語り返しplayback of selected materials around unmentioned adaptive context」と呼ばれる技法です。これによって治療者は、患者のコミュニケーション抵抗を尊重していることと、同時にコミュニケーション抵抗を助長していないことも示していることになります。この場合にも、この不完全な解釈的介入を行うタイミングは、患者が比較的十分な派生複合体を展開しきったあとで「治療者あるいは治療状況への架け橋」に言及してきたときになるでしょう。なにしろ、適応文脈が直接的には言及されていないので、この「架け橋」がないことには、患者の象徴的・派生的コミュニケーションの内容を治療者・患者関係につなげて解釈することには無理があるからです。逆にいうと、そのタイミングで患者が「架け橋」に言及してくるということは、治療者に解釈的介入を無意識的に促していると見ることもできます。

　例として第9章での臨床例を振り返ってみましょう。

臨床例 9.1での不完全な解釈的介入

　臨床例9.1では、主な治療文脈は抑うつ症状の悪化（＝症状）と治療者と2人きりで一緒に過ごす約1時間の治療面接が苦痛で距離を取りたくなっていること（＝抵抗）でした。適応文脈は治療者が患者に抗うつ薬を処方していることですが、この適応文脈は直接的には言及されず、ただ「心の問題に対して物

質的解決（アロマ）を差し出してくる人の話」で象徴されているだけでした。派生複合体は、特に子どもの頃の不正なことをする教師との話、気持ちの問題を聞いてほしくて話をした友人が理解をしてくれずアロマを勧めてきた話などに現れています。患者がこの適応文脈をどのように感じ取り、どのように反応しているかが豊かなイメージ性・物語性をもって象徴されていて、比較的十分な展開をしていると見てよいでしょう。ただ、適応文脈への直接的・顕在的言及がないのです。このため患者からの自由連想を聞きながら治療者の心の内側の連想で適応文脈に思い当たっても、その治療者側の連想を解釈的介入の中に一方的に持ち込むわけにはいきません。患者の自主性・自律性を尊重し、コミュニケーション抵抗を尊重する意味で、患者が持ち込んできた素材以外の材料を解釈的介入に持ち込むべきではないからです。このあとで患者が「この時間の中で、こうして私ばかりが1人で話し続けているのも、なんだか少しやりづらいですね」というような「治療者あるいは治療状況への架け橋」に言及してくれば、治療者ができる最良の解釈的介入は、適応文脈を慎重に「空欄」にしたままの「言及されていない適応文脈の周りに収束している象徴的素材の選択的な語り返し」という不完全な解釈的介入になるでしょう。

　たとえば、以下のように伝えることができるでしょう。

　「そう、ちょうど先ほどの教授との小旅行の話にあったように、私と2人きりで一緒に過ごすこの約1時間がしんどくて距離をとりたい気持ちになっているかもしれないですね。今日のここまでの話を振り返ってみると、あなたが話を聞いてほしくて会いに行ったのに、話を聞いて理解してくれるのではなく、アロマという物質による解決を提案されて、『そういうのじゃない！』と思っても言えずに、落ち込んでしまった話がありました。そういう、言いたいことがあっても、それが正当なことであっても、言いすぎになってしまい、相手のプライドを傷つけてしまうことを恐れて、コミュニケーションを避けてしまう話、不正なこと、間違ったことをしている先生に対して、それを正そうと抗議をした話もありました。もしかすると、私との関係において、それに似た何かがあって、あなたは正当なことを言いたいのだけれども、それが私のプライドを傷つけて、ショックを与えてしまいそうで、言え

ないでいることがあるのかもしれません。そのことで寂しくなって、落ち込んでしまって、この1週間はずっと調子が悪かったのかもしれないですし、私と2人きりで過ごす約1時間がなおさらしんどくなっているのかもしれないですね」

　この解釈的介入の構造を見てみると、「治療者あるいは治療状況への架け橋」を導入口にして、主な治療文脈から入り、適応文脈の象徴を取り上げ、それに収束している派生複合体のイメージを使って治療文脈に対する共感的な理解を伝え、最後に肝心な適応文脈が「空欄」になっていることを「それに似た何かがあって」という表現で伝えています。このようにして、治療者はここに「空欄」があることに気づいていること、それに向き合う準備ができていること、つまり患者のコミュニケーション抵抗に参加して助長するつもりはないこと、しかし同時に患者のコミュニケーション抵抗を尊重はしていること、を伝えているわけです。もしこの解釈的介入が正しいものであったなら、患者は確証反応の1つとして、「空欄」に入るものを直接的に言及してくるか、あるいは「アロマを勧めてくる友人の話」よりもさらにわかりやすい別の象徴的言及をしてくることになるでしょう。

臨床例 9.2での不完全な解釈的介入

　もう1つ臨床例9.2を見てみましょう。ここでも適応文脈である「患者の問題・症状が後戻りしてしまっており、いつまでも変わらない患者に対して、治療者ががっかり、うんざりして見せた」ということは、「以前は助けてくれたのに、今はいつまでも変わらない患者に疲れて、がっかり、うんざりしている彼」のイメージによって比較的よく象徴されていますが、顕在的な言及はありません。ここを起点に生じている患者の無意識的反応のうち病的な部分（＝治療文脈）としては、強い精神病性の不安、希死念慮を伴う強い抑うつ感、時間外に治療者に会いにやってきたこと、治療者へのがっかり感・不信感・拒絶（治療同盟の弱体化）などが主なものになるでしょう。そして、この治療文脈を理解するための派生複合体も比較的十分に展開しています。最後の部分では

第10章　抵抗と介入1　　211

「先生に対しても、同じことだよ」という言葉によって「治療者あるいは治療状況への架け橋」（＝患者が治療者に介入を無意識的に促しているサイン）が出てきていますから、ここが解釈的介入をするタイミングになります。

　今回も適応文脈への直接的言及がないので完全な形での解釈をすることはできません。適応文脈の部分を慎重に「空欄」にしたままの不完全な解釈的介入（＝「言及されていない適応文脈の周りに収束している象徴的素材の選択的な語り返し」）をしていくことになります。

　たとえば以下のように伝えることができるでしょう。

　「そう、私に対しても同じこと。以前は頼りにしていたけれども、今は頼りにならないし、頼りになんかしない、という気持ちになっている。前回の面接の時点から調子が悪くなることがわかっていたと話されていたことからしても、前回の面接での何らかのことが、あなたをここまで調子が悪い状態にさせたのでしょう。

　今日のここまでの話を振り返ってみると、先ほどの彼の話、助けてくれるはずの人が、今はいつまでも変わらないあなたに疲れてがっかりしている、うんざりしている、という話がありました。そんな相手に対して、あなたはあなたが抱えているものの大変さや重大性を理解されていない、大切に思われていないと感じ、遠ざけられていると感じ、がっかりしたし、もう頼りにしないと思ったこと。

　ここでも、そういうような何かがあって、あなたは、私があなたにがっかりして疲れている、うんざりしていると感じたのでしょう。私をがっかりさせるあなたのことを私が信頼もしないし、アテにもしないし、大切でもなくなったと感じたのでしょう。それで、あなたはそんな私にがっかりし、うんざりし、信頼もできないし、アテにもできない、こんな治療には希望が持てない、となってしまったのでしょう。あの夜の狂ってしまうほどの寂しさや不安も、死にたいほどの落ち込み感も、そうした背景があってのことかもしれません」

　ここでも解釈的介入は、「治療者あるいは治療状況への架け橋」を導入口に

して、それに直接的につながる治療文脈から入り、適応文脈の最もわかりやすい象徴を取り上げつつ、しかし「何らかのこと」「そういうような何か」という言葉で適応文脈は空欄のままにしておき、そこに収束する派生複合体のイメージを使って治療文脈への共感的な理解を伝えていく、という形になっています。

臨床例 9.4での解釈的介入

これに対して臨床例9.4では適応文脈が顕在的に言及されています。適応文脈は「治療者が（患者の求めに応じて患者がキャンセルしたときに安否確認の電話をするということをせずに）通常の治療の枠組みを守ろうとしていること」と「適切な沈黙を続けていること」でした。これらの適応文脈は患者が顕在的に言及して強い不満を治療者にぶつけています。この強い不満が主な治療文脈です。それを理解するための派生複合体は、ずいぶんあとになってからではありますが、比較的十分に展開しています。今回は適応文脈が直接的・顕在的に表れていますから、ここからはじめて解釈的介入をしていくことができます。

この場合は一般的に「治療者・患者関係には、治療者のした○○という言動（＝適応文脈）があります。それを患者はこれまでに出てきた象徴的なイメージ（＝派生複合体）のように感じ取り、反応したのでしょう。その結果として言及されたような症状や抵抗（＝治療文脈）を生じたのでしょう」という形を取ることになります。

たとえば、以下のように伝えることができるでしょう。

「こうしてみると、私があなたの求めどおりに電話をすることや、求めどおりに何かを喋るようになることで、あなたと私にはヒトラーとその愛人の関係のような奇妙な安心感が得られるのかもしれません。安心ではあるのですが、独裁者と独裁者に囲われている愛人という関係性です。しかし、そうではなく、私があなたの求めに応じて電話をしてあげないことや、こうして黙ったままでいることで、あなたには、あなたのことをもはや愛人扱いしな

くなり、むしろ邪魔扱いするようになってしまったお父さんのことが思い起こされて、あるいはもっと、私のことをユダヤ人であるあなたを迫害してくるヒトラーのように感じて、私からすごく迫害されているように感じてしまい、だからこれほどまでの強い不安と不満と怒りの気持ちになっていたのかもしれないですね」

　適応文脈が顕在的には言及されていないときに比べて、この臨床例では顕在的に言及されているので、ここを起点にして解釈的介入はずいぶん簡単になっています。そもそも患者が適応文脈に顕在的に言及してくるときというのは、患者のコミュニケーション抵抗がよほど低いときであり、治療者からの解釈的介入を受け入れる用意もかなりできているときだと考えてよいので、さらに解釈的介入は容易になります。

　こうして、適応文脈が直接的・顕在的に言及されている場合も、直接的・顕在的言及はなくて象徴的にだけ言及されている場合も、いずれにしろ適応文脈を起点にして、患者がどのような無意識的な反応を生じたかを派生複合体を読み解いて説明し、最終的には治療文脈への共感的な理解を伝えていく、という形になる点では同じです。そして、解釈的介入は常に共感的な理解を伝えていくものであるということは非常に重要です。特に「抵抗解釈」において、それが患者の抵抗に対する共感的な理解を伝えるものになっていないと、患者は自分の問題を一方的に突きつけられている、責められている、治療者は問題解決に寄り添ってくれていないと無意識的に感じ、治療に対してより抵抗的・反治療的な反応を起こしてしまうリスクが高まるからです。

　さらに、共感的理解が説得力を持つためには適応文脈を取り上げることが必須です。「患者が治療者のことをこのように感じ、このように反応したのも、この特定の適応文脈をこのように捉えていたことに照らしてみると、もっともなところがある」という形をとれるからです。適応文脈が含まれていないと「患者は治療者のことをこのように感じ、このように反応している」で終わってしまうため、この介入はあまり共感的なものには感じられないでしょう。適応文脈が解釈的介入を行ううえで必須の要件になっている理由の1つはここにあります。実際、上記の3つの臨床例に対する解釈的介入から適応文脈を扱っ

ている部分を省いてみると、その雰囲気がよくおわかりになると思います。それはもはや共感的理解を伝える介入ではなく、患者が治療者に対してネガティブな反応をしていることを突きつけているだけの直面化的な介入になってしまうのです。

解釈的介入をしたあとで、しっかり沈黙・傾聴を続けること
――患者からの確証反応、あるいは非確証反応を受け取ること

治療者が行う解釈的介入の機能は、患者が適応文脈に対して症状や抵抗という非適応的な反応を起こして治療的な前進が難しくなってしまっているときに発揮します。その非適応的な反応に対する共感的な理解を伝えることで（洞察）、そして患者自身はうまく取り扱えないでいた問題を治療者は適応的に取り扱って見せることで（取り入れ同一化されるべきモデルの提示）、患者の治療的な前進を促します。治療者は、解釈的介入をしたあとで、その介入が本当に意図された機能を果たしているかどうかを、続く患者の自由連想の中にしっかりと見極めていく必要があります。治療者が行った介入が正しかったか間違っていたかを確認する作業が常に伴われていないと、治療者の介入はすぐに独善的なものになってしまうリスクが極めて高いからです。

では、治療者は自分のした介入が正しかったか間違っていたかをどのように確認していったらいいでしょうか？　患者からの意識的・顕在的な同意や不同意は信用できないものであることは、これまでの議論からおわかりだと思います。意識的思考システムの出す答えはその人の情緒的反応を表現する手段としてはまるで信用できないものであるために、ここでもまた無意識的思考システムの派生物による、象徴的コミュニケーションの解読による確認をしていくことになります。このため治療者は介入をしたあとで、患者からの派生的・象徴的コミュニケーションを受け取るために、少なくともしばらくの間は再び注意深く沈黙・傾聴を続けていく必要があります。

確証反応
治療者の介入が正しいもの（患者の治療的前進を促進するもの）であったと

第10章　抵抗と介入1　　215

きに、患者が示してくる確証反応には、（1）洞察の結果として、これまでにはなかった理解が進み、それまではバラバラに見えていた派生複合体にまたさらに新たな意味が見えてくるような新たな連想が加わること（cognitive validation）、（2）治療者の機能のポジティブな取り入れ同一化の象徴として、理解のある人、建設的なことができる人、何かを適応的に取り扱うことができる人、何かの成長・発達・発展を促進することができる人などのポジティブな人物像（患者自身の話であることも少なくない）の話をしてくること（interpersonal validation）という2つの要素があります。治療者が介入のあとで患者からこのような派生的・象徴的コミュニケーションを受け取ることができたら、治療者はひとまずは先ほどの介入が正しかったものとして考えてよいでしょう。

　しかし、安心はできません。治療者の介入が正しいものであったときには、患者は洞察を進めることになりますので、さらに次の不安を引き起こす問題に向き合っていくことになるのです。つまり、治療的退行がより促進されることになり、それに伴う不可避的な不安が出てきます。この不安に対する反応として、患者も治療者も、せっかく得られた治療的な前進を後戻りすることを無意識的にしがちですので、要注意なのです。

　非確証反応
　治療者の介入が間違ったもの（患者の治療的前進を促進することにはならず、むしろ逆に反治療的な働きかけになっているもの）であったときには、患者は続く自由連想の中に非確証反応と呼ばれるネガティブなイメージを象徴的に出してくることになります。典型的には、物事に気づかない人、理解のない人、すべき仕事をしない人、助けにならない援助者、余計なことをしてかえって物事を悪化させる人、悪い親、などのネガティブな人物像が出てきます。これらのネガティブなテーマが出てきたときには、治療者は先ほどの介入が間違っている可能性を強く疑って、振り返ってみる必要があります。

　多くの場合、患者はそれに続く自由連想の中で、治療者が間違ったところ、理解し損ねたところをもう1度別の象徴的コミュニケーションで提示してきます。患者は非常にしばしば、このようにして治療者にセカンドチャンス、サー

ドチャンスを与えてくるものなので、治療者は理解し損ねていたところを理解しなおした時点で、次の解釈的介入をすることができるでしょう。一般的に、治療者による間違った介入が新たな大きな適応文脈となり、患者がそれに対して大きく病的に反応することがなければ、治療者の間違いを患者が無意識的にとらえたところは象徴解釈して言語的に伝える必要はありません。患者からしてみたら、治療者に「あなたは、私が間違えたところを正確にとらえ、役に立たない、助けにならないと感じましたね」と言われたところで、少しも治療的な助けにはならないからです。それよりもむしろ、先ほどとらえ損なったところをしっかりとらえなおして、それを共感的な理解として伝え、やるべきであったやり残している仕事をやり遂げたほうがよいのです。

　さて、治療者が介入をしたあとで、患者の自由連想の中にどのように確証反応あるいは非確証反応が表れてくるか、そしてそれを治療者はどのようにさらに治療的に利用することができるのかを、いくつかの臨床例を挙げて見ていきましょう。

臨床例 10.1

　患者は20代後半の独身女性で、思春期以降の慢性的な抑うつ気分、情緒不安定、対人関係の不安定さ、解離症状などがあり、週1回50分の精神分析的精神療法を始めて半年ほど経っていました。1ヵ月ほど前に、患者の症状が非常に不安定になっていたこともあり、患者の定期面接の曜日が祝日で休みになるはずだった日も、臨時に定期面接を入れたことがありました。患者はそのことを喜び、助かったと話していました。

　そうした背景があり、次週も患者の定期面接のある曜日が祝日となっている今回のセッションです。

患者：来週は、またこの時間が祝日ですね。

　最近実家の母が私に優しくしてくれるのですけど、母が自己犠牲的に、自分のすべてを投げうって、私のために……という態度をとってくると、私はどこか自分が惨めに感じるし、余計に母に話せなくなってしまうのです……。

　きっと母のそういう態度は、母親の再婚相手が幼少期の私に性的虐待をしていたということに対する罪悪感からなのだと思うのです。だけど、それで

母が「あなたを1人にしておくのが心配だから」と言って、私と一緒にいようとして、実家のすべてを売却して、私のところに来ようとしているのは……。そうすることで、母は住んでいる家も、慣れ親しんだ土地も、親しい友人たちも、すべて私のために失うことになるのです。

　そんなことをさせている罪悪感から、私はかえって母に何も言えなくなってしまうので、かえってよくないのです。それに、母のそういう態度は、私を「可哀想な子」だと見ていることを意味しているのです。そういう、対等ではない関係のために、私は惨めに感じてしまう。それも嫌なのです。

　……先生にも、ここで話せないのも、似たようなものかもしれませんけど。

　いつものように、ここに出てきている治療文脈から考えてみると、母親との葛藤や罪悪感・惨めさなどのネガティブな情緒的反応などの症状もありますが、最重要・最優先なのは「先生にも、ここで話せないでいる」という治療への抵抗でしょう。

　適応文脈は例によって（患者自身「話せない」と、コミュニケーション抵抗があることに直接的に言及していることからもわかるように）コミュニケーション抵抗によって直接的・顕在的には言及されていません。しかし、冒頭で「来週は、またこの時間が祝日ですね」と患者が治療者に伝えていることから、すぐに治療者には前月の祝日の日には臨時に治療面接を行ったことが思い出されてきます。これが適応文脈かもしれないと軽く仮説して、続く自由連想を見てみます。続く自由連想のテーマを抽出すると、ここにあるのは、自己犠牲的に相手に優しくしすぎる人の話、それは自分のすべてを投げうって相手のために、と表現できるほどいきすぎたものであること、そこまでさせてしまっている罪悪感からかえってコミュニケーションに抵抗を生じてしまっている人の話、相手に「可哀想な子」として下に見られ、対等ではないかかわり方をされることで、かえって惨めさを感じてしまう人の話、などがあります。これらすべてのイメージは、上記の適応文脈を想定すると、そこにひとまとまりに収束していくことが感じられると思います。

　どうやらこれが適応文脈だと考えてよさそうですし、派生複合体の展開もままあ十分です。あとは解釈的介入をするタイミングなのですが、この話題の

最後になると、患者は「先生にも……」と顕在的に治療者に言及しています。これは抵抗という治療文脈への言及であり、同時に「治療者あるいは治療状況への架け橋」であり、患者による治療者への介入への無意識的な促しであると見ることができますから、治療者はここで介入すべきです。ただし、適応文脈は直接的・顕在的には言及されていないため、適応文脈の部分を慎重に「空欄」にしたままの不完全な解釈的介入＝「言及されていない適応文脈の周りに収束している象徴的素材の選択的な語り返し」をしていくことが最善です。

> ### 臨床例 10.1（続き）
>
> **治療者**：ちょうど1ヵ月前と同じように、またしても来週のこの時間は祝日で本当だったらお休みになるわけですが……。先ほどのお母さんの話と似た何かがあって、私に対してかえって話しにくくなっているのかもしれません。
> 　そう思ってここまでの話を振り返ってみると、私の何らかの行動は、あなたのお母さんのあなたに対する「1人にしておけない」という心配か、過去の罪悪感か、可哀想という思いか、何かしらそのようないきすぎた気持ちのために、お母さんが自己犠牲的に、すべてを投げうって、あなたと一緒にいようとしていることと同様に、あなたにとっては、かえってそうさせていることの罪悪感を抱かせ、かえって対等ではない感じにさせられ、惨めな思いにさせられてしまう、……そういう面があったのかもしれません。そのせいで、ここで私にもかえって話せなくなっているのかもしれません。

「言及されていない適応文脈の周りに収束している象徴的素材の選択的な語り返し」という介入がだいたいそういう形をとる（とらざるをえない）ように、ここでもまずは治療文脈であり「治療者あるいは治療状況への架け橋」である、患者が治療者に対してもコミュニケーション抵抗を生じていることを取り上げて、ここを導入口にして介入を始めています。そして「顕在的には言及されていない適応文脈」を象徴しているイメージ群を持ってきて、これらのイメージ群が「空欄」になっている適応文脈に収束している感じを伝えています。あとは、派生複合体に象徴されている重要なテーマである、患者が治療者に自己犠牲的に行動させていることの罪悪感と、こうして治療者が患者のことを「可哀

第10章　抵抗と介入1　　219

想な子」のように扱っていることでの対等ではない感じと惨めな気持ちという反応を起こしていることを説明し、そのためにコミュニケーション抵抗を生じているのだという共感的な理解を伝えています。この解釈的介入が正しければ、患者は今のところ「空欄」にされている適応文脈について、それを直接的・顕在的に言及してくるか、あるいはこれまでよりもさらにわかりやすい象徴で表現してくるでしょう。さらに、ここまでのところではわからなかった、これまでのテーマやイメージにまた別の意味を与える何かが見えてくるようになるはずです。さて、患者はどう反応するでしょうか？

> **臨床例 10.1（続き）**
>
> **患者**：1ヵ月前、先生が私のために、自己犠牲的に、自分のものを投げうってこの時間をつくってくれたことを、……私は一方では喜んでいましたが、一方では嫌でした。
>
> 　それは、当時母からの愛情を感じられずに寂しい思いをしていた私が、愛情を求めて、私を可愛がってくれる人を失うのが怖くて、1人になるのが怖くて、自分の性という自己犠牲を払って、母の再婚相手に抱かれにいっていたのと同じだと思うのです。いけないことだと思うのです。母の再婚相手が私にしてきたように、今度は私が自己犠牲を払おうとしている相手を、そのすべてを食いつくしてしまうまで、破壊的に甘えてしまうと思うのです。
>
> 　だから、来週のこの時間が祝日で面接がお休みになることで、私はまた不安定になるかもしれないです。でも、だからといって先生には一線を踏み越えてほしくない気持ちもあるのです。この先、私はもっと先生に一線を踏み越えさせようとすると思うのです。だからこそ、先生にはしっかりしていてほしいのです。今まで私の治療をしてきた先生たちは、皆私のことを「可哀想な子」だと思っていましたし、そう言ってきました。そういうスタンスではないのは、先生だけだったのです。だから、私は、先生とだったら、この治療をやっていけるのではないかという希望を持っているのです。
>
> **治療者**：わかりました。私自身が、そしてそれが象徴する過去のあなたが食いつくされてしまうことがないように、変な自己犠牲などしないように、しっかりと引くべき一線を守っていくことが必要なのですね。そう理解したうえで、今度の休日は面接をしないようにしようと、次回は2週間後にしようと、思います。

220

予想どおり、患者は自分から先ほどの解釈的介入では「空欄」になっていた適応文脈に顕在的に言及してきました。さらに、ここまででは予期・予想されなかったこととして、治療者の前月のような自己犠牲的な行動は、患者が幼少期に養父（生育歴上の重要な他者への言及）にしていたのと同様の近親姦的な愛情希求の表現であり、不適切・病的なつながりを求めるのを同じことなのだ、という患者から治療者への無意識的な解釈が伝えられてもいます。また、患者は治療者に対して、それは「いけないこと」だと明確な修正モデルの提示をしています。患者自身、それはいけないことだから、治療者にもしっかりしてほしいと明確に伝えており、患者自身がポジティブな人物像として出てきています。これまでのテーマやイメージについて、別の角度から見た別の意味合いに気づけるようになっていますし（洞察）、患者自身の姿としてですが、ポジティブな人物像も表れています（治療者の機能のポジティブな取り入れ同一化の象徴）。これが確証反応です。

　さらにこの例では、患者の抵抗の背景には治療者側の反治療的な行動（＝逆抵抗）があったことが理解されてきましたから、その理解と患者からの修正モデルの提示にしたがう形で、治療者は「今後は休日に臨時面接をすることはやめる」という行動変容（＝枠組みの修正）をしています。このように患者の抵抗や症状の背景に治療者側の反治療的な行動の影響があることが理解されてきたときには、治療者が行う介入は単純な解釈的介入だけでなく、それに加えて枠組みの修正という治療者側の行動変容が必要になってきます。

　確証反応について、もう１つ例を挙げてみます。

> ### 臨床例 10.2
> 　患者は40代の既婚女性で、慢性的な抑うつ・空虚感、対人緊張・対人不安、強迫症状などがあり、週１回50分の精神分析的精神療法を行って、もう１年ほどになっていました。ここ最近の治療面接の中では、患者の自己愛的な傷つきやすさの問題がテーマになっていました。前回のセッションでは、治療者が少しでも患者の気持ちを外してしまうと、たとえそれがほんの少しの至らなさだったとしても、すべてが許せなくなり、治療者に対する信頼感も大切にしたい気持ちも、すべて完全に０になってしまうのだ、という

第10章　抵抗と介入1　　221

こと、それがつらいのだ、ということを話していました。治療者は特に介入
することもなく、ただ沈黙・傾聴を続けていたのでした。

> **患者**：そのあとで、少し気持ちが楽になった気がしていたのですが……。
> でも、家では高校に入ったばかりの長男（他院に通院中）が、毎日のよう
> に「死にたい、死にたい」と言っているのです。このままでは本当に長男は
> 死んでしまうか、一生不幸になってしまうと思うのです。今通っている精神
> 科では駄目なようだから、私が通っている先生のところに転院するように勧
> めたのです。
> でも、そのあとから、イライラしたり、ひどく落ち込むようになったので
> す。自分でもなぜなのだろうと考えようとするのですけど、わからなくて
> ……。
> **治療者**：なぜなのでしょうね？　続けてください。
> **患者**：考えたくないのだと思います。本当は、今日ここに来るのも嫌でした
> ……。

　ここには３つの治療文脈があります。１つめは「今日ここに来るのも嫌でし
た」と述べている抵抗への顕在的な言及です。これはわかりやすいと思います。
２つめは息子を同じ治療者に治療してもらおうとしていることです。これがな
ぜ「抵抗」という治療文脈なのかすぐにはわからない人もいるかもしれません。
しかし、患者によるこの行動は、治療における守秘性とプライバシーという治
療の枠組みを崩すものであり、一般的に治療の枠組みを崩す・逸脱することは
「粗大な行動的抵抗」と見ることができます。そして、３つめに、患者が息子
に同じ治療者との治療を勧めたあとから、イライラや落ち込みなどの症状的な
反応を生じていることです。なぜ患者がこのような行動に出ているのでしょう
か？　なぜイライラや落ち込みなどの症状を生じているのでしょうか？　そし
てこの行動や症状にはどのような意味合いがあるのでしょうか？　それをここ
から続く派生的コミュニケーションの中に読み取っていく必要がありますから、
治療者は派生的コミュニケーションの展開を促すためにも、沈黙・傾聴を続け
ていく必要があります。
　今の時点では、患者がこのような治療文脈を生じている背景にある適応文脈

は全くわかりません。このためにも、治療者は沈黙・傾聴を続けていく必要があります。

臨床例 10.2（続き）

患者：全然話が変わるのですが、いいですか？

　私はそれまで私が使っていた私の部屋を、次男と同じ部屋ではなくて1人で落ち着きたい、と訴えていた長男に譲り与えたのです。でも、その後になって……。家に居場所のない私にとって、私の部屋の中は、唯一の自由になれる大切な場所だったのです。それを長男に譲ったことで、大切なものを彼に取られたような、とても嫌な気持ちになったのです。たかが部屋のことでこんな気持ちになるのも変なのですけどね……。

治療者：あなたが息子さんに私とのこの治療の場所を譲り与えようとしていることも、まさにそうなのでしょう。あなたは息子さんを愛おしく思い、このままだと死んでしまうか一生不幸になってしまうかもしれない息子さんのために譲り与えようとしているのでしょうが、この治療の場所は、これまで居場所のなかったあなたにとって唯一の自由になれる大切な場所でもあったのでしょう。その意味で、息子さんにここへの転院を勧めたあとで、大切なものを彼に取られたような、とても嫌な気持ちになったのでしょう……。

　治療者が沈黙・傾聴を続けたことで、患者は象徴的・派生的コミュニケーションのモードに移っています。ここに出てきているテーマは「自分のものを困っている誰かに譲り与えること、しかし譲り与えたものはその人にとっても唯一の大切なものだったので嫌な気持ちになったこと」となっています。これは容易に患者のものであるはずの治療者・治療の場を、患者が息子に譲り与えようとしていることに結びつきますから、その患者の提案を治療者も受け入れるだろうと患者が予測していることを適応文脈として解釈的介入を組み立てることができます（本来的には、そもそもなぜ患者がこのような行動に出たのか？その背景にあったはずのさらに前の適応文脈がわかることができればよりよいのですが、この時点では、そこまではわからないので踏み込めないのです）。

　ここで治療者は、実際にそのような解釈的介入を行っています。治療者が介入を行うと、今度はそれがもう1つ新たな適応文脈になりますから、治療者が

第10章　抵抗と介入1　　223

しっかりと沈黙・傾聴を続けていけば、患者はこの新たな適応文脈をどのように無意識的にとらえて反応しているかを象徴する派生的コミュニケーションをしてくるはずです。

臨床例 10.2（続き）

患者：優しい大人に「ほんとは嫌なんだよね？」と聞かれて「うん」と答える女の子の、ドラマのワンシーンを思い出しました。でも、とても悪いことだと思うのです、そんなことを考えるのは。（沈黙、しばらく泣く）
　でも、私がそんなことは一言も言っていないのに、長男は「本当は僕がお母さんの部屋にいることを邪魔だと思っているんでしょ？」と言ってきたのです。「そんなことないよ」と言ったものの、でも、図星だったんです。私はそんなこと言葉にしたことはなかったのに、彼には伝わっていたのです。息子にはそういう他人の気持に敏感でよく気づくところがあるのです……。

理解のある大人、他人の気持ちに敏感でよく気づくことができる人、などのポジティブな人物像の描写が続きます。先ほどの治療者の介入を、患者がそのように捉えたことの象徴です。ここで今回のセッションは終了になっていますから、確証反応のうち「治療者の機能のポジティブな取り入れ同一化の象徴」であるポジティブな人物像の描写はありますが、もう1つの洞察の結果として出てくるはずの新たな意味合いの出現は未展開です。これについては次回、あるいは次々回のセッションでどうなるかを見ていく必要があります。

臨床例 10.2（続き）

　その後、患者の長男は、結局、その翌週に治療者の外来に初診としてやってきました。しかし、治療者にはその前に患者と話した内容もありましたし、そうでなくても、親子を同じ治療者で見ていくのはプライバシーと守秘性の観点から好ましくないと、その理由を説明して長男の治療は断り、そのかわり信頼できる医療機関を紹介したのでした。そうした一連の出来事が終わったあとでの、次のセッションです。

患者：今日は来たくなかったです……。なぜ、先生は長男の治療を断ったのですか？　それは、私も前回の面接の内容がありましたから、頭ではわかります。でも……。

（長い沈黙）……先生は正しかったのだと思います。実際、先生に前回の面接であのように言ってもらって、私は今までにないほど大切にされていると実感しましたし、とても安心した、平和な気持ちになったのです。

でも、それは数日しか続きませんでした……。そこから先は、私に対する傷つけられ感と怒りとでいっぱいになっていました。長男を良い先生のいる病院に紹介することで、先生は良いものを与えられたのだと思います。先生は長男のことも大切にしましたし、良いものを与えました。そのうえ、私のことも大切にして、良いものを与えてくれたのです。でも、私が長男に与えようとしていた最高に良いものは、台無しにされてしまったのです。先生は、自分が大切に思っている人のことを理解し、良いものを与えて、守ることができました。でも、私は、自分が大切に思っている人を理解することもできず、ただ混乱させて振り回してしまい、何１つ良いものを与えることができなかったのです。

　患者の提案を治療者が断ったことを、患者は「今までにないほど大切にされていると実感した」と意識的にも気づいたことを話しており、さらに確証反応に「意識的洞察」が追加されています。そして、そのあとで治療者に対する強烈な羨望envyがあること、それと比較しての自分自身への強烈な劣等感があることを話しています。このような心の動きがあることを患者はこれまでには全く気づいていませんでしたから、全く新しい洞察です。さらに、そもそも患者が治療者に息子の治療を引き受けさせようとした無意識的な理由がここにあることが示唆されます。つまり、患者は治療者が患者と同じように相手を大切にすることに失敗するということでの一体感、そして治療者と患者が２人で一緒に息子のケアに当たることでの一体感を得ようとしていたこと、そうすることによって患者と治療者との違いによる羨望・劣等感を帳消しにしようとしていたこと、が示唆されるのです。

　このように、治療者の介入が正しいものであったときには、患者は洞察が進んだ結果として、さらに先にある問題に向き合っていくこと（治療的退行）に

なります。今回はこれが患者の自己愛の問題だったのです。このため治療者による介入が正しいものであったときに、確証反応としてのポジティブな反応のあとに、すぐに続けて治療的退行によるネガティブな感情が出てくることもあるので、治療者がそれにひるんでせっかく得られた治療的前進が後戻りしないように十分な注意を払う必要があります。

　今度は治療者による介入が間違っていたときの非確証反応の例を見てみましょう。

臨床例 10.3

　患者は40代の既婚女性で、慢性的な抑うつ気分、空虚感、対人関係の不安定さ、家族内葛藤などの問題があり、週1回50分の精神分析的精神療法を続けて2年ほどになっていました。

　最近の面接の中で患者は中学生の娘に対して「娘のことは自分が全て知っている」「自分のことのように完璧にわかっている」という自己愛的で万能な態度をとっていたことが少し崩れてきていること、しかしそれでもその万能的な態度にしがみつこうとしていることを話していました。しかも、患者のこの娘に対する自己を理想化／万能化した態度は、患者が治療者のことを「なんでも知ってくれている、なんでもわかってくれている」と理想化／万能化している態度とパラレルにあることが治療者には感じられており、治療者はこれが解消されそうでされていかないことに強いフラストレーションとうんざりする感覚を抱いていたのでした。

　そうした中で、前回のセッションでは、患者が娘に関する問題を万能的に扱えなかったという話をしたときに、治療者は「私があなたのことを万能的に理解できず万能的に助けることなどできないのと同じように、あなたも娘さんのことを万能的に理解できず万能的に助けることなどできなかったのですね」というようなことを伝えました（つまり、治療者は自分自身のフラストレーション、待つことのできなさから、患者の治療者に対する理想化を意図的に幻滅させようと急いでしまったのです）。

　それに対して患者はすぐにネガティブに反応し「いつもの先生らしくなく、早すぎると思います」と訴えました。

ここでの治療者の介入は、明らかに間違った介入です。介入の要件もそろっていないですし、患者からの介入の無意識的な要求も促しもない中で、患者の治療ニーズにしたがって介入したというよりも、治療者自身のニーズから介入をしてしまっています。簡単にいうと、患者が万能でないように、治療者も万能ではない、いい加減にその現実を受け入れろ、と一方的に迫っているのです。これはとても共感的な理解を伝える介入といえるものではありません。患者が顕在的にもネガティブに反応するのはもっともなことです（ただし、患者が治療者の間違った介入に対して顕在的にネガティブに反応することは例外的です。多くの患者は表面的・顕在的にはネガティブに反応せず、むしろ自己欺瞞的にポジティブに反応することさえあるものなのです）。

　このような場合、治療者は患者のこのようなネガティブな反応をしっかり受け取り、自分自身の問題を振り返り、もう1度沈黙・傾聴の基本的な態度に戻るべきです。ところが、以下に続く実際のセッションでは、治療者はここで沈黙・傾聴の態度に戻ることができず、患者からのネガティブな反応をさらに患者に押し戻すような対応をしてしまいました。

> ### 臨床例 10.3（続き）
>
> 　これに対して治療者も応戦し「早すぎてしまうことも仕方ないでしょう。そこまで完璧に、万能的に、あなたの気持ちに合わせてタイミングをはかることも、本当はできないのです」などと畳みかけたのでした。
> 　それに対して、患者は明らかに不満と不信感を強め、治療に対して非協力的な態度をするようになり、信頼できない歯科医の話をしました。治療者はこれを治療者の象徴として解釈しようとしましたが、うまく扱えずにいました。
> 　そうした背景での今回のセッションです。
>
> **患者**：今は通っている矯正歯科のことばかり気にしています。もういろいろな不信感を生じてしまっていて、これから何年も苦痛を伴うことが明らかな治療に、あの医者と本当に一緒にやってけるのか疑問なのです。
> 　思い返すと、最初の頃からおかしいなと思うところはあったのです。でもその歯医者は歯科治療と矯正についてはほかの誰もやらない独特の方法と技

第10章　抵抗と介入1　　227

術があって、それに対してはすごくプライドを持ってやっていたのです。私も最初はそれを信じていました。

　患者は「歯医者」という治療者を比較的簡単に連想させる象徴を使って、治療者に対する不満・不信感があること、「これから何年も苦痛を伴うことが明らかな治療を、本当にこの治療者と一緒にやっていけるのか疑問だ」ということを象徴的に訴えています。これは象徴的に言及されている治療への抵抗感であり、重要な治療文脈です。

　この時点では適応文脈の同定もできていませんし、派生複合体の展開もほとんどないですから、治療者は今度こそ沈黙・傾聴を続けていくことで、患者からの派生的コミュニケーションを促していくことが必要です。

臨床例 10.3（続き）

患者：でも、最近トラブルがあったときの彼の対応を見て、疑問を持ったのです。私が治療に関してうまくいっていないところを指摘したら、自分の仕事にケチをつけられたことに腹を立て、自分の持論をまくしたてるだけで、少しも私の話など聞いてくれなかったのです。その先生は治療の説明をするときも、本当に患者に理解させようとしてそうするのではなくて、自分の技術のすごいところを見せびらかし、称賛されたいだけなのです。逆に、自分にとって都合の悪い話や、欠点が見えてしまう話は全く聞こうとしないのです。「え？」と疑問に思うことすら言わせてくれないのです。結局、彼にとって治療の時間は自分のプライドを保つための、自己満足の時間でしかなくて、そうやって患者たちの治療ニーズをないがしろにしている不誠実さに、私は疑問を持つようになったのです。こんな人とは長く続く治療を一緒にはやっていけないのではないか？　って。

　あれ？　そういえば先週もこんな歯医者の話をして、そうしたら先生がここでの治療のことを何か言われましたよね？

　患者はコミュニケーション抵抗を緩めて極めてイメージ性・物語性のある話を展開しています。ここに出てきている話のテーマを抽出すると、患者とトラブルがあったときの対応に疑問がある医者の話、治療のうまくいっていないと

ころを患者に指摘されたことで自己愛的に傷つき、怒り、自己弁護的に自分の意見をまくし立てるだけで患者の話を聞かなくなる医者の話、患者の治療ニーズよりも自分の自己愛的なニーズを優先する医者の不誠実さ、そのような医者との治療に抵抗感があるという話、……です。ここまでわかりやすい象徴的コミュニケーションが出てきたら、治療者は前回のセッションでの治療者・患者関係でのあのやりとりを思い出すはずです。これが適応文脈です。すべて前回のセッションでの治療者の介入に対する非確証のイメージですし、その治療者の言動にどのような意味合いを患者が無意識的に読み取ったのかまで象徴的に示されています。

　さらに、最後の部分では「治療者あるいは治療状況への架け橋」が出てきていますから、治療者はここで解釈的介入をすべきです。

臨床例 10.3（続き）

治療者：そう、そのことですよね。おそらくあなたは私に対しても、今の歯医者の話と似たような不信感を持っていて、だから治療に対して抵抗感を生じていたのだろうと、今の話を聞きながら私は感じていました。今の話には、本当は患者の治療ニーズに応えるべき治療のはずなのに、治療する側のニーズが優先されていること、治療する側のプライドを保つための道具になっていること、自分のすごい技術を見せびらかし称賛を得たいという自分勝手な欲求に使われてしまっていること、そのために患者の気持ちを平気でないがしろにしてしまうという不誠実さがあること、などの話がありました。あなたは、ここで起こってきた何らかのことで、私に対してまさにそういう気持ちを持ったのでしょう。

患者：前回のセッションで私が先生に「早すぎる」と訴えたときに、先生が即座に畳みかけるように「早すぎたことは仕方ないことです」とばっさり切り捨てたことを思い出します。あのときからです。私の先生に対する何かが変わってしまったのは。

　父の病院で働いている看護師たちのことを思い出します。独善的で横暴な父のもとで働いている彼女たちは、父から「え？」と思うようなことを畳みかけるように言われても、「え？」とさえ言えずにしたがっているのです。私には、良くも悪くも、できそうにありません。あの歯医者にも信奉者はい

て、治療のすべてを彼にお任せする患者もいるのでしょう。父にも信奉者が
いて、ムチャなことを言われてもしたがうことができるのでしょう。でも、
私にはそこまで盲信することが、良くも悪くもできないのです。

　ここでの治療者の介入は、適応文脈が顕在的には言及されていないので、そ
の部分を慎重に「空欄」にしたままでの不完全な解釈的介入（＝「言及されて
いない適応文脈の周りに収束している象徴的素材の選択的な語り返し」）とい
う形になっています。
　それに対する患者の反応は、そうした場合のほぼ理想的な確証反応である、
「空欄」となっていた適応文脈に顕在的に言及するものになっています。さら
に、自己愛的な父親のイメージという患者の生育歴上の重要な他者への言及も
出てきており、適応文脈である治療者の患者に対する自己愛的な振る舞いが父
親と患者との病的な関係性の再演であり、つまりは狭義の転移（＝患者から治
療者への一方的な投影と歪曲）ではなく非転移（＝治療者の言動には、多かれ
少なかれ、父親の自己愛的な振る舞いと似たところがあったという現実）であ
ったことを示唆しています。そして、患者自身の話として、独善的で横暴な相
手の無茶な要求に対して盲信・盲従することはできないというポジティブな人
物像への言及（患者の過去においては自己愛的な父親に対して示すことができ
なかったポジティブな態度です）も出てきています。この確証反応と先ほどの
非確証反応の差は明らかでしょう。
　もう１つ挙げてみます。

> ### 臨床例 10.4
>
> 　患者は40代の既婚男性で、慢性的な抑うつ気分、身体化症状などがあり、
> 精神科クリニックに併設されているカウンセリングルームで週１回50分の
> 精神分析的精神療法を続けていました。このカウンセリングルームは精神科
> クリニックとは別に運営されている形をとっているものの、実際には精神科
> クリニックの紹介でカウンセリングルームに通うことになった患者は例外な
> く精神科クリニックでの診察を受けなくてはいけない内部の決まりになって
> いました（いわゆる抱き合わせ販売です）。このため、患者は毎週カウンセ

リングのあとで精神科クリニックでの診察を受けるという形をとっていました。

患者：ちょっとすみません、風邪が長引いていて喉が痛いので、トローチをなめながらでよいですか？　クリニックで処方してもらったものです（と言いながら、トローチを口に入れる）。でも、こんな気休めではいけないと思うので、来週にはちゃんとした内科に行きますから、来週の面接はキャンセルさせてください。

前回、クリニックの診察のほうで、うつ病の症状が悪いから抗うつ薬を使いましょうと言われました。

私たちは夫婦で自営のデザインの仕事をしているのですが、妻がずっと横にいるので、存在自体が邪魔です。1人でいるときは、パソコンに向かって創作活動をしていられるのに、隣に妻がいると、のぞき込まれるわけでなくても、創作活動をする気になれないのです。いつも妻が一緒にいる、という状況に疲れてしまって、何もする気が起きなくなっています。

経済的には厳しいのですが、1人になりたいので、本当は妻とは別々の独立した事務所があればいいと思うのです。そうすれば、少しは創造的になれるかもしれないのに。

どうしたらいいですかね？

まず治療文脈ですが、最重要・最優先なものは次回のキャンセルでしょう。内科を受診するためと言っていますが、わざわざ治療面接の予定されている同じ日にそうする必要性はないでしょうから、何かの理由があって治療に対する抵抗を生じているのです。ほかに治療文脈としては、抑うつ気分や「創造的になれないこと」、そしておそらく心理的な背景のある身体化症状（喉の痛み）が挙げられるでしょう。

適応文脈の同定はどうでしょうか？　患者はわざわざ治療者の前で「クリニックで処方してもらった」と言ってトローチをなめて見せています。この行動は治療者に容易にこの治療がクリニックの診察と抱き合わせ販売になっていることを思い起こさせますし、さらにおそらく心理的な背景があると思われる症状に対して効きもしない「気休めの」薬を使っていること（抗うつ薬の処方）を思い起こさせるでしょう。さらにテーマを抽出すると、ずっと一緒にいよう

第10章　抵抗と介入1　　231

とする第三者の存在によって患者の創造性が損なわれ、やる気を失わせている、という話になっています。つまり、患者は治療者との治療面接を受けることに毎回一緒についてくるクリニックでの診察をそのようにとらえていることを象徴しているのです。

続く話の中には、しっかりと創造性を発揮して仕事に取り組むためには、経済的には厳しくなるかもしれないが、独立してプライベートな治療の場を持つようにしたほうがいいのだ、という患者から治療者に対する修正モデルの提示も出てきます。

そのあとで、患者は治療者に何らかの介入を促していますから、治療者はこのタイミングで上記のような理解を解釈的介入として伝えることが必要でしょう。

> **臨床例 10.4（続き）**
>
> **治療者**：クリニックの診察で抗うつ薬の処方をされた話がありました。毎回、ここでの面接のあとでクリニックでの診察や投薬があること、そうした第三者の存在自体が、ここでやっていることをのぞき込まれるわけではなくても、その存在自体が邪魔で、創造性が阻害されてしまうのかもしれないですね。そういう第三者の存在による邪魔が嫌で、1人になりたくて、来週は休みにしたいのかもしれないですね。

この介入の前半部分はおそらく正しいものです。治療者は適応文脈を正しくとらえていますし、それによって患者が治療の中で創造的になることが邪魔されていると感じていることを解釈できています。しかし、後半部分では、そのために患者が1人になりたい気持ちになるのはもっともであり、次回をキャンセルしたくなっているのももっともだ、キャンセルしましょう、という内容になっています。これは大きく読み違えているでしょう。患者が訴えているのは、邪魔な第三者（クリニックでの診察）を排除したい、治療者と患者には独立したプライベートな治療の場が必要だということであり、治療者からも離れて1人になりたいと言っているわけではないはずです。

さて、患者はどう反応するでしょうか？

> ### 臨床例 10.4（続き）
>
> **患者**：子どもの頃、学校の宿題で絵を描いていると、母親が横取りしてしまったのを思い出します。私の作品をなおすつもりで、まったく違ったものにつくりかえてしまうのです。その状態で私に返されても、そこから自分で描こうとしても、ぐちゃぐちゃになってしまう……。
>
> 　大学生時代、私の女性不信を軽くしてくれた友人がいました。私と彼女はよく 2 人で話をしていました。でも、彼女には彼氏がいたので、ずっと私と 2 人きりで話をしているわけにはいかなくて、次第に気まずくなって、お互いに距離をとるようになってしまいました。彼女からしたら、私よりも彼氏との関係の安定を選ばなくてはいけなかったのでしょうが、私にはショックでした。

　まず出てくるのは、「子どもがつくろうとしていたものを途中で取り上げ、全く違ったものにつくりかえてしまい、台無しにしてしまう人」の話、悪い親のテーマです。明らかな非確証反応です。ここに出てくる生育歴上の重要な他者像は、またしても転移ではなく非転移です。つまり「今ここで」の治療者の患者に対する振る舞いが、多かれ少なかれ、患者と母親との病的な関係性の再演になっていたのです。

　次に出てくるのは、「心の問題を軽くしてくれた友人」というポジティブな人物像です。これは治療者の介入の前半の正しい部分に対するポジティブな反応かもしれません。しかし、すぐに「ほかの人との関係の安定を選んで（自己保身のために）、患者から距離をとる人」の話になります。直前の治療者の介入を適応文脈としてみると、この話が意味することは明らかです。先ほどの治療者の介入から、患者は治療者のことを、患者ではなくクリニックとの関係の安定を選んで、自己保身的に、患者から距離をとることをしたのだ、と無意識的に読み取ったのです。これは「先生が私にしたことは、まさにこういうことですよ」という患者から治療者に対する無意識的解釈ともいえます。

　ここまでで治療者による介入のあとで患者からは確証反応あるいは非確証反応が出てくること、それをしっかり受け取るためにも治療者は介入のあとでし

第10章　抵抗と介入 I　　**233**

ばらくは沈黙・傾聴を続けなくてはいけないこと、の重要性を議論してきました。一般に治療者には、自分の考えに過剰な自己愛的な思い入れをする傾向があり、自分の介入が患者に否定されること（患者の自由連想に非確証反応が出てきてしまうこと）を、まるで自分自身が否定されることであるかのように、大きな自己愛的な傷つき体験として受け取る傾向があります。しかし、治療者による患者の無意識的思考に対する理解は、実際にそれを解釈的介入として患者に伝えて、それに対して患者が確証反応を返してくるまでは、ただの仮説でしかありません。ただの仮説を患者からの非確証反応によって否定されたら、どこでどう間違えたのかを振り返りながら（そこに治療者側の病理が働いている可能性が高いのです）、また新たに仮説をつくりなおしていけばよいのです。多くの場合、患者は新たな仮説をつくりなおすのに必要な材料を、セカンドチャンス、サードチャンスとして与えてくるはずです。

介入に含めるべきこと、含めないほうがよいこと
――「何も足さない、何も引かない」の原則

　解釈的介入についてのここまでの議論から、治療者は患者からの自由連想に含まれる象徴的・派生的コミュニケーションを受けて、そこにあるコミュニケーションも、コミュニケーションへの抵抗も、両方とも十分に尊重しなくてはいけない（そうしないと確証反応を得られない）ことがおわかりになっていると思います。これは患者の基本的な自主性・自律性を尊重することです。患者が健康的な形で自分の心の問題に向き合い克服していくためには、自主的・自律的に取り組む姿勢が必要だからです。患者の自主性・自律性に呼応する治療者の姿勢は、患者からのコミュニケーションをすべて尊重することと、患者からの抵抗もすべて尊重することによって表されるわけです。そうした治療者の姿勢は、解釈的介入を行うときに、患者からの素材に対して何も足さない、何も引かない、ただバラバラであったイメージを組み立てて1つのまとまった形にすることだけを行う、という技法上の原則によって具体化されます。
　「何も足さない、何も引かない」とは具体的にはどういうことでしょうか？
　まずは「何も足さない」、つまり技法上介入の内容に含めないほうがよいこ

とから見てみます。治療者は介入を行う材料（象徴的なイメージ）を、今回の
セッションの中で患者が持ち込んできたものだけに限定すべきということです。
過去に患者が話していたこと、（患者が直接的・顕在的には言及していない適
応文脈を含めて）患者の話から治療者側に連想されてきたこと、患者にこうな
ってほしいという期待・願望を伝えること、患者に対する期待・願望の行動化
として患者に意図的に何かを気づかせようとすること、患者の考えや行動に対
する治療者側の評価・価値判断を伝えることなどは、治療者はついうっかり介
入の中に含めてしまいがちですが、すべきではありません。ましてや意図的に
介入として伝えるべきことではありません。

　さらに、患者が拒絶している介入を強引に押し進めることや、繰り返すこと
も同様です。これらの介入は治療者の中立性neutralityという役割・枠組みを
逸脱するものであり、つまりは治療者による逆転移・逆抵抗です。ほとんどの
場合、結果的に反治療的に作用してしまい、患者から確証反応が得られること
はまずなく、むしろ非確証反応が出てきてしまうことになるからです。この意
味でも、治療者は治療面接に入るときに「記憶なく、願望なく、理解しきって
しまうこともなくwithout memory, desire, or understanding」というビオン
Bionが勧めた態度で臨むことが大切になってくるのです。

臨床例 10.5

　患者は30代の既婚女性であり、慢性的な抑うつ気分・空虚感などの問題
があり、週１回50分の精神療法を始め、すでに２年ほど経過していました。
これまでの治療の中ではいくつかの波乱はあったものの、それほど無茶なこ
とにはならず、症状的にも改善してきており、どこか治療者にとっての
「お気に入り」の患者になっていました。

　そうしたなかで前回のセッションでは、これまでには語られなかったよう
な、とぎつく攻撃的で性的な話題が出てきていました。患者はいかに夫に対
してひどいことを言ってきたか、どれだけひどく不誠実な行いをしてきた
か、いかにアブノーマルな空想をして自慰行為にふけっているか、などのこ
とを話したのでした。

　こうした話を聞きながら、治療者はなぜか変に動揺し、どこか不安な気持
ちになっていました。しかし、この不安の理由が特定できずにいたのです。

第10章　抵抗と介入1　235

もしかすると、患者の中にある性に関連した何らかの不安が治療者の中に投影同一化されているのだろうか？　と考え、治療者は「私は、あなたの話を聞いているうちに、何だか不安な気持ちになってきているのですが、あなたの中にも何らかの不安が動いているのでしょうか？」と聞いてみたのです。それに対して患者は「わかりません」とだけ答えたのでした。そうした背景があっての、今回のセッションです。

患者：今日は椅子の位置が変わっていて、先生と近くなっていますね。まあ、先生は近づいても、たがが外れるような人ではないので大丈夫でしょうけど、少し動揺しました。

　今回のセッションでの患者の自由連想の最初に、患者に対する治療者のポジションに変化があること、「近すぎる」と患者が感じていることが出てきます。一般に、こうした治療の設定・枠組みへの言及は、治療者が何らかの（たいていは顕在的に言及されているそれ以外での）枠組みから逸脱したことを象徴しており、それに対する反応として考えていくことができます。治療者が何かの枠組みの逸脱をしたこと、それによって患者が「近すぎる」と感じて動揺したこと。そのような何をいったい自分はしただろうか？　と治療者は振り返ることが必要です。そこから自然と連想されること、自然と思い出されることは、前回のセッションで治療者が患者に自己開示self-revelationという治療者の役割・枠組みから逸脱した行動をしたことです。

　たしかに、前回のセッションの中で治療者の中に生じた不安は、もともとは患者の中にあった不安が投影同一化されてきたものかもしれません。しかし、仮にそれが本当にそうだったとして、治療者が自分の中に生じている主観的な反応だけで患者からの投影同一化的コミュニケーションを解釈すべきではないのです。これは治療者の主観的な感じ方が患者からの投影同一化を忠実に反映したものなどではなく、治療者側の特異反応による可能性も十分にあるからです。さらに、これが患者からの投影同一化を治療者が正確に受け取っているものだとしても、患者からの象徴的・派生的コミュニケーションが十分に展開して、解釈可能な形になるまでは、治療者は治療状況をしっかりと抱え、投げ込まれるものをしっかりと引き受けて自分の中に置いておくことを続けるべきで

あり、性急な介入をして患者に返すべきではないからでもあります。そうした性急な介入は、ほとんどの場合、治療者の患者に対する投影同一化の突き返し・仕返しになってしまうからです。

　こうしたことからも、前回のセッションでの治療者の自己開示的な介入は、治療技法としては不適切なものであった可能性は高く、今回のセッションでさっそく患者はそのことに象徴的・派生的に言及し始めているようです。続きを見ていきましょう。

> ## 臨床例 10.5（続き）
>
> **患者：**（少し沈黙）……私と母とはずっと共依存の関係だったのだ、と最近は思うのです。母は他人を助けることで自分の心にある埋められない思いを埋めようとしているのだと思うのです。でもそれは、自分の思うような結果にならないと強い怒りを招くことになるのです。私もずっと母にしたがってきたのですが、よく考えるとこうやって母に縛られてもいたのです。母は私が母の理想どおりの娘でないと不安になるから、私に「しっかりしたいい人」であることを要求してきたし、私もそれにしたがっていれば安心していられました。
>
> 　でも、その一方で母の嫌う不貞な自分もいるのだということを認めてくれなかったことに傷ついてもいたのです。こんなふうに、自分を助けてくれる人と、自分を縛ってダメにしてしまう人が、同じ1人の人物であることにジレンマを感じますが、それが事実だったのです。

　患者は母親との関係についてのネガティブな思い出を語っており、明らかな非確証反応です。ここに出てくる話の主なテーマを抽出すると、他人を助けることで病的な満足・心の埋め合わせを得ている人の話、助けようとしている相手が自分の思ったとおり・理想どおりにならないと不安になる人の話、助けてくれる相手の理想とは違う部分があることを認めてくれないことに傷ついている人の話……となります。これまでに治療者が知っていた、治療者が理想化していた患者の姿とは違う姿を見せられたときに、治療者が不安になって、そのことを自己開示したという前回のセッションでの出来事を、患者が無意識的にどうとらえて、どう反応したかが、かなりわかりやすい象徴で表現されていま

す。患者を助けてくれるはずの治療者のそのような態度は、治療者の理想に患者を縛りつけようとすることであり、それにしたがっていれば患者も安心していられる面もありつつ、長期的には患者をダメにしてしまうことなのだ、と言っているのです。

> ### 臨床例 10.5（続き）
> **患者**：ところで、先生、先生は私が今週何回自慰行為をしたか知りたいですか？
> **治療者**：続けてください。
> **患者**：（しばらく沈黙）……最近、勤め先の病院の先生に幻滅を感じることがありました。今回、何よりも幻滅と不信感を抱いたのは、その先生が精神的にアブノーマルな人を軽蔑したり恐れたりしていそうなことでした。先日も、強迫的に無意味な質問をしてくる患者さんがいて、先生はその人のことを「あの人には気をつけたほうがいいよ」と言って不安がっていたし、統合失調症の患者さんが来たときも不安がっていました。そうやって自分と違う精神を持つ人を不安がるだけで受け入れられないでいる様子を見ると「医者なのに」と幻滅を感じました。そういえば、私の両親もそうでした。相手が自分の思いどおり、理想どおりでないと不安で受け入れなくなってしまうのです。

さらに患者は「先生は私が今週何回自慰行為をしたか知りたいですか？」という質問によって、想定されている適応文脈がさらにはっきりと思い起こさせることをしています。

それに続けて出てきているのは、患者の勤め先の病院の医師というように、治療者のことをかなり容易に連想できる人物を使って、前回の治療者の自己開示的な介入という適応文脈に照らして、患者が治療者のことをどのように見ているのか、どのように反応しているのかを、さらにわかりやすく象徴しています。あのような、自分が知っているとおり、自分が理想としているとおりとは違う患者の姿、自分とは違う精神を持っている患者の姿を治療者は不安がって受け入れられないでいるのだと患者は感じているのですし、そのような治療者の姿に「医者なのに」と幻滅したのだと象徴的・派生的には言っているのです。

こうしてみると、前回のセッションの中で治療者に生じた不安は治療者自身の自己愛的な問題から生じている不安（相手が自分の理想どおり・思ったとおりでないこと、つまり自分と相手との差異に傷つき、不安になること）だったのでした。それを治療者が自己開示してしまうことで、患者に余計な心理的な負担と不安、自己愛的な傷つきを与えてしまったわけなのです。

　なお、この例で出てきている生育歴上の重要な他者への言及もまた、転移ではなく非転移です。つまり、治療者が何1つ母親のような病的なかかわりなどしていないのに、患者が一方的に母親のネガティブなイメージを治療者に投影して治療者の姿を歪曲してとらえている（＝狭義の転移）のではありません。そうではなく、治療者が母親の病的な態度と似たようなかかわりを、多かれ少なかれ、現実的に患者に対してしたことで、治療者・患者関係の中に過去の病的な相互交流の再演が生じていた（＝非転移）のです。このようなときに治療者が「あなたは、過去のお母さんとの病的な関係があったから、私との関係もそのように歪めて見てしまっているのでしょう」という生育歴上の重要な他者に関連づけた解釈genetic interpretationをするのは、治療者のほうが治療者側の現実的な寄与を否認して現実歪曲をしてしまっていることになり、反治療的です。より適切な解釈的介入は「私がこのような言動をしたことで（＝適応文脈）、それと似たあなたのお母さんとの病的な関係の思い出が、あなたには思い出されてきたのでしょう」あるいは「私のこのような言動を、あなたは、あなたのお母さんのあなたに対する病的な態度と、どこか同じだと感じ取ったのでしょう」というようなものになるでしょう。

　治療者による余計な介入が患者にネガティブな反応を生じさせている例をもう1つ見てみましょう。

臨床例 10.6
　患者は30代前半の独身女性であり、慢性的な抑うつ気分、空虚感、対人関係での傷つきやすさ、強迫症状などの症状があり、週1回50分の精神分析的精神療法を始めて、1年ほどが経過していました。患者は基本的に真面目で几帳面な人であり、ずっと面接に遅刻することもキャンセルすることも

なくやってきていましたが、どういうわけか、ここ最近になって遅刻や無断キャンセルが少なからず生じるようになっていました。

　前回のセッションで、患者は交際している男性と待ち合わせをしていたのに、彼は彼女を30分も待たせたこと、そのことに何の謝罪もなく、彼女がどんな気持ちで「すっぽかされている」かに対する思いやりもなく放置されたことに傷つき怒りを持ったことを話していました。

　治療者は、患者自身はこの治療面接を何回か「すっぽかしている」ことに対しては何も感じていないようでしたし、治療者がどのような思いでいるかに対する思いやりもなさそうであることに違和感を抱いていました。そこで患者も治療者に対しては同じことをしていることを気づかせようと、患者がその後「こうやって『すっぽかされること』『放置されること』でこんなにも傷ついたり、寂しく感じたり、怒りさえ持ってしまうのはおかしいことなのでしょうか?」と聞いてきたときに、治療者は「それはおかしいことではないでしょう。実際に、私もあなたにこの面接をすっぽかされ、放置されていたときには傷つき、寂しく感じる部分もあるのです」という話をしたのでした。

　患者が最近になって無断キャンセルや遅刻を繰り返しているのは重要な治療文脈(粗大な行動的抵抗)でしょうし、患者が治療面接の中で「遅刻をしてくる人、すっぽかされる人」のテーマを出してきたのは、この治療文脈への象徴的言及である可能性が高いでしょう。ただ、この「抵抗」という治療文脈に対して治療者がすべきなのは、解釈的介入によってなぜ患者がこのような行動を繰り返しているのか?　そこにはどんな意味合いがあるのか?　についての共感的な理解を伝えていくことです。

　しかし、ここで治療者が行っている介入は「あなたが彼にやられて傷ついたと話していることを、あなたはここで私に対して繰り返し行っていますよ」という患者の問題に対する一方的な直面化になっています。このような介入は患者の治療的ニーズから生じたというよりは、治療者側の「わからせたい、気づかせたい」という願望から生じたものですし、その意味で中立性に欠け、患者の自主性・自律性を侵害するものであり、場合によっては患者の問題を一方的に批判・非難するお説教的・攻撃的なものになってもいます。さて、患者はど

う反応するでしょうか？

> ### 臨床例 10.6（続き）
>
> **患者**：最近思ったことがあるのです。人との関係で自分と相手との差異を認めていくことが必要なんだなって。相手に対する一方的な期待によって相手を自分のもののようにコントロールしようとすることはいけないことでもあるし、なにより自分が苦しくなることでもあるんだなって思ったのです。
>
> 　ここ１、２週間ずっと、会社に新しいシステムを入れるために、私は毎日のように担当者に呼び出されていました。でも、実際にその場に行くと、私の担当している仕事とは無関係な話を延々と聞かされたり、そもそもシステムが完成していないために無駄な待ち時間が多すぎるのです。挙げ句の果てには、その担当者は私がWeb会議にでている間も、私の個人用携帯電話にまで電話を入れてきたのです。それで現場に行ってみると、特別な用事があるわけでもないのです。こんなふうに、人にはその人の仕事や事情があるのだということ、人は自分とは別の存在なのだということに気づかないで、ただ物理的に自分のそばにおいておきたいという願望だけで人の行動をコントロールしようとするのは、その人の問題なのだろうと感じて強い憤りを感じました。
>
> 　そういうのは、私もよくやってしまうことなのですが、相手に何らかの期待をして、その期待どおりに動かそうと、コントロールしようとしていることであるし、期待どおりであるかどうかで相手を評価している態度なのです。それはちょうど私の母親が私に対してしてきたように、とても嫌な態度なのです。

　さっそく、相手に対する一方的な願望や期待から相手の行動をコントロールしようとしてくる人の話、自分と相手との差異を認めようとしないで相手を自分の延長であるかのように思っている（自己愛的な問題のある）人の話、自分の思ったとおりであるかどうかによって相手の価値を評価している（自己愛的な問題のある）人の話、……などが続きます。

　ただ、この時点では、このようなテーマが出てくるどのような治療者・患者関係での問題（適応文脈）があったのかは、まだはっきりしません。もう少し続きを見てみましょう。

第10章　抵抗と介入1　　241

臨床例 10.6（続き）

患者：前回話した彼は会社でも時間にルーズだと悪く評価されているのです。彼はそのように「評価」の目で見られることが嫌だし、「評価」の目で見られるだけの人間関係ならいらない、と話していました。実際、彼はもともとルーズな人などではないのに、ある時期いろいろなことがうまく回らなくなって、結果としてルーズになってしまっていることで彼自身が一番悩んでいたのです。それを、彼のことを評価の目でしか見ないような相手に批判されるのは、耐えがたかったのだ……と。私も彼を評価の目で見てしまうことがあったのだと気づきました。それは、相手に対してこうあってほしいという一方的な願望や期待から、本来は相手のものであるものをも自分のものであるかのようにコントロールしようとするから、コントロールどおりであるかどうか、自分の期待どおりの動きを相手がしているか、という評価の目で相手を見てしまうことだったのです。そんな関係ではお互いに幸せにはなれないのだと気づきました。

　ここで前回のセッションで出てきた「遅刻をしてくる彼と、すっぽかされる彼女」の話題、そしてそれに対して治療者が患者に「患者も治療者のことを同じようにすっぽかしている」と話したことが治療者には自然と思い起こされるでしょう。これを適応文脈だとすると、前半のテーマも、そこから先のテーマである「相手に対してこうあってほしいという一方的な願望や期待から相手をコントロールしようとすること」「自分の期待どおり、思いどおりであるかどうかで相手を評価しようとする態度では、お互いに幸せな関係にはなれないこと」も、見事にひとまとまりに収束していくことが感じられるでしょう。

　そしてこれらの自由連想が、この適応文脈に対する非確証反応となっていることも見て取れると思います。患者自身が言っているように、それは患者の母親が患者に対してしてきたように、とても嫌な態度なのだ、と（ここでもまた、ここに出てくる母親という生育歴上の重要な他者への言及は転移ではなく、非転移です）。

　この例では、治療者の非中立的な介入を患者は自己愛的な支配と自己愛的な傷つきという文脈で体験しています。これは自己愛の病理がこの患者の中心テーマであったから、そのような反応になっているわけです。エディプス葛藤が

中心テーマの患者であれば、また別の反応の仕方をするでしょうし、それぞれの患者が抱えている中心テーマによって反応の出方はそれぞれです。しかし、いずれにしろ、治療者の役割・枠組みを逸脱した介入を患者は何らかの意味でネガティブにとらえ、ネガティブに反応し、結果として抵抗などの反治療的な反応を起こすことが助長されてしまうことには変わりないのです。

　今度は、治療者が介入を強引に押し進めてしまう例を見てみましょう。

臨床例 10.7

　患者は30代の独身女性であり、慢性的な抑うつ気分、空虚感・寂しさ、対人関係の不安定さ、人格交代を伴う解離症状などいくつもの症状があり、保険診療での週1回50分の精神分析的精神療法を男性治療者と始めて半年ほどになっていました。

患者：最近、私に対して好意を向けている年上の男性から特別なプレゼントをもらうことが多いのですが、そういう特別なものをもらえばもらうほど、見返りに何か性的なものを求められている気がして、嫌な気分になってしまうのです。たとえば、彼は知り合いのお店から、普通に買ったらすごく高額になるような食べ物を、わざわざ私のために用意してもらった、と言って持ってくるのです。でも私は、背後にそういう相手の欲望のようなものを感じてしまうので、もらって食べても、あとで気持ち悪くなって吐いてしまうのです。昨日の夜も、それで吐いてしまいました。今朝も、ここに来ることを考えると、緊張して吐いてしまったのですが。
治療者：あなたは、ここで私との関係の中でも、何か特別な扱いをしてもらっていると感じながら、その背後に私の何らかの欲求で何かを見返りに求められている気がして、それで今朝ここに来る前に吐いてしまったのかもしれません。そういう何かがあるのかもしれません。

　治療文脈としては男性との対人関係的な問題、嘔気・嘔吐などの明らかに心理的な原因のある身体症状、そして何といっても治療に来る前に緊張して吐いてしまったと話している、治療への不安・緊張・抵抗感があります。

適応文脈は直接的・顕在的言及はされていないのですが、関連して話されている自由連想のテーマから、治療者が何らかの意味で患者に「（その見返りに性的なものを求められていそうな）特別なものを与えている」ことにありそうです。それは具体的には何を指し示しているか？　治療者は、「普通だったら高価なものを特別にプレゼントする」とは、保険診療で格安となっている治療のことかもしれないと考えながら、しかしそれが顕在的には言及されていないために介入には含めないで「空欄」のままにしておき、上記のような不完全な解釈的介入をしてみたわけです。

さて、患者はどう反応するでしょうか？

臨床例 10.7（続き）

患者：私はこれまでいくつもの医療機関にかかってきたのですが、毎週1時間も時間を決めてカウンセリングをするなんてやり方はありませんでした。普通だったら自費で1回1万円くらいするカウンセリングですよね？　それを先生が保険診療でやっているということは、先生はお金じゃない、この治療が好きで、興味があって、興奮するから、やっているのだと思ったのです。

　そうなると、やっぱり、先生には私の心の病理性を求められている気がするのです……。先生の欲求で私の病理性に突っ込まれて引っかき回される……。それは、腟に指を入れられて引っかき回されているようで……。そうやって、先生も興奮して、私も興奮して……。

　（唐突に解離をして小さい子どものような表情と口調になる）お父さんは指を入れてきたの……。私はすごく変な感じがして……。すごく嫌で気持ち悪かったのだけど、でも、止めないで、という感じになってしまって……。だから、私はとってもいけない子なの……。

患者は適応文脈を「空欄」にしたままの不完全な解釈的介入（＝言及されていない適応文脈の周りに収束している象徴的素材の選択的な語り返し）に対するほぼ理想的な確証反応として、「空欄」になっていた適応文脈に直接的に言及しています。そして、それを患者自身の病理性に照らしてどのように感じ取り、どのように意味づけして、どのように反応しているかを、かなり性的なメ

タファーで表現しています。通常であったらかなり高価な治療を保険診療という格安な治療費で患者に与えているということには、そこまで性的・倒錯的な意味合いは本来ないでしょうから、ここに出てくる「お父さん」という生育歴上の重要な他者のイメージは、今回は非転移というよりも、むしろ転移的なもの（治療者の病理を反映するものというよりも、むしろ患者の病理を反映するもの）と考えられるでしょう。患者がこうした治療者とのやりとりそのものを、どこか性的・倒錯的なものにしてしまっている可能性は強くあります。

臨床例 10.7（続き）

治療者：普通だったら高価なはずのカウンセリングを特別に安くプレゼントされていることで、その背後に、あなたは私からあなたの心の病理性を求められているように感じたのですね。それで、この治療の中で私があなたの病理性を面白がって、興奮して、引っかき回しているように感じて。それは、ちょうどあなたの幼少期に父親から……。

患者：（また唐突に解離をして、今度は凶暴な人格になり、凶暴な表情で治療者の胸ぐらにつかみかかってくる）……（治療者をにらみつけながら沈黙）

治療者：ちょうど父親から膣の中に指を入れられて引っかき回されたときにあなたが感じた性的興奮のように、あなたのほうも興奮してしまい、止めないで、となってしまう。そのような狂った関係性になってしまうことへの不安があって、今朝は不安と緊張で吐いてしまったのかもしれません。

患者：（また唐突に解離をして、今度は主人格に戻ってくる）何か、記憶が飛んでいます。最後の部分、なんて言いましたか？

　治療者による上記の解釈的介入の方向性は合っていたでしょうが、治療者が話している途中で患者が治療者による介入を制止するかのように胸ぐらにつかみかかったことにしろ、話し終えたあとで記憶が飛んでいて聞けていないと言ったことにしろ、患者は治療者からの介入の拒絶を行動的に表現しています。これは症状であり抵抗です。そうすると、本来的には患者がこのように症状・抵抗を示していることへの共感的な理解を進めていくべきです。このため、たとえ患者自身に「最後の部分、なんて言いましたか？」と介入の繰り返しを求

第10章　抵抗と介入1　　245

められたとしても、しばらく沈黙・傾聴を続けることが必要になります。

> **臨床例 10.7（続き）**
> **治療者**：幼少期のあなたとお父さんのように、ここではあなたと私がお互いにあなたの心の病理性に触れることに興奮して「止めないで」となってしまう、そのような狂った関係性になってしまうことへの不安があって、今朝は不安と緊張で吐いてしまったのでしょう。
> **患者**：なんだか気持ち悪いです。喉が詰まったような感じで……。喉の奥に大きいペニスが詰まっているような苦しさ。先生はするかどうか知りませんが、フェラチオを求めてくる男性の中には、より強い刺激と興奮を求めて、女性の頭を自分の両手で抱えて動かして、ペニスを喉の奥まで無理やり突っ込んでくる人がいるのです。
> **治療者**：私は無理やり突っ込みすぎてしまったようですね。そして、私のまさにこういう態度を、私があなたの病理性に触れて興奮していると、あなたは感じ取っていたのですね。

　しかし、ここでは治療者は患者からの直接的な求めにしたがって、先ほどの介入を繰り返してしまっています。症状・抵抗を無視して強引に進めてしまったことになります。

　それに対する患者の自由連想にあるイメージは、またしても性的なメタファーを使っていますが、興奮して無理やりな突っ込み方をしてくる人の話になっています。これは、直前の治療者の介入（すでにした解釈的介入の繰り返し）を患者がどう受け取り、どう意味づけをして、どう反応したかを象徴しており、明らかな非確証反応になっています。

　この例に限らず、一般的に、治療者は介入に対する患者からの拒絶・否定などのネガティブな反応があったときに、患者にそれを受け入れさせようと強引に同じ介入を繰り返すべきではありません。それはほとんどの場合、患者の治療ニーズではなく、治療者側の何らかの逆転移的で反治療的なニーズからきているものだからです。

　治療者による介入は、つねに患者の無意識的な治療ニーズに沿うように、ただただ患者から伝えられてくる無意識的内容への共感的理解を伝えることだけ

を役割にすべきです。そのためには、治療者は患者の派生的コミュニケーションの中にバラバラに出てくるイメージをひとまとまりに組み立てて意識的な理解という1つの形にして示していくこと、それだけに徹して、そこに何も余計なものを足さないことがとても大切になってくるのです。

　次に「何も引かない」、つまり技法上介入の内容に含めたほうがよい、含めるべきことを見てみます。

　基本的には患者が伝えてきた象徴的イメージで、適応文脈を中心としたひとまとまりにつなげることができるものは、すべて漏らさずつなげて伝えていくことで、患者からのコミュニケーションを尊重することになります。患者からのコミュニケーション抵抗がその部分には強すぎて、今の段階では（そのつながりが微妙に示唆されてはいるものの）適応文脈を中心としたひとまとまりにつなげるのには無理がある場合は、つなげないでいる必要があります。そうすることで、患者のコミュニケーション抵抗も尊重することになります。このように「何も引かない」でつなげられるものはすべて漏らさずにつなげていくというスタンスでいたところで、解釈的介入が深く入り込みすぎてしまうことを過度に心配する必要もないのです。むしろ、患者の自由連想の素材の中に明らかに解釈可能な象徴的・派生的コミュニケーションがあるのに治療者がそれを取り上げないでいることは、治療者側の取り上げることへの不安と回避（＝逆抵抗）を意味していると患者は無意識的にとらえますから、患者側のコミュニケーション抵抗を助長するなど反治療的になってしまう可能性が大きいのです。

　治療者が取り上げ損なうことが多い象徴的・派生的コミュニケーションとしては、治療者自身の象徴としてあまりにも生々しくネガティブなイメージ、性的・暴力的なイメージ、治療者の利害に関係してくる（それゆえ治療者にとっては耳の痛い）枠組みの修正モデルの提示、などが挙げられるでしょう。どれも治療者が無意識的に回避しがちな問題です。治療者が本来的には解釈的介入の中に含めるべきなのに含め損なってしまった部分については、多くの場合は患者がそれを再び取り上げて象徴的・派生的コミュニケーションをしてくることで、患者が治療者にセカンドチャンス、サードチャンスを与えてくることになります。しかし、治療者が1度取り上げ損なうと、それ以上のコミュニケー

第10章　抵抗と介入1　247

ションをすっかり諦めて自閉してしまう患者もいますので、要注意です。

> ### 臨床例 10.8
>
> 　患者は20代後半の独身女性で、慢性的な抑うつ気分、不安、情緒不安定、解離症状などがあり、現在の治療者と週１回50分の精神分析的精神療法を続けてもう２年近くになっていました。しかし、ここに挙げるセッションの２週間後には治療者の転勤によって治療を中断することになっていました。つまり、このセッションは最終面接の１つ前ということになります。
>
> 　患者：前回の面接のあとくらいから少し落ち込んでいます。先週までは比較的気分が上向きだったのに……。私は、いつもは排卵日の頃に不安定になるのです。そうすると１、２週間後に不安になるはずなのに、今回は生理が終わった今からもう不安定になっています。

　治療文脈である落ち込みと情緒不安定の悪化は、「前回の面接のあとくらいから」と患者が言っていることから、治療者・患者関係における何らかのことが、患者の症状を悪化させているのだろうと容易に想像できます。さらに、１、２週間後にピークになるはずの不安が今からもう始まっているということから、治療者が過度に自己防衛的にさえなっていなければ、１、２週間後にやってくる治療の中断に対して患者が反応しているのだろうと容易に気づくはずです。

> ### 臨床例 10.8（続き）
>
> 　患者：先週、友人と会って話をしてきました。友人はずっと大変な問題をもってきた人なのですが、最近は自分のやりたいことを見つけてやれるようになってから気分的にも楽になってきているということを話していました。でも、私には一番にやりたいことがないのです。私は、これまで一番にやりたいこと、一番にほしいことはあえて求めないようにしてきていました。求めて得られなかったときのショックが怖かったから……。でも、そのせいで１番にやりたいものが今はないのです。１番にほしいものを求めるのが怖くて、２番目か３番目以降のものを求めてしまうのです。

患者が「今ここで」の治療者・患者関係の中で、求めても得られなかったときのショックが怖いから、あえて求めないようにしている「1番にやりたいこと」「1番にほしいもの」とは、いったい何でしょうか？

　患者自身が「あえて求めないようにしている」と表現しているとおりに、この部分に対してコミュニケーション抵抗がかかっていますから、それが何であるかが直接的・顕在的に言及されることはないでしょう。このあとで、象徴的・派生的には描写されてくるでしょうか？

> ### 臨床例 10.8（続き）
>
> **患者**：私には高校の頃からの友人がいて、彼女は音楽が1番にやりたいことで、今も音楽をやっているのです。彼女も今までいろいろ大変な生活を経験してきました。彼女には恋人がいたのですが、そして彼は医者だったのですが、別れることになってしまったのです。彼は米国に留学することになってしまったので彼女を連れて行きたかったみたいです。彼女もついて行きたかったのですが、音楽も続けたかったのです。それでその頃の彼女はとても悩んでいたのですが、決めきれないでいるうちに、彼と別れることになってしまったのです。今は、彼女は自分のやりたいことをやれているし、すごく評価もされています。その一方で、恋人と別れてからの彼女は本当には幸せにも見えないのです。彼女は彼についていくべきだったのです。

　「医者」という治療者を容易に連想させる象徴が出てきての離別のテーマです。先ほどの仮説とおり、今回のセッションでの主な適応文脈は2週間後の治療者との離別（治療の中断）にあることは間違いないようです。この適応文脈に対する反応の1つとして「相手を連れて行くか／相手についていくかを悩む」という話と、「相手を連れて行くべきだった／ついていくべきだった」という話があります。この後半は患者の治療者に対する無意識的・象徴的な枠組みの修正モデルの提示model of rectificationでしょう。つまり、治療者が転勤するのであれば、治療者は患者を連れて行くべきだし、患者もついていくべきなのだ、ということです。

　これはかなりわかりやすい象徴なので、治療者は容易に気づいてもよさそうなものです。しかし、この時点で、治療者は転勤先がかなり遠いために患者が

第10章　抵抗と介入1　249

治療者の転勤先についてくることは無理だろうと思っていたことと、治療者が患者の治療をあまり上手くやれているようには感じられず、そこまで提案する自信がなかったことのために、治療者の中にはこの発想は全く生じなかったのでした。

臨床例 10.8（続き）

患者：私は昔から一番にほしいものは求めないようにしてきていました。本当はよく考えれば方法はあるはずだし、なんとかなるはずなのに、求める前から諦めてしまうのです。高校に進学するときも、私は自分の行きたいと思う高校には絶対に落ちるような不安にとらわれて仕方がなかったのです。私はなぜか突然計算ができなくなるのではないかという不安にとらわれていました。本当は数学はとてもよくできたし、実際２年生からは100点以外を取ったことがなかったほどでした。それでもそんな理不尽な不安に襲われていたのです。そのうえ、そのころ私は持病もあったから、バスや電車で通うような遠い高校は無理だと思っていました。本当はそんなことはないのに、遠い場所へ通うのは無理だと思い込んでいたのです。それで家から近い、ランクの低い不本意な高校にしたのでした。そんなおかしな不安にとらわれていないで、一番に行きたいところに行けばよかったのに。

とにかく、先週はずっとこんなことを思いながら気分が落ち込んでいました。

この部分では治療者がなぜ患者を転勤先に連れて行こうとしないのかを、患者が無意識的に（かなり正確に）読み取り、無意識的な解釈をしています。つまり、治療者は患者の治療において十分に優秀だったのに理不尽な自信のなさがあって自分には無理だと決め込んでいる。そのうえ、通院の距離が遠すぎるからという理由で無理だと思うのも、本当は間違っている……、と言っているのです。そして、「１番に行きたいところ」＝治療者の転勤先に行きたい、行くべきだ、治療者も患者を連れて行くべきだ、と訴えているのです。

これらの派生的コミュニケーションは、非常にわかりやすい象徴ですし、適応文脈を中心に非常によくまとまっていますから、患者によるこの修正モデルの提示（＝患者を治療者の転勤先に連れて行くべきこと）も含めて、治療者は

ここで解釈的介入をすべきでしょう。

> ## 臨床例 10.8（続き）
>
> **治療者**：あなたは先週の面接のあとから気分が落ち込み気味であるのですよね。今日の話には、音楽をしている友人とその恋人の別れ、といった離別のテーマと、そして一番求めたいものを諦めてしまうことのテーマがありました。
>
> **患者**：先週からというわけではないですが、ずっと落ち込んでいるのです。私はこの時期、春が近づいてくると調子が悪くなるのです。子どもの頃、私はこの時期になるとよく喘息の発作を起こしていました。そのうち死ぬのではないかと怖くて、体育の時間に先生に走るのは怖いと言ったのだけど、先生は私が何を言っているのかわからない感じだったのを思い出します。

治療者は非常に中途半端な「言及されていない適応文脈の周りに収束している象徴的素材の選択的な語り返し」をしています。たしかに、ここまでの部分で患者の自由連想には適応文脈は直接的には言及されていませんから、ここを「空欄」にしたままで不完全な解釈的介入をするしかありません。しかし、上記の介入では、せっかく患者が豊富に用意してくれた象徴的コミュニケーションのイメージのごく一部しか使えていませんし、何より修正モデルの提示を完全に含め損なっています。今回の派生複合体の中で、適応文脈に対する患者の反応・無意識的な願望としては、この部分が一番大切なのに、です。

治療者によるこの介入のあとの患者の連想は、明らかな非確証反応になっているのがおわかりかと思います。介入に含めるべきものを含め損なったときに、それが軽微なものであれば、患者は続く自由連想の中にその含め損なった部分を別の象徴で持ち込んでくるだけであることがほとんどなのですが、含め損なった部分が重大なものであれば、患者は当然のようにネガティブに反応し、非確証反応を示してくるのです。

以上で解釈的介入に含めるべきこと、含めないほうがよいことを「何も足さない、何も引かない」の原則で見てきました。要するにこれは、患者のコミュ

ニケーションもコミュニケーション抵抗も両方とも尊重すること、こうして患者の自主性・自律性を最大限に尊重していることを具体化した態度なのです。治療者が患者の自主性・自律性を尊重するのは、それが何らかの西洋的な思想・価値観であるとか、医の倫理的な正しさによるのではなく、単純に治療促進的か反治療的かという非常に現実的・実践的な理由によります。治療を最も安全で効果的に進めていくには、治療者は患者の自主性・自律性を尊重し、患者のコミュニケーションもコミュニケーション抵抗も尊重するようにしていたほうが、上手くいく可能性が高いということなのです。

　この章では患者から治療者に対する無意識的な介入の要求である治療文脈の中で最も重要度・優先度の高い「抵抗」というものに対する「解釈的介入」について、その基本的な考え方と構造と手順を議論してきました。解釈的介入は構造がやや複雑なので技法論として説明するべきところが多く、この章で重点的に議論してきました。しかし、これは「抵抗」に対する介入で「解釈的介入」が最重要であることを意味するものではありません。もちろん、この章の冒頭でお話ししてきたように、患者の「抵抗」に対して治療者が行う積極的介入は「解釈的介入」以外にほぼありません。しかし、積極的介入ではない部分、つまりただただ沈黙・傾聴を続けて治療の場を抱え続けておくこと、患者から投げ込まれてくるものを引き受けて自分の中に置いておくこと、そうすることによって治療者側が反治療的な衝動的な行動化をしてしまうことや嘘や隠し事による偽りの関係を続けてしまうことをしないでおくこと、などの部分も非常に大切であり、「抵抗」の種類によってはむしろそちらの部分のほうが治療の主眼であることさえあります。
　そうしたことを次章でより詳細に議論していくことにします。

〔参考書〕
（1）Langs, R.: *Resistances and interventions: the nature of therapeutic work.* Jason Aronson, 1981.
　……本章までの議論でおわかりのように、介入は精神分析的な傾聴と象徴的・派生的コミュニケーションの理解から自然に生じるものであり、治療技法として特別に用意するものではありません。そうではあっても、その理解をどのように伝えるかをこの本では詳細に議論

しています。ただし、この本は単体では理解不能であり、関連したほかの3冊 The listening process、Therapeutic environment、Interactions: the realm of transference and countertransferenceを先に読んでおく必要があります。

（2）Rosenfeld, H.: *Impasse and interpretation: therapeutic and anti-therapeutic factors in the psychoanalytic treatment of psychotic, borderline, and neurotic patients.* Tavistock, 1987.

……治療者による治療的あるいは反治療的な働きかけの議論の中で、治療者が患者からのコミュニケーションを理解し損なって間違った介入をしたときに、少なからぬ患者はセカンドチャンス、サードチャンス、場合によってはフォースチャンスまで与えてくれる傾向があることを議論しています。

（3）Langs, R.: *The technique of psychoanalytic psychotherapy. vol. II.* Jason Aronson, 1981.

……この古典的な精神分析的精神療法の教科書の第2巻は、その半分くらいを確証反応と非確証反応の議論に費やしています。治療者が何らかの介入をしたときに、それが本当に正しかったかどうか（治療促進的に働いたかどうか）を精神分析技法論として系統的に議論しているのは、このラングスによる古典的教科書と、それに続く彼の著作以外には驚くほど見当たりません。ここには、もしかすると、自分のした介入が正しかったかどうかを検証することへの治療者全般の無意識的な不安と回避が関連しているのかもしれません。

第10章　抵抗と介入1　　253

第**11**章

抵抗と介入2

──抵抗の種類と介入

　第10章では抵抗に対する治療者の介入のうち、抵抗解釈の全般的な構造と介入の手順について議論してきました。では、そもそも「抵抗」とは何でしょうか？　それはどのように定義され、実際の治療面接の中でどのように気づかれ、どのように扱われていくのでしょうか？

　この章では患者による治療プロセスに対する抵抗を（1）粗大な行動的抵抗（gross behavioral resistance）、（2）行動化・投影同一化による抵抗（action discharge）、（3）コミュニケーション抵抗（communicative resistance）の3つにわけて議論していこうと思います。

粗大な行動的抵抗

　神経症的反応の持つ無意識的な意味や機能に対する洞察・理解を進め、より適応的な反応の仕方を身につけていくという治療のプロセスをあからさまに阻害するような行動を取ることを粗大な行動的抵抗と呼びます。患者による粗大な行動的抵抗には、自由連想によるコミュニケーションをしようとせず沈黙を続けること、あるいは治療者への表面的な質問・意見・指示などに終始してしまい自由連想を進めようとしないこと、実際の行動に移していなくても「話したくない」という気持ちを表明すること、治療者の介入を聞こうともしないこと、遅刻・早退やキャンセル、実際の行動に移していなくても「来たくない」という気持ちを表明すること、料金の不払い、家族や友人など第三者を連れて

治療面接に入ろうとすること、などが含まれます。

　治療者の介入を患者が否定・反論・拒絶することを、「抵抗」とみなし克服すべき病的・神経症的反応だと考えている人もいますが、これは違います。これまでの臨床例で見てきたように、治療者が間違った介入の仕方をしたときに患者がこれを拒絶するのはごくごく健康的で適応的なことであり、病的・反治療的なこととはいえないからです。むしろ、患者が拒絶するような介入の仕方をする治療者のほうに問題があること（逆抵抗）も十分にありえます。患者が治療者の介入を拒絶する場合、治療者・患者関係に何らかの問題があり、治療の進行が阻害されているのはたしかです。したがって、２人の相互交流の中に抵抗があるとはいえるのですが、患者／治療者のどちらに主な問題があるのかを見極めることは簡単ではありません。これを見極めるには、患者からの象徴的・派生的コミュニケーションをじっくり読み解いていくしかないのです。

　治療の進行を阻害する反治療的な行動が患者のものであっても治療者のものであっても、「抵抗」・「逆抵抗」には治療の枠組み・役割を逸脱しているという共通の特徴があり、これは「抵抗」・「逆抵抗」の存在を見つけだす客観的な手がかりになります。患者に与えられている治療の枠組み・役割は、自由連想の基本的ルールでコミュニケーションをして、自分の神経症的な問題を解釈可能な象徴的な形で治療の場に持ち込むこと、行動化ではなく言葉でコミュニケーションをすること、治療者からの介入を聞いて理解しようとしてみること、決められた曜日・時間で定期的な面接を続けること、治療が終わるまでの期間それを続けること、守秘性とプライバシー、決められた料金を支払うこと、などです。意外に少ないのです。

　これに対して治療者に与えられている枠組み・役割は、患者からの自由連想的なコミュニケーションを邪魔せずしっかり公平な態度で聞くこと、患者の神経症的反応の背景にある無意識的なメカニズムに対する共感的な理解を伝える解釈的介入を患者の治療的ニーズに合わせて行うこと、それ以外の非中立的な介入や行動化はしないこと（治療者の意見や判断を入れることをしない＝中立性）、意図的な自己開示はしないこと（匿名性anonymity）、こうして自分の神経症的問題を治療の場に持ち込まないこと、決められた曜日・時間で定期的な面接を続けること、患者の治療が終わるまでそれを続けること、守秘性とプラ

イバシー、患者の神経症的な問題に対して洞察的な解決以外の解決を与えたり神経症的・病的満足を与えないこと（禁欲原則）、決められた料金を受け取ること、というようにかなり多岐にわたります。これらすべてをしっかり守ろうとすると精神的な負担も大きく簡単ではないのです［注11.1］。

患者が患者に与えられている枠組み・役割を逸脱しようとすることが患者側の粗大な行動的抵抗であり、治療者が治療者に与えられている枠組み・役割を逸脱しようとすることが治療者側の粗大な行動的逆抵抗だと考えることができます。このような説明だとあまりに簡単すぎてだまされたような気分になるかもしれません。以下の臨床例で具体的に説明をします。

臨床例 11.1

患者は20代後半の独身男性で、現在の治療者との治療が始まる前に半年ほど別の医療機関で毎週50分の認知行動療法を受けていました。前の治療者は患者の話に対して直接的なアドバイスを与えるスタンスであり、患者も受けたアドバイスをワークブックに書き留めるやり方を続けていました。転院して現在の治療者との毎週50分の精神分析的精神療法が始まってからも、患者は治療者への質問をあらかじめスマホのメモに用意し、受けたアドバイスをスマホに入力する癖が残っていました。この行動が2人の間の自由なコミュニケーションを阻害しており、治療を阻害していることを示唆する象徴的な話はあったものの、この時点まで治療者がそれに適切な介入をすることはできないでいました。

患者：今日もスマホを見ながらでいいですか。

［注11.1］このため、治療者・患者関係に生じる無意識的な相互交流を詳細に分析していくと、患者による逸脱・抵抗よりも、治療者による逸脱・逆抵抗のほうが目立ってしまうことが多いのも、治療者に与えられた役割の困難さを考えると仕方ないことではあるでしょう。さらに、患者目線で見ると、患者は自分自身の抵抗よりも治療者による逆抵抗のほうをより優先度の高い治療文脈としてとらえる傾向があるので、治療者が介入していくうえでは、患者の問題よりも自分の問題を優先的に取り扱い修正せざるをえなくなるのです。これまで挙げてきた臨床例で、治療者側の逸脱・至らなさが適応文脈となり、その後の患者の反応を読み解いていくことが多かったのは、実はこれが大きな理由です。

患者側の治療の枠組み・役割からの逸脱を見てみると、スマホのメモにあらかじめ質問をする内容を書いてきて話すという面接の仕方をすることで、自由連想の基本的ルールから逸脱していることが大きな問題としてあります。実際、患者から治療者に具体的で表面的な質問をして、治療者がそれに対して具体的なアドバイスで答えるというやりとりに終始してしまうこと、さらに治療者が何か介入をしても患者がずっとスマホへの入力にとらわれていることで、治療者・患者関係でのコミュニケーションは非常に表面的で顕在内容にだけ限定された全く深みのないものになっていました。それが2人の間のコミュニケーションを阻害することを示唆する象徴的な話まで出ていたのです（このように「抵抗」は治療者側がそれを一方的に定義・判断しなかったとしても、患者はそれが治療の進行を阻害することになっていることを無意識的には気づいていることを象徴的にコミュニケーションしてくるものです）。

　こうした患者による治療の枠組み・役割からの逸脱はたしかに「粗大な行動的抵抗」と見ることができるでしょう。患者のこうした問題行動に呼応して、治療者のほうは患者がスマホのメモを見たり、治療者の言葉をメモしたりすることを許容していることで、さらには患者の質問に対して直接的に答えてしまっていることで、患者のこの「粗大な行動的抵抗」を助長してしまっています。治療の枠組み・役割の観点からいいなおすと、治療者はすべき沈黙・傾聴をせず、すべき解釈的介入をせず、すべきではない非中立的な介入をしていますので、治療者も反治療的な行動（＝粗大な行動的逆抵抗）をしていることになるのです。

　そして、この問題は患者の最後のコミュニケーションである「今日もスマホを見ながらでいいですか？」という質問で、顕在的に言及されています。さらに、患者はこの質問によって、またしても自由連想によるコミュニケーションを避けていますし、治療者に非中立的な介入をさせようと誘導しています。こうして患者が顕在的に言及しているこの問題は、患者による粗大な行動的抵抗という治療文脈であると同時に、それを許容し助長している治療者による粗大な行動的逆抵抗という適応文脈でもあります。治療文脈としての意味にしろ、適応文脈としての意味にしろ、これが顕在的に言及されているのですから、このあとの自由連想の中でこれに関連した派生複合体が比較的十分に展開すれば、

治療者は解釈的介入をすることができますし、すべきです。

> ### 臨床例 11.1（続き）
>
> **患者**：スマホにあらかじめ自分の気持ちを書いておかないと、人と会って話をしているうちに、自分の気持ちがわからなくなって、相手に合わせて何でも「はい」と言ってしまって、自分でもそんな気持ちになってきてしまって、自分のことがわからなくなってしまうのです。
>
> 　職場（市役所の生活保護担当）では、仕事が遅くて上司に怒られてばかりです。担当した方からの相談内容を職場のパソコンにレポートとして入力しておかなくてはいけないのですが、その作業が遅いのです。そんなときに上司に注意されても、入力に忙しくて、ろくに上司の話を聞いていないので、何を言われたかも覚えていなくて、あまり意味がないのです。仕事の内容を深く理解せずに相談に答えていることがバレてしまうのが怖くて、レポート内容を必死に取り繕っているせいで遅くなるのだろうと思うのですけど。
>
> 　前の病院では、私はワークブックに書いてきたことを質問して、先生がアドバイスをしてくれて、という形でした。でも、せっかくポジティブな言葉をもらっても、私は変わらなくて。せっかくもらったアドバイスをしっかり覚えておこうと思って、それを書き留めようとしていると、そっちが忙しすぎて、ろくに話を聞けていなかったのです。
>
> 　どうしたら、いいんでしょう？　アドバイスをください。

　患者からの質問「今日もスマホを見ながらでいいですか？」に対して治療者が直接的に答えることをせず、沈黙・傾聴の姿勢を示したことで、患者は自由連想に入り、象徴的・派生的コミュニケーションのモードに入っています。患者は表面的・顕在的には職場での問題を話していますが、ここにあるテーマを抽出すると、「誰かと会話をしていても入力作業に忙しくてろくに話を聞けていない人の話」「こうしてコミュニケーションが意味のないものになってしまうこと、物事を深く理解することをせずに表面的なやりとりに終始している人の話」「何かがバレることが怖くて隠している人の話（嘘や隠し事のテーマ）」などがあります。さらには「前の病院の先生」というように、今の治療者を比較的わかりやすく象徴する人物との話で、「ろくに話を聞けていない」「コミュ

ニケーションになっていないコミュニケーション」「治療になっていない治療」のテーマまで出てきています。これらのテーマやイメージは、上記の想定されている適応文脈に見事に収束していきます。つまり、患者は入力作業に忙しくてろくに話が聞けていないし、2人の間のコミュニケーションは意味のないものになってしまっているし、質問・アドバイスのやりとりに終始することで物事を深く理解することをせずに（何かがバレてしまう不安のために、物事を深く理解する努力を避けて）表面的なやりとりに終始してしまっているし、こうして本当は治療にならない治療をしていることを隠してごまかしているだけなのだ、このような嘘の治療では患者自身は変わらないのだ、と無意識的には感じているわけです。

　冒頭で治療文脈も適応文脈も顕在的に言及されていることからしても、治療者は患者から最後に「どうしたらいいんでしょう？」という質問が出たこと（これは患者から治療者への介入の無意識的促し〔＝「治療者あるいは治療状況への架け橋」〕と見ることができます）に対して、解釈的介入をしていくべきでしょう。

> **臨床例 11.1（続き）**
>
> **治療者**：前の病院のときと同様に、今ここで私に対しても、あなたは具体的なアドバイスを求めていて、その答えをスマホに書き留めようとしています。でも、あなたが質問をする、私がアドバイスをする、あなたがそれをスマホに書き留めていく、というやり方に終始していると、それこそ前の病院のときと同じで、そして職場での上司との会話と同じで、そのせいでかえって会話に集中できない、ろくに話が聞けないし、記憶にも残らない、あまり意味がないことになってしまうのでしょう。それでも、そのやり方をすることで、私もあなたもお互いに、仕事の本質をちゃんと理解せずにやっていることがバレないように、表面的な質問・アドバイスのやりとりに終始することで、形の上でだけ取り繕って安心してしまっていたところがあったのかもしれません。それではいけないとあなたもどこかで気づいているから「どうしら、いいんでしょう？」と私に聞かれたのかもしれません。

ここでの治療者の介入は、直接的・顕在的に言及されている適応文脈から入

り、派生複合体に出てきている象徴表現を主要なところはまあまあ漏れなく使い、余計なことは加えていません。患者がこの適応文脈をどう感じ取り、どう反応しているかを説明し、患者による（そして治療者も加担している）この粗大な行動的抵抗がどのような意味で治療の妨げ（抵抗）になっているのかということへの理解を伝えています。唯一問題があるとすると、患者からの象徴的コミュニケーションには、患者がなぜこのような嘘や隠し事のコミュニケーションをしようとしているのかについて、何か自分のしている悪いことがバレることへの不安があることが示唆されていますが、治療者による上記の介入ではこの部分が抜け落ちてしまっています。とはいえ、第10章の「何も足さない、何も引かない」の原則のところでお話ししたように、この程度の抜け落ちであれば、患者は続く自由連想の中にその抜け落ちている部分を再び別の象徴的コミュニケーションで持ち込んできてくれる可能性は高いのです。

　こうした評価から、治療者のこの介入のあとで患者が確証反応を出してくる可能性が高いと予測できます。実際に患者の反応は以下のようなものでした。

> **臨床例 11.1（続き）**
>
> **患者**：それでも、先日は、職場の上司は私が本当は仕事の内容がわかっていないことを見抜いてくれて、何をどう勉強したらいいのかを教えてくれました。
>
> 　小さい頃、私の家は父親を中心に狂っていて、何もかも異常でした。家の中の異常さがバレないように、外では必死に取り繕って普通であろうとする。そのことで、余計に不安で緊張して、友だち関係もぎこちなくなってしまって、頭が混乱していたのです。

　治療者による介入に続く患者の自由連想で最初に出てきたのは、見抜くべきことをしっかり見抜いてくれ、助けになってくれるポジティブな人物像であり、確証反応の一側面（interpersonal validation）です。続けて出てきたのは、狂った父親・異常な家族という患者の生育歴上の重要な他者への言及ですが、この狂気・異常性は患者自身の中に取り込まれた狂気・異常性への言及（自己表象）でもあるでしょう。その異常性がバレないように嘘や隠し事をする……こ

れは、先ほどの治療者の介入で、治療者が含め損なっていた患者の抵抗の理由を再び別のもっとわかりやすい象徴で持ち込んできたものでしょう。つまり、患者が治療者との本当のコミュニケーションを避けて嘘や隠し事の治療関係を続けようとしていたのは、患者の中にある狂気・異常性がバレてしまうことへの不安（治療的退行への不安）があったからだ、ということなのです。確証反応のもう一側面（cognitive validation）の結果として治療的退行への不安が出てきているわけです。

　この臨床例にあったように、患者による治療の枠組み・役割からの逸脱（＝患者側の粗大な行動的抵抗）に呼応して治療者も一緒に治療の枠組み・役割から逸脱してしまい（＝治療者側の粗大な行動的逆抵抗）、結果としてそれが患者の抵抗を助長してしまうことは少なくありません。この意味で、患者の抵抗と治療者の逆抵抗は相互交流的なものだといえるのです。

　もう1つ、そのような治療者・患者関係での相互交流による抵抗・逆抵抗の表れを見てみましょう。この臨床例でも、患者による治療の枠組み・役割からの逸脱＝患者の粗大な行動的抵抗、治療者による治療の枠組み・役割からの逸脱＝治療者の粗大な行動的逆抵抗、となっているでしょうか？

> ### 臨床例 11.2
> 　患者は40代の既婚男性で妻と息子と3人で暮らしています。患者は慢性的な抑うつ感、身体化症状、夫婦間の葛藤などの問題があり、週1回50分の精神分析的精神療法を始めて半年ほどになっていました。ところが、患者はなぜかいつも5〜10分程度遅刻してくるうえに、治療者もうっかり5〜10分程度終わりの時間を延ばしてしまうことが繰り返され常態化していました。治療者は患者の遅刻の問題をこれまでにも取り上げようとしていましたがうまくいかず、患者の遅刻は毎回のように続いていました。前回は、患者が遅刻しすぎてキャンセルまでしていました。今回の面接も10分ほど遅刻していました。

　今回もまずは患者側から、治療の枠組み・役割からの逸脱がないかどうかを

第11章　抵抗と介入2　261

見てみます。すぐにわかるのは患者の常習的な遅刻、つまり「決められた曜日・時間で定期的な面接を続けること」という枠組みからの逸脱です。これは患者の粗大な行動的抵抗と見ることができます。そして、患者のそれに呼応するように治療者側も常習的に面接時間の終了を延長するという逸脱を起こしており、治療者側の粗大な行動的逆抵抗と見ることができます。患者による遅刻は重要な治療文脈ですし、治療者による終了時間の延長は重要な適応文脈になっている可能性があります（治療者による面接時間の終了延長という、一見すると患者に対する親切な行動が、なぜ「逆抵抗」、つまり治療者側の反治療的な行動になってしまっているのかは、続く素材を読み解いていけばわかってくるでしょう）。

臨床例 11.2（続き）

患者：前回は道が混んでいて、間に合わない、遅刻してしまう、と思って連絡の電話を入れたのですが、結局、間に合わなくてキャンセルにしました。

　そうすると、前回は連休前でしたよね。連休中は妻がずっと家にいたので気を遣って疲れました。妻はいつも自分のやり方、自分のペースを押し通し、押しつけようとするのです。連休中に3人で出かけようとしたときも、急な変更で私と息子を振り回すのです。予定していた出発時間になって急に「あと30分後にして」と言い出して。私と息子はすっかり出発するつもりになっているのに、30分以上待たされて。それでも、妻の機嫌が悪くならないように、気を遣って、我慢して、合わせています。

　約束を破るといえば、息子もそうなのです。息子も友だちと待ち合わせて水泳教室に行く約束をしていたのに、そのあとで別の友だちと話しているうちに約束を忘れて、また別の約束を入れてしまうことで、先約の友だちとの約束を破ってしまうのです。子どもだからしょうがないとはいえ、いつまで許されるのだろうと思います。そろそろちゃんとしなくてはいけない時期なのではないかと。

　患者は今回のセッションでの遅刻、そしてずっと常習的に繰り返されている遅刻について直接的・顕在的には言及していませんが、前回のセッションでの遅刻・キャンセルという話によって間接的に言及しています。治療文脈として

解釈的介入に取り上げるには、本当は直接的・顕在的言及があったほうがいいのですが、「今ここで」治療者も患者も目撃していることでもありますし、このように間接的な言及もあるので、なんとかこの問題を治療文脈として解釈的介入に取り上げることはできるでしょう。

　適応文脈についてはどうでしょうか？　続けて出てくる話からテーマを抽出すると、自分のペースややり方を無理やり押し通し、押しつけてくる人の話、約束を一方的に変更する人の話、時間にルーズな人の話、それに振り回されて不満ではあるが我慢して合わせている人の話、話しているうちに約束を忘れてしまう人の話、そろそろちゃんとしなくてはいけないという話、……などが主なものです。すべて、患者による遅刻という治療文脈（そしてそのような患者の問題行動に振り回され、内心では不満や怒りがありながらも、患者を不機嫌にすることを避けるために表面上は患者に気を遣って我慢して合わせてしまっている治療者という適応文脈）をも象徴していますが、同時に治療者による終了時間の延長も象徴しています。実際、治療者が過度に自己防衛的になってさえいなければ、患者からこれだけわかりやすい象徴的な話を聞けば、治療者自身の問題行動（治療の枠組みからの逸脱）である、終了時間の延長に容易に思い至ることができるでしょう。

　患者は遅刻と時間の延長という問題行動によって治療者に対して自分のペースを押し通し、押しつけ、振り回しているわけですが、治療者もそんな患者に振り回されて不満や怒りがありながらも、患者を不機嫌にしてしまうことへの過剰な不安から気を遣って合わせてしまっているという（ちょうど患者が妻に対してしているのと似たような）不適切な対応をしています。それに加えて、終了時間の延長という問題行動によって、患者に対して自分のペースを押し通し、押しつけ、振り回しているわけです。これは時間にルーズなだけでなく、あらかじめ合意していたはずの約束を破ることであるし、もしかすると治療者が患者と「話しているうちに約束を忘れてしまう」だけかもしれないが、いつまでも許されることではないだろう、そろそろちゃんとしなくてはいけない、と患者は無意識的に感じているのです。

臨床例 11.2（続き）

患者：約束を守らないのは妻もそうで、妻が「朝ご飯は7時半までに食べ終わる」という約束をつくったはずなのに、朝食の最中に息子に「おもしろい番組やってるよ」と言ってしまうのです。先のことを考えていないというか。妻の行動は息子にとって悪い手本になってしまっていると思うのです。

それで私は妻を不機嫌にしないように先回りをして、息子に「もうすぐ7時半だよ、食べ終わらなくちゃ！」と言ってあげるのですが、そうすると妻はやっぱり急に「早く食べなさい！」と言い始めるのです。妻はやっていることに計画性がなさすぎて、言ってることとやっていることが矛盾だらけで、これで妻は仕事でマネージャーとしてちゃんとやっているのだろうか？　マネージメントする立場としてオカシイと思うのです。時計を見ていないわけではないと思うのに（そう言いながら、患者が時計を見るそぶりをするので、治療者も時計を見ると、あと5分で約束された面接時間が終了するタイミング）。

　患者はさらに象徴的・派生的コミュニケーションを続けています。ここにある話のテーマを抽出すると、自分がつくった約束を自分から破っている人の話、時間に関する約束を破ることで悪い手本になっている人の話、言っていることとやっていることが矛盾している信頼できない人の話、物事をマネージメントする立場としてオカシイこと、……などです。これらのイメージが適応文脈に照らして患者が治療者をどう見ているか、どう体験しているかを象徴していることは明白です。そして、どうやら患者が遅刻を繰り返しているのは、治療者が時間に関する約束を破り続けていることで患者にとって悪い手本になってしまっているからだ、ということがわかってきます。

　最後に患者が時計を見るそぶりをして見せたのは、治療者に介入を無意識的に促しているものと考えることができるでしょう。

臨床例 11.2（続き）

治療者：今こうして時計を見ると、今日の面接時間もあと残り5分ですね。今日のここまでの話では、約束を守らない人、先のことを考えていない、計画性がなくて時間の約束も守れない人の話がありました。相手に過剰に気を

遣って、我慢して、合わせて、したがっているだけの人の話もありました。約束を守れない、時間にルーズな人の話からは、私にはこの面接の終了時間をいつも5〜10分延ばしてしまっていることが思い起こされました。でも、それはマネージメントをする立場としてはオカシイ、矛盾だらけだとあなたにはどこかで感じられていたのかもしれません。そうした問題が、私たちの間にはあるのかもしれません。

　患者の自由連想の素材には、適応文脈は（治療文脈も）直接的には言及されていませんから、より理想的には、患者のコミュニケーション抵抗を尊重するためにも、適応文脈は「私にはこの面接の終了時間をいつも5〜10分延ばしてしまっていることが思い起こされました」というように治療者側の連想を持ち込んでしまうのではなく、注意深く慎重に「空欄」にしたままで、ただ「今日の話にはいくつもの時間の約束を守らない人たちの話がありました」というように象徴的イメージだけを使って伝えたほうがよかったでしょう。とはいえ、この治療者の介入は大筋で適切なものでしょうから、このあとに続く患者の自由連想には確証反応が表れる可能性が高いでしょう。

臨床例 11.2（続き）

患者：それでも、最近になって私が少しは妻になおしてほしいことはなおしてほしいと言うようになったせいか、妻も少しはわかってくれるようになって、離婚の話はなくなって、以前よりは家庭内は落ち着いてきているのです。
　先日、息子に友だちとの先約があるのを知らずに息子をかなり強引にドライブに誘ったとき、息子はちゃんと私の誘いを断ってきました。息子がちゃんと自立しようとしているのに、親である私が子どもみたいに依存していてはいけないな、と思いました。

　なおしてほしいことはなおしてほしいと少しは伝えることができる人、少しは理解してくれる人、すべき自己主張をして断るべきものを断れる人、などポジティブな人物像が続き、確証反応の一側面（interpersonal validation）がみられます。さらに続けて、子どもとの関係に依存している親、子離れできてい

第11章　抵抗と介入2　265

ない親の話が出てきます。これは治療者も患者も、時間という枠組みを守ろうとしなかった背景に、共依存があったこと、親離れ・子離れのできなさの問題（引くべき対人境界を引けない問題）があったことを象徴しているのでしょう。治療者がそのような態度では、子離れのできていない親が子どもの自立を妨げるように、患者の依存性を助長して成長と自立を妨げてしまうのだ、と言っているわけです。これは患者による遅刻と治療者による終了時間の延長という問題行動（抵抗と逆抵抗）が持つ新たな意味合いに光を当てるものであり、確証反応のもう1つの側面（cognitive validation）です。

　ここまでの臨床例で見てきたように、患者の粗大な行動的抵抗は患者に与えられている治療の枠組み・役割からの逸脱として定義することができますし、治療者の粗大な行動的逆抵抗は治療者に与えられている治療の枠組み・役割からの逸脱として定義することができます。こうすることによって、治療者は患者による粗大な行動的抵抗を主観的な感覚によって判断する必要がなくなりますし、治療者自身の逆抵抗にも気づきやすくなります（とはいえ、これまで繰り返し議論してきているように、意識的な思考・内省は驚くほど信頼できないものではあるのですが）。

　もう1例だけ、今度は治療における守秘性とプライバシーという枠組みの逸脱を例示してみます。第10章の臨床例10.2では患者のほうから治療者・患者関係の中に家族を入れようとしてくるという守秘性とプライバシーの枠組みの逸脱を見てきましたが、今回は治療者側からの逸脱です。

臨床例 11.3

　患者は20代前半の女子大生であり、週1回50分の精神分析的精神療法を始めて1年程度になっていました。彼女は1ヵ月ほど前に衝動的に処方されていた薬の大量服薬をして、救急病院に搬送されるという出来事がありました。そのときに彼女の両親から治療者の医療機関に電話で薬についての問い合わせがあり、ついでに両親から治療者に患者の病状についての話を聞くことができるか？　という質問に対して受付事務員は患者の同意があれば可能

だという一般的な答えをしていたのでした。

　精神分析的精神療法は神経症・情緒的な問題を洞察的に解決していくことが治療の枠組みですから、それ以外の方法による解決を与えようとすることは治療の枠組みからの逸脱になります。この意味で治療者が患者に向精神薬を処方して物質的な解決策を与えていることは治療者側の粗大な行動的逆抵抗といえます。それに呼応するように、患者が精神的苦痛から逃れようとして向精神薬の大量服薬をしたこと、つまり精神作用物質による物質的な解決をしようとしたことは、患者側の粗大な行動的抵抗といえるでしょう。ただ、今回はこれに加えて、患者の両親が治療の場に入ってこようとしており、それを治療者が（厳密には治療者本人ではなく、治療者の医療機関の受付事務員だったのですが）許可したという意味での治療の守秘性とプライバシーへの侵害がより大きな問題となるであろうことが予測できます。

> ### 臨床例 11.3（続き）
>
> そうした背景があっての今回のセッションです。
>
> **患者**：今日、ここに来るために家を出ようとしたときに、父親が「そろそろ主治医の先生と会って、話を聞かないとな」と言ってきた。何か嫌な気分になった。1ヵ月前に私が大量服薬をして救急搬送されたときに、両親がここに電話をしたらしいのです。そしたら、患者本人の同意があれば家族が話を聞くこともできる、と言われたというのです。先生はそのことを私に何も言ってくれなかったじゃないかと思うと、先生に対してもひどく腹立たしい気持ちになりました。みんな私に断りなく、勝手に私のことを進めてしまうんだ……。
> 　私は子どもの頃から文章をつくるのが好きで、今もよくエッセイや詩やちょっとした小説をネットにあげてきたのだけど、それを父親にのぞき見られるのがすごく嫌です。父親も物を書く仕事をしている関係で、文章は私よりも上手いし、文章の構成はすごく参考にはなるのです。でも、私が1人で文章を書いているところに父親が入ってくると、もっとこうしたほうがいい、ああしたほうがいい、と手を入れられてしまうのです。

第11章　抵抗と介入2　　267

予想どおり、患者は冒頭から治療者による患者の治療の守秘性とプライバシーという枠組みからの逸脱の問題に直接的・顕在的に言及しています。これは治療者による逆抵抗であり、重要な適応文脈になるはずです。これに関連して、その話をしてきた父親に対する嫌な気持ちという症状、治療者に対する裏切られ感と腹立たしさという治療への抵抗感、といった治療文脈への言及があります。

　これに対して治療者が性急に言い訳をしたり、余計な介入をしなかったことが幸いしたのでしょう。患者は象徴的・派生的コミュニケーションのモードに入って物語性・イメージ性のある話を展開しています。ここにあるのは、やっていることをのぞき見されることへの嫌悪感、やっていることに過干渉な手を入れられてしまうことへの嫌悪感、といったテーマです。やはり、患者の両親が患者の治療に入ってこようとしているのを治療者が許可しようとしていること、こうして患者の治療の守秘性とプライバシーが侵害されようとしていることが主な適応文脈となっていそうです。それは患者が（治療者とのプライベートな関係性の中で）1人で大切につくろうとしているものを患者が嫌がる仕方で第三者にのぞき見されることであるし、過干渉な手を入れられることなのだ、と。

臨床例 11.3（続き）

患者：以前に、学校の課題で文章を書いていて、最後の手なおしの途中で疲れたので、書いていたパソコンをそのままにして寝てしまったことがありました。そしたら、朝になってみると、文章が書きなおされていて、すっかり完成していたのです。たしかに父親が入ってくれたほうがより早く、よりよい文章ができるのです。でも、そうなってしまうと、もう私の文章ではなくなってしまうのです。参考にしたい本も、私が自分でお金を貯めて買いたいと思っていると、父親が買い与えてくれてしまうのです。こうやって、父親は自分のことを気が利く親だと思っているようなのですけど、何1つ私の力で、私だけで、やらせてくれないのです。父親からしたら些細なことかもしれない、だけど、私にとっては大切なことなのだ、ということをわかろうとしてくれない。私が大切にしようとしていることを大切にしてくれない、尊重してくれないのです。

> ……先生も、……先生は私のことをわかってくれていると思っていたのに。

　患者はさらに象徴的・派生的コミュニケーションを進めており、治療者が患者の治療の守秘性とプライバシーの枠組みを逸脱して患者の両親を治療の場に入れてしまうことは、患者のものであるこの治療を患者の手から取り上げてしまうことであり、もはや患者のものではなくしてしまうことだと言っています。さらに、このようにして患者が自分の力で、自分だけで大切に仕上げたいと思っているものに、第三者の手を入れて別のものにしてしまうことは、患者が大切にしたいと思っているこの治療を治療者が大切にしていないことを意味するし、それはつまり患者自身が尊重されていないことを意味するのだ、と言っているのです。

　この部分の最後に出てくる「先生も」という言葉は、治療者に対する不満・不信感の表明という治療文脈であると同時に、「治療者あるいは治療状況への架け橋」であり、患者が無意識的に治療者に介入を促しているものと見ることができますから、治療者はここで解釈的介入をすべきでしょう。

臨床例 11.3（続き）

治療者：1ヵ月前、あなたの両親がここに電話をかけてきて、あなたの同意があれば両親が私と話すことができると聞いた出来事があったことも、今の話と同じことなのですね。この治療に両親が入ってきてしまうと、あなたが自分の力で、自分だけでつくろうとしてきたものをのぞき見られて、手を入れられてしまう。こうしてあなたのものではないものにされてしまう不快感と恐怖感を感じたのですね。その電話の一件は、私にとっては些細なことだったかもしれないけれども、あなたにとっては大切なことだということを私がわかっていないと感じて、その意味で私があなたを大切にしていない、尊重していないと感じて、あなたは傷ついたし、私に「わかってくれていると思ったのに」という不満と不信感を持ったのですね。

患者：うん、そうなのかもしれないです。でも、両親は強引で支配的なところがあるから、私がそれはやめてほしい、そのほうが治療的によいのだと言っても信じてくれないと思うのです……。（長い沈黙）

患者のコミュニケーション抵抗が非常に低いことの表れですが、患者はここ
までの自由連想の中で治療文脈も適応文脈も直接的・顕在的に言及しています
から、そこに直接的に言及した解釈的介入が可能であり、実際に上記の治療者
の介入はそのような形になっています。「あなたが直接的に言及したこれこれ
という適応文脈がありました。それをあなたは派生複合体にあるイメージが象
徴するように感じ取り、反応し、だから治療文脈に言及されているような症状
や抵抗を生じたのでしょう」という形です。

　ただ、この介入は患者の症状や抵抗といった反応に対する共感的な理解を伝
えてはいるものの、不十分です。この理解に基づいて「では、どうするか？」
ということ（＝枠組みの修正）が扱われていないからです。治療者がどうすべ
きかは上記のテーマから明らかであり、治療者は患者の守秘性とプライバシー
を優先して、両親とは話をしないようにすべきです。しかし、このことは患者
の素材の中には「修正モデルの提示」という象徴的な形では表れていないため
に、解釈的介入に含めることができなかったわけです。

　すると、この含み損ないに追加するように、患者は顕在的に「（両親が患者
の治療の中に入ってくることは）それはやめてほしい、そのほうが治療的によ
いのだ」と言うべきだし、言いたいこと（＝修正モデルの提示）、しかし両親
は患者の言うことなど信じてくれないだろう、という話をしています。

　両親が患者の言うことを信じてくれないのなら、ではどうすればよいか？
治療者が患者の両親に伝えればよいか？　しかし、そのようなことをして患者
の治療の中に第三者を入れるべきではないという理解を先ほど伝えたばかりで
す。そのうえ、治療者が患者の代わりに何かをしてあげることは、先ほどの患
者の話に出てきた父親の話と同様に過干渉であり、本来は患者が自分の力で、
自分だけでやりたいことを治療者が奪ってしまうことになるはずです。

　患者が長い沈黙をしているのは、先ほどの治療者の介入には含まれていなか
った枠組みの修正も含めて、次の介入を待っているものと見てよいでしょう。
治療者はここでもう１度介入すべきでしょう。

臨床例 11.3（続き）

治療者：両親があなたの意見を信じてくれないのならば、私が両親宛の手紙

を書いて治療の守秘性とプライバシーを尊重することの大切さを説明することもできるかもしれない、とも思えます。しかしそうすることは、あなたが「自分の力で、自分だけで、つくりあげようとしている作品」に対して私が過干渉・過保護に手を加えるようなものかもしれない。そうすることで、この問題はより早く解決できるかもしれないけれども、そうなってしまうと、この治療はあなたのものではなくなってしまう。その意味であなたのことを大切にしないことになってしまう、という面もあるかもしれません。

患者：……はい。今日、帰ったら、私が自分で両親に言ってみようと思います。先生にはいっさい、私を通さずに両親と話したり説明したりしないでほしいのです。電話でも、手紙でも、直接会ってでも、いっさいです。
　……（しばらく泣く）私の両親は、こうしたことを私が言葉で話してもわかってくれることがなかったから、私はいつも最終手段として手首を切ったり、大量服薬をしたりしてしまっていたのです。

治療者：わかりました。あなたの言うとおりでしょう。今後いっさい、私はあなたのご両親とお話しすることはないでしょう。それはお約束できます。

　治療者の2回目の介入のあとで、患者は自分の力で、自分だけで、両親に説明しわかってもらうようにする、治療者の手は借りない、と宣言しています。これはしっかりと自立して自己主張をすることができるポジティブな人物像への言及でもあり、確証反応（interpersonal validation）になっています。

　この臨床例が明確に示しているように、患者が患者に与えられている治療の枠組み・役割から逸脱することは、患者側の治療阻害行動（抵抗）を意味するのと同様に、治療者が治療者に与えられている治療の枠組み・役割から逸脱することは、治療者側の治療阻害行動（逆抵抗）の表れであると考えるべきです。治療者による反治療的な行動は、それが続く限り、患者の治療が治療的に進行することが困難になるため、患者にとっては最重要・最優先な治療文脈であり適応文脈となるのが必然なのです。このため治療技法的には、治療者・患者関係の中に患者による抵抗も治療者による逆抵抗もある場合は、まずは治療者による逆抵抗を取り扱い修正していくことが必要になります。患者による抵抗を取り扱うのはその次なのです。

第11章　抵抗と介入2　　271

治療者が治療者に与えられている治療の枠組み・役割から逸脱すること（＝
逆抵抗）が治療の進行を阻害している例をもう1つだけ見てみましょう。

> **臨床例 11.4**
>
> 　患者は30代の独身女性であり、慢性的な抑うつ気分、不安、対人関係で
> 過剰に気を遣ってしまうこと、ストレス性の身体化症状などがあり、週1回
> 50分の精神分析的精神療法を続けて3年ほど経っていました。症状はかな
> り改善していましたが、患者には完全によくなることへの抵抗感があり、そ
> こから先はなかなか治療的な前進がないまま何ヵ月も経過していました。
> 　前回のセッションでは、患者は彼女がこれ以上よくなることへのモチベー
> ションを持てずにいるのは、自分がよくなりたいという気持ちよりも、他者
> からそれを評価されたい／他者を喜ばせたいという気持ちのほうがより大き
> いからかもしれないということを話していました。一方では他者を喜ばせた
> いと思っているのに、他方では自分が自己犠牲的に努力してまで他者を喜ば
> せたくなどないという矛盾する気持ちがあって、これ以上改善するモチベー
> ションを保てないのだ、と。これに対して治療者は、これは患者のこれまで
> のパターンと同じであることを指摘し、これではよくなりたいという気持ち
> を保てないのももっともだ、と伝えたのでした。

　ここでの治療者の介入は明らかに不要でした。この介入は、患者の無意識的
思考が何に対して（適応文脈）、それをどうとらえてどのように反応している
かを、派生複合体にあるイメージを使って象徴的に解釈していませんし、それ
によって症状や抵抗に対する共感的な理解を伝えているものではありません。
患者にとって「これ以上によくなることへの抵抗感があること」、こうして治
療的前進が停滞していることは、たしかに治療文脈（抵抗）です。しかし、そ
れについて患者がこのセッションで話していたことは、「よくなることで他者
を喜ばせたい」一方で「自分が努力して他者を喜ばせるのは嫌だ」という意識
的な葛藤であり、無意識的な内容を象徴する派生的コミュニケーションではな
いのです。適応文脈もはっきりしませんし、派生複合体も展開していませんの
で、治療者は本来的には介入すべきではなかったでしょう。ただ沈黙・傾聴を
続けることで、患者が1人で自分の問題に取り組んでいるのを（健康的な自

閉・健康的な一人遊び状態にあるのを）見守るだけでよかったはずなのです。

　では、治療者によるこの介入にはいったいどういう意味や機能があったでしょうか？　一般的に、適応文脈や派生複合体による象徴的なコミュニケーションをしっかり取り上げて理解することなく、治療文脈と顕在内容だけによる介入をすると、それはどうしても直面化的な性質になります。この例ではさらに加えて「以前からの同じパターンの繰り返しである」と指摘しており、なおさら患者の問題を一方的に責めているだけの直面化的介入になっています。介入する必要のないところでわざわざ介入し、患者の問題を一方的に責め立てている……。ここには治療者の中立性が損なわれていますし、その意味で治療者のほうが治療の枠組み・役割から逸脱しているわけです。治療者が意識していないところで、治療者側の待つことのできなさ、フラストレーションへの耐性のなさ、を患者への批判的・攻撃的な介入で表現してしまっているのです。

　さて、患者は次のセッションでどう反応してくるでしょうか？

> ## 臨床例 11.4（続き）
> **患者**：ここ最近、近しい人に怒りを爆発させることが何度かありました。何か納得できない気持ちが根底にあるようで、怒りっぽくなっているのです。何でも話せる親友にもイラッとしたりして。前回の面接で話したように、あまりに相手が喜ぶように、相手が気に入るように動いてしまっているせいかもしれません。

　患者はさっそく「何か納得できない気持ちが根底にある」ことで怒りっぽくなっているという症状（治療文脈）を訴えてきています。さらに「何でも話せる相手に怒った話」というように、治療者に対して何らかの怒りの気持ちがあることを象徴していそうなイメージも出てきます。さらに、前回のセッションで話したことに言及しており、あの話題が適応文脈になっていそうなことを示唆しています。

> ## 臨床例 11.4（続き）
> **患者**：頭ではわかっていても、変えられないでいることを指摘されると、す

第11章　抵抗と介入2　273

ごくイライラするのです。わかっているけど「そんなに簡単にすぐに変わる
なんてできないんだよ！」という気持ち。自分の悪い癖を人を通じて気づか
されるのも、気づくたびに、変えなくちゃいけない、変えなくちゃダメだ、
早く矯正しろ、と思われているみたいでムカついて嫌になるのです。私の母
親がそうなのですけど、そうやって、早く私を変えて自分が安心したいの
だ、気分良くなりたいのだ、と思うと、逆に抵抗したくなるのです。だか
ら、前回の面接で先生が指摘したことも、もっともなのですけど、なかなか
すぐには変われないのです。

　この部分の最後で患者はついに前回のセッションで治療者が患者にした指摘
（攻撃的な直面化）に直接的・顕在的に言及し、そう指摘されても、そうすぐ
には変われないのだ、という「抵抗」にも直接的に言及しています。

　ここにある話のテーマを抽出すると、変えられないでいる自分の悪い癖を指
摘してくる人に対して怒りを生じること、そんなにすぐに簡単に変えることな
どできないことを性急に変えることを求めてくる、強制してくる、矯正しよう
としてくる相手に対する怒りと拒絶、そのような性急さの理由は早く自分が安
心したいからという身勝手さにあること、だからかえって抵抗したくなること、
……などがあります。前回のセッションで治療者が患者にした性急で身勝手な
介入に照らして、これらのテーマが意味することはほぼ明らかでしょう。

　　　臨床例 11.4（続き）

患者：私はどこか、相手が本当に私のことを思って言ってくれているとは思
えていないのだと思うのです。結局、相手が安心したいから、相手が気分良
くなりたいから、って思っているから、その人の期待とおりになんか変わり
たくない、って思ってしまう。友人に必要以上に怒ってしまったときも、友
人に「そういうふうに考えがちだよね」と指摘されたときに、すごく腹を立
てて。たしかに、言われたとおりだったのですけど、私は友人にすごく気を
遣ってきたのだから、友人にも私に気を遣ってほしかった。私は友人に相談
している形で、本当は相談して意見を聞きたかったのではなくて、ただ決め
られないで迷っている私を肯定してほしかっただけだったのです。だから
「どうしてそんな指摘をするの!?」「またそうやって矯正しようとするの!?」

274

って気持ちになってしまって、かえって抵抗してしまったのです。

　患者の言うとおりに、治療者の前回のセッションでの介入は、本当の意味で患者のことを思ってのこと、患者のためになることではありませんでした。むしろ、治療者の身勝手な期待（早く安心したい、患者が早くよくなることで自分が気分良くなりたい）から生じた、要求がましい介入だったのです。だからこそ患者はかえって反発して「期待どおりになんかなりたくない、自分が努力して変わりたくなんかない」となってしまうわけです。これが患者のこのセッションでの「抵抗」の理由だったのです。

　さらに患者は、最後に治療者に対する「修正モデルの提示」をしています。治療者は患者のあのコミュニケーションに対して沈黙・傾聴を続けることで、ただ決められないで迷っている患者を肯定的に見守ってあげていればよかったのだ、ということなのです。「あなたは、いつも同じパターンの繰り返しで、そういうふうに考えがちだよね」などという批判的な指摘はいらなかったのです。

臨床例 11.4（続き）

治療者：あなたも今さっき思い出して言ったように、前回の面接で私があなたの問題をわざわざ指摘した出来事があったのですよね。このことも、友人から指摘された話と同じように、たしかにそのとおりかもしれないけど、「どうしてそんな指摘をするの!?」「またそうやって矯正しようとするの!?」とムカつく感じがあったのかもしれないですよね。迷っているあなたのことをただ肯定してほしかっただけなのに、って。そうやって相手からこうあってほしい、こう変わってほしいという期待を向けられること、そのとおりであることを求められることに、そしてあなたがそのとおりにしてあげることで相手が安心したり気分良くなることもムカつく感じになる。そうしたことがあって、この1週間は怒りっぽかったのかもしれないですね。

　このセッションでの患者のコミュニケーションは——よほどコミュニケーション抵抗が低いものでしょう——適応文脈は顕在的に言及されていますし（友人からの指摘という話として象徴的にも言及されていますが）、治療文脈とし

ての怒りっぽさも顕在的に言及されており、治療に対する抵抗は非常にわかり
やすい象徴で言及されています。さらに、派生複合体も豊富であり、修正モデ
ルの提示も含まれています。解釈的介入を行うには理想的なコミュニケーショ
ンと見ることができますし、実際にそれによって治療者は上記のような解釈的
介入を行うことができています。

臨床例 11.4 （続き）

患者：先生みたいに、さんざん自分のことを話して、わかってもらって言わ
れるのは、理解してもらったうえで言われるのは、いいのですけど……。で
も、先生も私に早く変わればいいのに、と思っているとは思うのです。順調
に進んでいるかと思ったら、壁にぶつかったり、後戻りしてしまったりする
ことに、私は先生の期待に応えられていない感じがあるのです。

相手の中には期待どおりの私のイメージがあるから、私をそのとおりにし
ようとして指摘をしてくる。その期待どおりでないとがっかりされてしま
う。だから、期待どおりであることを選ぶと相手の言いなりになってしまっ
た悔しさがあるし、期待どおりではないほうを選ぶとがっかりされてしまう
傷つきがあって、どっちも選べなくなるんです。自分がわからなくなってし
まっていたんです。母親との関係がそうだったんです。母親にはいつも正し
い答えがあったから、私に迷わせてくれなかったのです。

一番の理想は、私が全力で迷っていることを全力で理解してくれたうえ
で、私がさんざん迷ったうえで私が選んだものを肯定してくれることだった
のです。本当は、私が怒ってしまった友人も、私のことを全力で理解しよう
としていたから、そこまでさんざん私の話に付き合ってくれていたんだな、
と今では思うのです。

治療者による介入のあとに出てきたこれらの話では、治療者自身にしろ、患
者に嫌な指摘をしてきた友人にしろ、ここでは「私のことを理解しようとして、
さんざん私の話に付き合ってくれた人」というポジティブな人物像として再登
場しています。確証反応の一側面（interpersonal validation）です。

そして前回のセッションでの治療者の振る舞いは、患者の生育歴上の重要な
他者（母親）との病的な関係性の中で自分がわからなくなっていたことの再演

276

であったのだという新しい意味合いにも触れていて、確証反応のもう1つの側面（cognitive validation）になっています。

　ここまで、いくつかの臨床例を挙げて具体的に見てみたように、患者による粗大な行動的抵抗も、治療者による粗大な行動的逆抵抗も、ともにそれぞれに与えられている治療の枠組み・役割からの逸脱として定義し、見つけだすことができます。そしてそれは、患者のコミュニケーション抵抗が高くなければ、抵抗の存在そのものも、その無意識的な機能も、そうなっている理由やそのほかの心の反応も、派生複合体の中に解読可能な象徴的表現として表れてきます。こうして粗大な行動的抵抗は、そのときのコミュニケーション抵抗が低ければという条件つきではありますが、解釈的介入が比較的容易な抵抗であるといえるのです。

　これは治療者・患者関係で交わされる言葉が、お互いの理解を進めるためのコミュニケーションの手段としてしっかり使われていることが前提です。患者側についていえば、治療の枠組み・役割の1つである「自分の神経症的な問題を解釈可能な象徴的な形で治療の場に持ち込むこと、行動化ではなく言葉でコミュニケーションをしていくこと、治療者からの介入を聞いて理解しようとしてみること」が守られていること、治療者側についていえば、「患者のコミュニケーションを邪魔せずしっかり公平な態度で聞いていくこと、患者の神経症的反応の背景にある無意識的なメカニズムに対する共感的な理解を伝える解釈的介入を患者の治療的ニーズに合わせて行っていくこと、それ以外の非中立的な介入や行動化はしないこと」が守られていることを意味します。

　逆にいうと、言葉がコミュニケーションの手段としては使われていない状況がありうるのです。そのうち1つめは、言葉が衝動的で暴力的な行動化action dischargeの手段として使われている場合（行動化・投影同一化による抵抗）。2つめは、言葉が「嘘や隠し事」の手段として使われている場合（コミュニケーション抵抗）です。言葉がこのような特殊な手段に使われている場合、表面上は患者が（あるいは治療者が）治療の枠組み・役割から逸脱しているように見えなくても、つまり粗大な行動的抵抗の定義には引っかからなかったとしても、言葉が機能的には抵抗として働いていることになるのです。この問題を以

第11章　抵抗と介入2　277

下では少し詳細に議論していきます。

行動化・投影同一化による抵抗

　精神分析治療の最初期の頃から、患者が無意識的内容を「思い出すこと」や「気づくこと」の代わりに行動化してしまうことは、洞察的治療の妨げになると考えられてきました。神経症的葛藤から生じる不快感・苦痛を洞察的に、より適応的に克服していくことは、多くの時間と労力を必要とします。それに比べてはるかに簡単にできてしまう衝動的行動化による一時的な解消が与えられれば、人は容易に後者のほうだけで満足してしまい（病的・神経症的満足）、それ以上の苦労を伴う変化や成長を求めようとしなくなるものだからです。このために、治療の枠組みの中には、患者は病的・神経症的な満足を我慢する、治療者は患者に病的・神経症的な満足を与えないというルール（禁欲原則）があるくらいです。

　患者が治療面接の中で自分の中に生じてきた神経症的葛藤による不安、不満、怒り、屈辱感、罪悪感など、さまざまなネガティブで不快な体験に対して、これを洞察して理解を進めていくのではなく、治療者に対してぶつけることで発散・解消するという行動化をとることがあります（治療セッション内での行動化のため、これを特別にacting inと表現することもあります）。治療セッションの中での治療者に対する行動化といっても、あからさまな（行動上は犯罪にあたるような）暴力的あるいは性的な行動で治療者にぶつけてくる患者はほとんどいません。ただ、患者が言葉をそのような目的に使って自分の中にある不快な内容を治療者にぶつけ、治療者の中に押し込み（投影同一化）、一時的な解消を得ていることは少なからず起こります。その逆に、治療者が一見すると「治療的介入」の形を取りながら、その実は自分の中にある不快な内容を患者にぶつけ、患者の中に押し込み（逆投影同一化projective counter-identification）、一時的な解消を得てしまっていることもあるのです。患者→治療者の投影同一化にしろ、逆に治療者→患者の投影同一化にしろ、これらが無自覚・無意識に行われている間は、無意識的内容の衝動的行動化にほかならず、洞察的で適応的な解決への妨げになっているという意味で、抵抗（あるい

は逆抵抗）になっているわけです。

　議論を簡単にするために患者→治療者の投影同一化に注目して考えてみます。

　ここで投影同一化には2つの意味・機能があります。1つめは不快な内容を自分の中から排出・排泄して一時的な解消を得ることです。これはただの行動化・行動排出action dischargeです。2つめは自分の中から排出・排泄した不快な内容を、自分と同一化している相手に押しつけ、押し込み、それを相手に引き受けてもらうことで、何がどう不快であったのかを相手に理解してもらうことです。こちらには（やや強引で暴力的ではありますが）コミュニケーションとしての側面があります。

　患者が治療者に投影同一化をしてきているとき、治療者は投影同一化されてきている（自分の中に押し込まれてきている）不快感を主観的に体験することになります。投影同一化の持つコミュニケーションとしての側面が大きくなってくれば（そのときの患者のコミュニケーション抵抗が低くなってくれば）、治療者は患者にとって何がどう不快であったかを理解していくことができ、最終的には解釈的介入という共感的な理解につなげていくことができます。逆に、患者から治療者への不快な内容の投影同一化がなされているときに、患者のコミュニケーション抵抗が高い状態であると、治療者はいつまで経っても不快感の理由を理解することができず、ただただ理不尽に不快感をぶつけられているだけの状態になります。この状態では、患者は行動化によって一時的な不快感の解消、病的・神経症的な満足を得ているだけになりますから、治療者・患者関係は病的な共依存関係、あるいは寄生関係になってしまっており、とても治療的とはいえません。では、どうすればよいのでしょうか？

　投影同一化による抵抗は無意識的なものですから、ほかの無意識的なプロセスと同様に、必要なのはこれに対する共感的な理解を伝える解釈的介入です。つまり、この投影同一化という行動が行っている無意識的な意味や機能を説明し、なぜ患者がそのような反応を起こしてしまっているのかに対する共感的な理解を伝えていくことが必要です。そのためには、これまでの議論と同様に、適応文脈と派生複合体の象徴解釈による理解が不可欠です。つまり、患者には少なくとも、いくぶんかでも象徴的・派生的コミュニケーションのモードに入ってもらう必要があります。これまでに何度も議論してきたように、患者に象

第11章　抵抗と介入2　　279

徴的・派生的コミュニケーションを促す最良の手段は治療者による沈黙・傾聴ですから、患者から治療者への強い投影同一化がなされているときであっても、治療者は投影同一化されている不快な体験を引き受けて自分の中に置いておくことをしながら、治療の場・治療の枠組みをしっかりと抱え、患者が象徴的・派生的コミュニケーションを展開するところまでしっかりと沈黙・傾聴を続けるしかほかはないのです。

　投影同一化されてきているものを衝動的に行動化することなく、ただ沈黙・傾聴を続けるだけではありますが、これは容易なことではありません。しかし、衝動的に行動化したくなるような不快な感情体験に対して、衝動的に行動化するのではなく、その体験がしっかりと理解できるところまで引き受けて自分の中に置いておくこと、こうして漠然とした、つかみどころのないただの不快感でしかなかったものを、しっかりとした形のある理解につくりあげていくこと、その能力こそ患者が必要としている能力なのです。それを治療者が患者との関係で実際にやってみせることで、患者は少しずつその能力を取り入れ同一化して自分のものにしていけるわけです。

　この意味で、患者から治療者への投影同一化がなされているときの治療者の沈黙・傾聴は、ただの沈黙・傾聴ではないのです。これが「抱えること（holding）」や「引き受けて自分の中に置いておくこと（containing）」と呼ばれる治療者の重要な役割・機能です。患者の治療ニーズによっては、言語的な介入やいわゆる洞察よりも、こちらのほうがはるかに重要になることさえあるのです。

投影同一化における抵抗解釈での注意点

　投影同一化による抵抗を抵抗解釈していくうえで、２つの注意点があります。１つめの注意点は投影同一化を治療者の主観的な感情や連想の反応だけで解釈しない、患者からの自由連想に出てくる象徴的なイメージでそれが確認されてから解釈する、という原則です。この原則には２つの理由があります。

　１つは、治療者の中に生じる主観的な感情や連想が治療者側の特異反応であり、必ずしも患者から投影同一化されてきたものを正確には反映していない可

能性があることです。もしかすると、治療者が患者から投影同一化という衝動的・暴力的なコミュニケーションを受けているという感じ取り自体が間違っているのかもしれません。このため、投影同一化を象徴するイメージが出てくることによってそれが追認されるまでは、たしかなことはいえないのです。

　もう1つは、患者から治療者に投影同一化がなされていることも、そしてなぜ患者がそのような衝動的・暴力的な反応を起こしてしまっているのかということも、患者からの象徴表現を解読することによって治療者にしっかり理解されてからそれを解釈的介入として返していくべきだからです。それを待たずに行う早すぎる介入は、投影同一化の拒絶と突き返し／仕返しになりかねません。こうした理由のため、患者からの投影同一化を治療者の主観的反応だけで解釈することは（これをしてしまう治療者は少なからずいるのですが）お勧めできるものではありません。

　2つめの注意点は、投影同一化は非常に仕返しという反応を引き起こしやすいものだということです。このため、患者から投影同一化を受けている治療者は、衝動的・暴力的な介入をすることで患者に投影同一化の仕返し（逆投影同一化）をしないように慎重にならなくてはなりません。また、そもそも患者がそのような衝動的・暴力的なかかわりを治療者にしてくることの背景には、患者が治療者からそのようにされたと感じた何かがその前にあったことを想定しなくてはなりません。

　治療者が患者のことを衝動的・暴力的に苦しめてきたと患者が感じた何かは、もしかすると治療者による反治療的な行動化（治療者の患者への投影同一化）なのかもしれません。あるいは、治療者の治療的なスタンスによって引き起こされている不可避的な不安を、患者が被害的に体験している可能性もあります。頻度としては前者のほうが多いので、治療者はまずは自分が何らかの投影同一化的なコミュニケーションを患者に仕掛けたことで、今度は患者が仕返しとして治療者に投影同一化的コミュニケーションをしてきている、という可能性を振り返ってみるべきでしょう。治療者側の寄与を考慮せずに、ただ患者が自分の中にある不快なものを排出・排泄したいがために、一方的に治療者に対して理不尽な攻撃を仕掛けているだけだという解釈を伝えるだけでは、少しも共感的な理解を伝えることになっていませんし、それどころか患者を一方的に責め

ることになりますので、要注意なのです。

　これらの注意点も含めて、患者から治療者への投影同一化的コミュニケーションを治療者がどう引き受けるか、投影同一化を象徴するメタファーはどのように表れてくるか、患者がこのような衝動的・暴力的なかかわり方をしてくる理由や意味合いをどう理解していくか、といったことを臨床例で具体的に見ていきましょう。すでに第9章の臨床例9.2と臨床例9.4で具体的に議論していますが、ここではもう1例挙げてみます。

臨床例 11.5

　患者は30代半ばの独身女性であり、慢性的な抑うつ気分、空虚感、パニック様不安発作の頻発、対人関係の不安定さなどの問題があり、週1回50分の精神分析的精神療法を始めて2ヵ月ほどになっていました。患者の不安発作は、狭義のパニック障害のパニック発作ではなく、小児期の被虐待体験のフラッシュバックという意味を持っていたこともあり、治療の中では患者のエピソード記憶としてはほとんど残っていない小児期の体験を思い出すことに取り組みながらも、ほとんど全く思い出せないことが続いていました。それどころか、何の手がかりもない、思い出すにも思い出しようがない記憶を、どうやって思い出したらよいのか全くわからない状態でした。さらに、最近になって患者にとっては治療に来ること自体に、そして治療面接の部屋に入ること自体に、正体不明の強い不安を感じるようになっていました。

患者：（長い沈黙）……話したくない。ここは嫌なことをするところ、先生が私に嫌なことをさせるところだから、話したくない。……先生は、嫌なことをする人……！（長い沈黙）
　ここが治療の場だということはわかっているのだけど、治療とはそういうものだとはわかっているのだけど、先生の何も言わないのがダメなんです。そうやって、私に答えを言わせようとしているのが嫌。こんなの会話ではない。私が1人で一方通行。それが苦痛。わざと私に苦痛を与えて、わざと私を怒らせているとしか思えない。そういうことをやられている気がする。

　第9章の臨床例9.4でもそうでしたが、精神分析的精神療法において治療者の沈黙が多いことに対して意識的・顕在的に不安・不満を訴えてくる患者は珍

282

しくはありません。しかし、すべての患者の訴えがそうであるように、患者の意識的・顕在的訴えは患者の情緒的反応の説明としてはほとんど当てにならないものであるため、治療者は必ず続く自由連想の中に表れてくる象徴的・派生的コミュニケーションをしっかり聞いていき、この患者の意識的・顕在的な訴えの無意識的な意味合いを理解していかなくてはなりません。一般的に、治療技法上そうするのが正しい沈黙に対して、患者が正当にネガティブな反応することはほとんど全くないのです。もしかすると、治療者がすべき介入をし損なっていたことを「治療者の沈黙への不満」という形で表現しているのかもしれませんし、治療者の沈黙に対する不満を訴えることで治療者に何らかの反治療的・非中立的な介入をさせようと（治療者を間違わせ、病的な関係性を再演しようと）揺さぶっているのかもしれません。いずれにしろ、患者のこの不満の訴えには、どのような無意識的な背景があるのかがわかるまで、治療者は沈黙・傾聴を続ける以外にほかはないのです。

　ここで患者は治療者の沈黙に対して不満を訴え、だんだんと責めるような感じになっています。治療者は患者に責められているように、苦痛・不快感を与えられているように感じます。これがどうやら患者から治療者への投影同一化である可能性が高いことは、患者が治療者から「わざと苦痛を与えられている気がする」と話していて、患者が今治療者に対してやっている、責めるような感じの話し方は、その仕返しであろうことから示唆されています。患者は治療者に苦痛を与えられたと感じたから、治療者に苦痛を与え返している、という仕返しの構図なのです。さらに、ここでは、相手に対してわざと嫌なことをする人、苦痛を与える人というイメージが出ていて、これは投影同一化のメタファーです。ただ、この段階では治療者の沈黙が、あるいはほかの何らかの言動が、いったいどのような意味で患者にとっては苦痛を与えられているように感じているのかがほとんど全くわかりません。これがわかるようになるところまでは、治療者は沈黙・傾聴を続け、治療の場を抱え、患者からの投影同一化を引き受けて自分の中に置いておくことが必要なのです。

臨床例 11.5（続き）

患者：子どもの頃、何を話しても、母親からはまともな答えは何も返ってこ

なかった。今の私には子どもの頃の記憶がないから、先生に何を言われても
ピンとこない。だから、まるで伝わっていない、この人もわかっていない、
って思って嫌になる。

　普通の会話がしたいんです。普通の人は、話を聞いて全部わかっていなく
ても、半分くらいわかれば、わかっていないのにわかった気になって答えを
返してくれるでしょう？　でも、先生はそれをしない。

　……どうして、黙っているんですか。私が嫌だと言っているのに。話して
ください。何を聞いても、絶対私に話させるでしょう？

　ここにきて、どうやら患者の治療者に対するこの態度は、治療者に母親のイ
メージを投影している、というよりも、治療者・患者関係において、治療者を
母親に見立てて本気で傷つき、本気で不満・怒りをぶつけている状況の寸劇
（過去の病的な関係性の再現・再演）になっていそうなことがわかります。し
かし、この段階でも、治療者の沈黙が患者にとってなぜこれほどまでに暴力
的・被害的に感じられてしまうのか、そこにはどのような意味合いがあるのか
が、まだはっきりしません。さらに、患者が不満を直接的・顕在的に訴えてい
る治療者の沈黙についても、これが適切で治療促進的な沈黙であるのに、患者
がいわば一方的に母親とのネガティブな関係性のイメージを持ち込んできてい
るのか（狭義の転移）、あるいは治療者の沈黙が実は「すべき介入のし損な
い」であり、反治療的・逆抵抗的なものであり、母親との病的な関係性を現実
的に治療者も再演してしまっているのか（非転移）は、この段階でははっきり
しないのです。このため患者はさらに投影同一化的な攻撃を続けていますが、
治療者は沈黙・傾聴を続けてこのあたりがもう少し明らかになるまで、理解で
きるようになるところまで待たざるをえないのです。治療者が沈黙・傾聴を続
けることで、患者が象徴的・派生的コミュニケーションのモードに移行し、少
しでもイメージ性・物語性のある話を持ち出してきてくれるのを促していくし
かないのです。

> ### 臨床例 11.5（続き）

患者：（長い沈黙）……本当は恐怖を見なくてはいけないのだけど、見れな

い。イライラしているだけ。怒りで恐怖を隠しているのかもしれない。……怖いからなんだと思う。私が思っていた治療の方法と全然違っていて、嫌で、恐怖でしかない。

　何も言ってくれないのが、話しやすくさせてくれないのが、母親と同じ！　だから嫌だ。話したくない。私を苦しめているのはそっちなのに、なんでその相手にその話をしなくちゃいけないの！　って。私が父親の暴力で殺されそうになって死の恐怖に怯えているのに、母親は何もしてくれず逃げているだけ。あなたの責任なのに、あなたが傷つけているのに！　って。それを気づけない人には、話したくない。そうやって傷つけて、私は傷ついて、その繰り返し。私がそれに対して何を言っても、いちいちうるさいとか、神経質とか、私がオカシイとか言うだけ……。

　患者からの投影同一化的コミュニケーションに対して治療者が衝動的な行動化をせず、仕返し的な介入をせず、しっかり沈黙・傾聴を続けていたことが幸いしたのでしょう。患者は少し内省的なモードに入るのと同時に、断片的なものではありますが、イメージ性・物語性のある話を展開してきています。患者の怒りの背景には、治療において不可避的な「本当は見なくてはいけない恐怖」を見ていくことへの強い不安（おそらく死の恐怖につながるもの）があること、それを隠し、そこから逃れるために怒りを生じているのであろうことに言及しています。耐えがたい不安を背景に、一種の八つ当たりとして、治療者に対して怒りを向けていたのであろうことに患者自身少し気づいているのです。

　さらに、治療者の沈黙を、死の恐怖に直面している患者に対して無責任な回避・無視を決め込む母親の態度のように体験していることも話しています。そのように体験していたからこそ、患者は治療者の沈黙をそこまで暴力的で被害的に感じていたわけです。ここまで来れば治療者は「適応文脈（ここでは治療者の沈黙）をそのように体験していたのなら、患者がそこまで苦痛に感じてしまうのも、暴力的に苦痛を与えられているように感じてしまうのも、もっともだ」という共感的な理解を伝える解釈的介入をしていくことができます。

> ### 臨床例 11.5（続き）
> **治療者**：ここで再現されているように、あなたの子どもの頃はまさにこうだ

第11章　抵抗と介入2　　285

った、ということなのですね。私がこうして何も言わずにただ聞いているだけのスタンスは、あなたのお母さんの、あなたに対する無関心と無責任を思い起こさせるのですね。この治療の場で死の恐怖を再体験しているあなたに対して、こんなふうに不安になっているあなたが神経質でオカシイ、いちいちうるさい、と言って相手にしていないような。それに対して、あなたは傷つき、怒り、嫌だって言っている。これこそが、あなたの記憶にない、あなたの記憶なのでしょうね。

患者：ずっとそういう家庭で育ってきたから、私にはわからなかった。家を出て、働き始めて、良い職場には、ちゃんと良い人間関係があったから、そういうところにいたい。治療とはそういうものだとわかっているけど、ここに普通の会話がないのは嫌なの……。

　ここで治療者は、患者が幼少期の外傷的な体験をエピソード記憶として言葉で描写するのではなく、行動化してしまっていることを治療文脈として取り上げています。そして、治療者の沈黙という適応文脈を患者がどのようにとらえ、どのように反応したかを、非常にわずかで断片的ではありますが派生複合体にある象徴表現から説明し、患者の治療への抵抗に対して共感的な理解を伝えています。

　これに対して、続く患者の連想の中にまず出てきたのは、「良い職場での、良い人間関係」への言及です。ポジティブな人物像であり、確証反応の1つの側面（interpersonal validation）と見てよいでしょう。

臨床例 11.5（続き）

患者：本当は思い切り怒りたいし、思い切り泣きたいし、思い切り泣き叫んでぐずりたい。思い切り罵声を浴びせたいけど、思い切り泣いて思い切り甘えて、そういう複雑な感情を受け止めてもらいたい。それを、子どもの頃には母親にできなかった。そのときの子どもなりの怒りと悲しみと憎しみを表現したい。言葉じゃないんです。子どもだから、泣き叫ぶとか、たたくとか、抱きつくとか、そういう形でしか表現できない。そういう複雑な感情を表現する前に、母親は私の感情を潰していたから。

治療者：さっきまでのあなたの私に対するあの感じは、子どものように泣き

叫ぶとか、たたくとか、抱きつくとか、そういう意味合いだったのですね。

　ここに、「子どものように、思い切り泣き叫んでぐずりたい」というイメージで、先ほどの患者から治療者への投影同一化のメタファーが出てきます。患者が治療者に対してやっていたのは、まさにこれだったのです。これで治療者が主観的に体験していた暴力的に何かをぶつけられている感じ、責められている感じは、それが本当に患者からの投影同一化であり、患者が「子どものように、泣き叫ぶとか、たたくとか、抱きつくとか、そういう形でしか表現できない」ものを治療者に対して表現していたことの確認がとれたわけです。さらに、これは患者の治療者に対する態度、治療者・患者関係で生じていることの、先ほどまでにはわからなかった新たな意味合いを追加しているものであり、確証反応のもう１つの側面（cognitive validation）と見ることができます [注11.2]。

　以上で衝動的・暴力的な投影同一化が抵抗となっているときの治療者の介入について議論してきました。基本は粗大な行動的抵抗に対する解釈的介入の原則と同じで、適応文脈を起点に、患者がそれをどのようにとらえて、どのように反応しているかを派生複合体の象徴解読によって理解していき、最終的には患者が治療者に対してしている投影同一化という行動化への共感的な理解を伝えていく解釈的介入をしていくことになります。ただ、これが粗大な行動的抵抗の扱いと大きく違うのは、治療者側に反治療的に行動化したくなる強い衝動が生じてくることです。治療者はこの衝動に対して無意識・無自覚に行動化してしまうのではなく、何が生じているのかをしっかりと理解して形にできるところまで、治療の場を抱え、患者からのコミュニケーションを引き受けて自分の中に置いておくことが必要です。ここが投影同一化的コミュニケーションの

[注11.2] それと同時に、治療者の介入が実は少し間違っており、患者は幼少期における母親との現実の関係性の中では、今ここで治療者に対してやっているようには振る舞えていなかったこと、「子どものように泣き叫ぶとか、たたくとか、抱きつくとか」ができなかったことを指摘し、修正してもいるわけです。つまり、今ここでの治療者・患者関係に生じている過去の病的な対人関係の再演は、厳密な意味で過去の出来事がそっくりそのまま繰り返されているのではなく、患者が過去にはできなかったことを治療者を相手にすることができていること、それに呼応するように治療者も患者の生育歴上の重要な他者のような病的・病原的な振る舞いをしていないこと、を示唆してもいるのです。

扱いの難しいところなのです。

コミュニケーション抵抗

　患者が粗大な行動的抵抗を示すこともなく、治療関係の中での衝動的・暴力的な行動化である投影同一化による抵抗を示すでもなく、一見すると表面的には協力的に言葉によるコミュニケーションを続けていながら、それが象徴的・派生的コミュニケーションとしてはほとんどいっさい機能していないことがあります。患者が治療文脈（症状や抵抗）に言及することがあっても、その後、その背景にある無意識的な意味合いや機能を理解していくのに必要な適応文脈も派生複合体も十分に解釈可能な形に展開しないのです。この場合、患者のコミュニケーション抵抗（communicative resistance）が適応文脈や派生複合体の象徴的・派生的コミュニケーションに対して強力に働いていると概念化することができます。

　コミュニケーション抵抗が、さらに広範囲に治療文脈にまで及んでいると、客観的には明らかに症状や問題が生じているのに、それに対する直接的・象徴的言及がいっさい出てくることもなく、適応文脈も派生複合体もほとんど全く展開しないことさえ起こりえます。治療者が患者の自由連想を聞きながら患者の無意識的な反応に対する理解を進めていくためには、どうしても治療文脈、適応文脈、派生複合体という三要素が必要ですから、これらが出てこないコミュニケーションは、精神分析的な意味合いでは、コミュニケーションになっていないのです。

　このようなときの、表面上は協力的に自由連想を進めているように見えるその内容は、実際には何もコミュニケーションしていないこと（非コミュニケーション）を意味しますし、「嘘や隠し事」として機能しているわけです。患者による過度に知性化された自己分析や意識的な説明、個人的な意味合いの乏しい一般論や概念的な話、過去に何度もしてきた同じ話を繰り返すだけの反芻的な内容、症状の詳細な説明に終始するだけの内容、……いろいろな形を取りえますが、ほとんど全くイメージ性・物語性がなかったり、あってもそこからテーマを抽出してみたところで何１つ特定の適応文脈を示唆するようにイメージ

群が収束していくこともなく、患者の中に生じている無意識的な反応を象徴していることもないのです。

　患者が治療者からの介入を必要としない健康的な自閉・健康的な1人遊びのモードの中で自分の内的な問題に取り組んでいるときに治療者が感じる「有意義なことを見守っている感覚」（＝見守っている／見守られているというつながりが治療者・患者関係にある感覚）も生じることはなく、治療者には治療者・患者関係には何の意味もつながりもない感覚だけであり、強い「退屈さ」と「眠気」が生じてくることになりがちです。

　コミュニケーション抵抗が低いときには、患者は自分の問題を「見たくない」「話したくない」などと顕在的に言及します。抵抗に直接的に言及できているということからして、コミュニケーション抵抗が低いことを意味しています。それよりも少しコミュニケーション抵抗があるときには、「誰かに対して話したいことや話すべきことを話せない誰か」などのテーマによって象徴的にそれを表現することになります。さらにコミュニケーション抵抗が高いと、コミュニケーション抵抗があること自体が象徴的にも表現されなくなり、ただほんのときどき「嘘や隠し事」のメタファーが出てくるだけになります。患者がなぜそのようなモードに入ってしまっているのかを理解するための象徴的・派生的コミュニケーションもほとんど全く出てきません。

　患者から「嘘や隠し事」のメタファーが出てくれば、今ここで治療者・患者関係に交わされているコミュニケーションが実際には「嘘や隠し事」の表現でしかないことがわかりますが、患者がなぜそのようになってしまっているのかを理解する材料が出てこない限り、治療者はこれに対する共感的理解に到達することはできません。このようなときに、治療者が患者に「嘘や隠し事」のメタファーを使って患者のコミュニケーションが「嘘や隠し事」でしかないことを「解釈」として伝えようとしても、患者がそうなってしまっている理由に対する共感的理解が伴われていないので、結局のところ患者の問題を指摘するだけの直面化的介入になりがちです。こうなると、患者は治療者から批判・非難・攻撃されたと感じ取り、ますますコミュニケーション抵抗を強め、ますます自閉していくことになるのです。

　場合によっては、患者がコミュニケーション抵抗を強めて病的な自閉モード

に入ってしまった理由が、治療者の「介入のし損ない」が繰り返されたことにあることが象徴的に出てくることもあります（第9章の臨床例9.6を参照）。この場合に治療者の介入のし損ない（あるいは間違った介入）が適応文脈となり、それを患者は治療者から患者への「嘘や隠し事」として感じ、治療者のほうが患者とのコミュニケーションを壊していると感じます。また、治療者・患者関係にある意味やつながりを破壊しているのだと感じ、だからこそ今度は患者自身がそのような態度でいる治療者とのコミュニケーションを拒絶し、「嘘や隠し事」の世界の中に自閉してしまったのだ、という理解をしていくことはできます。しかし、治療者の介入のし損ないや間違った介入に対する患者のネガティブな反応全般にいえることですが、「治療者がこのような間違った対応をしたために、患者はこのようにネガティブに反応したのですね」といった理解を解釈として伝えたところで、患者にとってはあまり助けにならないのです。患者が必要としているのは、治療者が理解し損なっていたことを、もう1度しっかり理解しなおすことだからです。

　非常に難しい状況であり、治療者としては強い無力感とフラストレーションだけが蓄積していくことになるでしょうが、このようなときに治療者ができる唯一の介入は、沈黙・傾聴となるでしょう。そして、患者のコミュニケーション抵抗を高めることになってしまった治療者側の何らかの反治療的要因があったのであれば、それをなくしていくことです。

臨床例 11.6

　患者は20代半ばの独身女性であり、慢性的な抑うつ気分、空虚感、情緒不安定、全般的な自己否定感などの症状があり、週1回50分の精神分析的精神療法を始めて数ヵ月になったところでした。ところが、患者は明らかに治療者に対して心を閉ざしており、表面的で深まらない話を続けていました。

患者：（バラバラで表面的な話を続けたあとで）私は子どもの頃から隠れるのが好きでした。遊びなのですが、カーテンの後ろに隠れたり、暗いクローゼットの中に隠れたり。そういう場所にいると、誰からも見つからない安心感と、暗くて自分でも自分の姿が見えない安心感があったのです。そういえ

ば、私の家には鏡がありません。本当は、鏡は必要だから置いておかなくてはならないのでしょうけど、鏡の中に私の知らない、何か恐ろしいものが映り込んでしまうのが怖くて、置いておけないのです。

　バラバラで表面的で深まらない話が延々と続いてしまっていることは強いコミュニケーション抵抗の存在を感じさせますが、こうした治療者側の主観的な印象は、ここで患者からの「嘘や隠し事」のメタファーが出てきていることで確認することができます。カーテンの後ろやクローゼットの中に自分を隠すこと／隠れること、自分の真実を映す道具（鏡）を持たないこと、そうすることによって何らかの安心を得ていること、です。このような隠れること／隠すこと、籠城・立てこもり、隔離・隔絶などはよくみられる「嘘や隠し事」のメタファーです。そのほかに第9章の臨床例9.5や臨床例9.6にあるような関係性やコミュニケーションの断絶、意味のない会話、嘘、などのメタファーもよくみられるものです。クローゼットの中の暗がりで自分の姿が見えないことで安心するという話や、鏡の中に自分の知らない何か恐ろしいものが見えてしまう不安の話からは、患者が治療の中で自分の知らない自分の姿を見ていくことへの不安がコミュニケーション抵抗の背後にはあるらしいことが読み取れます。

　　臨床例 11.6（続き）
患者：（長い沈黙）以前に、盲腸の手術で入院したことがあったのですが、麻酔から覚めるときに無意識にいろいろ喋ってしまっていたようで、それがすごく怖くて嫌でした。

　引き続き、自分の知らない自分のことを外に出してしまうことへの不安がコミュニケーション抵抗の背後にあることを示唆する話です。ただ、この時点でコミュニケーション抵抗はメタファーとして出てきているだけであり、患者による直接的な言及（＝治療文脈）としては出てきていないのです。

　　臨床例 11.6（続き）
治療者：ここまでの話を振り返ってみると、カーテンの後ろやクローゼット

第11章　抵抗と介入2　　291

の中などに隠れること、自分を隠すこと、他人から見つからなかったり、自分でも自分が見えないでいるほうが安心すること、などの話がありました。自分も知らないものが鏡に映り込んでいるのを見てしまうことへの不安や、無意識にいろいろ喋ってしまうことへの不安の話も。こうしてみると、あなた自身も知らない何か怖いものがでてきてしまいそうで、ここでいろいろ喋ってしまうことへの抵抗感があるのかもしれないです。それよりもむしろ、誰からも見つからないように、自分でも自分が見えないようにしていたほうが安心なような。それでこの時間の中であまり話せないのかもしれないですね。

患者：わからないです。（沈黙）

　患者による「ここで自分のことを話すことにも難しさを感じています」とか「ここに来たくない気持ちがありました」などの抵抗への直接的言及があれば、それは治療文脈であり、患者が治療者からの介入を無意識的に求めていることのサインであると見ることができます。しかし、ここまでのところ、治療文脈は直接的・顕在的には出てきていないことから、患者はこの時点では治療者からの介入を求めていないと見ることができるため、治療者が解釈的介入を行っていくことには無理があります。治療者が問題視している「患者がこの時間の中であまり話せないでいる」こと（＝「嘘や隠し事」を続けていること）を患者自身はそれほど問題視していないのであり、少なくともこのことを問題として治療者の助けを求めてはいないのです。この時点で治療者が介入してしまうと、それは患者からの治療ニーズに応えているのではなく、治療者側のニーズから介入してしまっていることになりかねません。このため、本来的には治療者は患者から治療文脈が出てくるまで（患者から介入を求められるところまで）沈黙・傾聴を続けていたほうがよかったでしょう。

　しかし、治療者はここで患者が出してきた「嘘や隠し事」のメタファーを使って介入しています。これは患者の無意識的な治療ニーズにしたがった介入ではなく、治療者のニーズによるものでしょう。つまり、患者が延々とコミュニケーション抵抗の高い自閉的なコミュニケーションを続けていることを耐えがたく感じた治療者が、患者をその自閉状態からやや強引に引っ張り出そうとして行った介入です。

それに対する患者の反応は「わからない」であり、拒絶です。これは意識的・顕在的な反応なので、これをもって確証反応／非確証反応を判断することはできませんが、患者が治療者の介入をまずは拒絶したことはたしかです。治療者の介入に、少なくとも何らかの問題があることのサインです。

> **臨床例 11.6（続き）**
>
> 次の回を患者はキャンセルしました。その次のセッションです。
>
> **患者**：新しい部署に移ってから、私には何をどうしていいのかわからないのに、上司は何も教えてもくれないのです。それなのに、彼の思ったとおりにできていないと、仕事ができない、使えない、要らない、と思われることに傷つくし、腹を立てていました。
> 　私はもともとパートから正社員になったのですが、それも正社員の枠がたまたま空いていたからで、人が充足されてきたら、私なんかもともと要らない人間なのです。せっかく入れてやったのに、期待どおりじゃない、使えない、要らないと思われていると思うと、みんなが敵に見えます。誰も信用できません。
> **治療者**：おそらく、みんなが敵に見える、誰も信用できないという「みんな」や「誰も」には、ここでの私も含まれているでしょうね。私からも、何らかの意味で、期待どおり・思ったとおりにできないから、使えない、要らない、と思われているのではないかと思うと、私のことも敵に見えてしまって、信用できなくなってしまうのかもしれないです。

　ここにあるのは「新しい仕事、新しいやり方に対して、まだやり方がわからず戸惑っている新人の話」「期待してせっかく入れてやったのに、その新人の働きが期待どおり、思ったとおりでないと不満になり、一方的に使えない、要らない、と切り捨ててくる人の話」「だから敵のように見えてしまう人の話」です。前回の治療者の介入（＝適応文脈）に照らして、比較的容易に理解できる象徴です。治療者は患者に期待して、週１回50分もの時間をかける精神療法に「枠がたまたま空いていたから」「せっかく入れてやった」。それなのに期待どおりの治療作業ができない患者に対して、期待どおりではない、思ったとお

第11章　抵抗と介入2　293

りではない、という理由で一方的に不満になり、「使えない」「要らない」という言葉をぶつけるかのように批判・叱責した。そのような態度の治療者だから患者は信用できないと思っているし、敵のように見えてしまう……、という意味合いです。

　患者のこうした不満や怒りが会社での対人関係に限らないこと、含み的な意味としては治療者のことも含まれていることを、わざわざ「みんな」「誰も」という言葉で示していますから、治療者はここで介入しています。

　さて、患者はどのように反応するでしょうか？

臨床例 11.6（続き）

患者：本当は、今日もここには来たくない気持ちがありました。いつも何を話していいのかわからないのです。先生に、私が話せないでいるのはこういう理由かもしれない、と言われても、私にもわからないのです。
　母親はいつも怒っていて、私に対して「子どもはこうあるべき」という理想像があって、犬に首輪をつけて引っ張るように、私がまだ動けない気持ちでいてもお構いなしに、ぐいぐいリードを引っ張るようなところがあったのです。母親は私が期待どおりにできないでいると怒って自分の不満をぶつけて責めてくる人だったから、私は自分の気持ちを持つことをやめてしまったのです。高校生の頃に二者面談で、先生に「なぜ？」と問われて何も言えなくなってしまうのがすごく嫌でした。「なぜ？」と問われて、わからないこと、話せないことなのに、話すことを要求されていること自体がとても苦痛でした。

　患者は先ほどの「みんな」「誰も」に治療者が含まれることを追認しています。そして治療に「来たくない気持ち」という抵抗感の存在（＝治療文脈）に直接的・顕在的に言及しています。その理由として、前回のセッションでの治療者の介入は、治療者の患者に対する理想像、治療はこういうものだという理想像の押しつけであり、患者の「まだ動けない気持ち」（＝コミュニケーション抵抗）を尊重せず、犬に首輪をつけて引っ張るような強引さで、ぐいぐい引っ張ることと同じだったからだ、それは母親が患者にしていた自分の期待どおりにできない患者に対して不満をぶつけて責めてくることと同じだったのだ、

ということを象徴的に伝えています。話せないでいることを話すように要求されることがとても苦痛だったと訴えているのです。

　この臨床例にあるように、患者が強いコミュニケーション抵抗にあるときに、それを象徴する「嘘や隠し事」のメタファーが出てくることがあるのですが、ほかに適応文脈も治療文脈もない中でこの抵抗に対して介入をしていこうとすると、かえって反治療的に作用してしまうリスクが高すぎるのです。かといって、コミュニケーション抵抗の高さから、治療文脈、適応文脈、派生複合体がすべてしっかり出そろうことはありえないのですから、こうしたときの最良の介入は、やはり沈黙・傾聴ということになります。治療者にとって、患者が明らかに（無意識的なコミュニケーションのレベルですが）「嘘や隠し事」を延々と続けていること、病的な自閉に引きこもっていることは、強いフラストレーションになるでしょう。そうではあっても、治療者にできることは、沈黙・傾聴を続けること、そうしているうちに患者が自発的にコミュニケーション抵抗を緩め、病的な自閉から出てきて、そもそもなぜそうなってしまっていたのかを理解するのに必要な治療文脈、適応文脈、派生複合体が出そろってくるのを待つこと、しかないのです。

　この章では患者の抵抗に対して治療者にできる介入を見てきました。患者の象徴的・派生的コミュニケーションの展開を促す最良の介入が沈黙・傾聴と解釈的介入であったのと同様に、患者の抵抗に対する最良の介入もまた沈黙・傾聴と解釈的介入なのです。患者からの抵抗を前にして、治療者はどうしても沈黙・傾聴という消極的な介入よりも、解釈的介入、さらには反治療的になることが多い質問・明確化・直面化といった積極的介入を好むところがあります。積極的な介入をしているほうが何か有意義なことをしている錯覚が得られるからでしょう。逆にいうと、患者が何らかの抵抗を示しているときに、消極的な沈黙・傾聴を続けているだけであることに強い無力感、無能感を感じさせられてしまう治療者は少なくないのです。しかし、だからといって、沈黙・傾聴ではなく積極的介入を選んでしまうのは、患者の治療ニーズではなく治療者自身のニーズを優先していることになります。治療の場はあくまで患者の治療ニーズに合わせて治療を行う場であり、治療者のニーズを満たすための場ではない、

第11章　抵抗と介入2　295

という極めて当たり前のことを心がけておかなくてはならないのです。

〔参考書〕

（1）Langs, R.: *Resistances and interventions: the nature of therapeutic work*. Jason Aronson, 1981.

（2）Steiner, J. : *Psychic retreats: pathological organizations in psychotic, neurotic and borderline patients*. Routledge, 2003.

……本章で「コミュニケーション抵抗」と呼んでいる抵抗、あるいは患者の状態のことを、ラングスは「コミュニケーション抵抗」とも呼んでいますが、「タイプＣモードtype C mode of communication」や「嘘・障壁lie-barrier」とも呼んでいます。これとほぼ同じ概念をシュタイナーSteinerは「心的退却psychic retreats」と呼んでいます。本書で使っている「粗大な行動的抵抗」や「コミュニケーション抵抗」という用語はラングスによるものです。

（3）Winnicott, D.W.: *Through pediatrics to psychoanalysis: collected papers*. Brunner/Mazel, 1992.

……特にこの中にあるClinical Varieties of Transference（1955-6）の中で、ウィニコットWinnicottは治療者・患者関係の中で過去の病的な関係性の再演が起こることの治療的な意味合いを論じており、治療者の失敗でさえそこに治療的な意味があることを論じています。その中でウィニコットは「ここで鍵となるのは、治療者の失敗failureは患者によって使われ、過去の失敗として扱われていくということである。患者はそれを今やしっかりと体験し、理解し、しっかりと怒ることができるようになるのだ」というように述べています。

（4）Ogden, T.H.: *Projective identification and psychotherapeutic technique*. Jason Aronson, 1982.（上田勝久訳『投影同一化と心理療法の技法』金剛出版、2022年）

……メラニー・クラインによって導入された投影同一化という用語の意味は非常にわかりにくいところがあるのですが、オグデンOgdenによるこの本では実践的に非常にわかりやすく解説がなされています。

（5）Bion, W.R.: *Cogitations*. Karnac Books, 1992.

……以前に個人的なスーパービジョンの中でラングスは私にビオンについて「彼は一種のワイズマンwiseman（人知を超えたものを知ることのできる「賢者」あるいは「預言者」のような意味合い）だ。非常に難解だが、慎重に読んでみるといい」と言っていたことがありました。実際、ビオンによる本はどれも非常に難解です。そうした中で、ビオンの思索の経過を追うことができるこの本は、それらの中ではまだ読みやすいものだと思います。この本の中に、後にビオンがアルファ機能a functionと呼んだものが、夢の作業a dream-work-aとして出てきます。

第12章

治療の進行と治癒メカニズム

　精神分析的精神療法の技法についての説明は、第11章までのところで主要なものは終わっています。精神分析的精神療法は、毎回適応文脈を起点として生じる患者の無意識的な反応を、患者の自由連想の中に出てくる派生複合体を象徴的に解読して、最終的には治療文脈への共感的な理解を解釈的介入として伝えていく（そして、このときに必要があれば治療者側の行動変容＝枠組みの修正を加えていく）、という1セッション毎の小さな分析の積み重ねから成り立っているのです。この章ではそうした小さな分析の積み重ねの結果として全体像がどのようなものになるのかを概観しようと思います。しかし、これは本来的に治療者が前もって知っている必要はないものです。治療とはこのように進むべきものであって、患者とはこのように変化していくものだ、という治療者側の予期・期待・願望といったものは、不必要なものであるだけでなく、反治療的にさえ作用しうるものです。治療の全体像についての予備知識や理論で、個々の患者の治療の過程を邪魔してしまうことがないように十分に注意していくことを前提として、治療の開始から終結までの全体像を概観してみましょう。

初回面接から治療初期

　患者の治療面接への導入がどのようなものであるかによって、初回面接でやるべきことが少しだけ異なってきます。まずは、（1）精神科一般外来のコンサルテーション面接で精神分析的精神療法が治療上適応であると判断され、同

一の治療者が引き続き治療面接を受け持つ場合、（2）精神科一般外来で精神分析的精神療法が適応であると判断され、治療面接については別の治療者に引き継がれる場合、（3）患者自身が精神療法を求めてカウンセリングセンターなどに来所して定期面接を始める場合の3つの場合について考えてみます。

　（1）の場合、患者の主訴、大雑把な病歴、そして何よりも精神分析的精神療法が治療の適応になることがもうわかっています。毎週決まった曜日の決まった時間に定期面接を行うことも一般外来で説明済みでしょう。治療面接の初回は、特にこれ以上の診断・評価も治療の進め方の説明もなく、「では、始めましょうか」と治療者が治療面接の開始を伝えて、あとは沈黙・傾聴をしていくことで、通常の治療面接と同じように進めていくことができます。

　（2）の場合、そして（3）の場合、今後毎週決まった曜日の決まった時間に定期的に面接をすることになる治療者と患者は初めて会うわけですから、治療者は患者がこの治療に何を求めてここに来たのか？　患者にはどのような問題があるのか？　といった診断・評価をしていかなくてはなりません。また、初回の時間の中で治療の枠組み・役割を定義して今後の治療の進め方の説明をする必要があります。

　（2）の場合、一般外来から患者を引き受けるときに患者情報を得ることが通例ですが、守秘性・プライバシーを尊重する立場から、そのようなものには目を通さず、患者自身から直接聞いたことしか治療者は受け付けないという姿勢を最初の時点で示しておいたほうがよいです。治療の枠組みやルールは、言葉ではなくて行動や態度で示していくことのほうがはるかに効果的だからです。診断・評価のうえで（精神分析的精神療法の適応・非適応は第6章で議論していますが）、本当に患者の訴える問題に対して精神分析的精神療法が適応であると判断されたなら、治療者は治療を提案していくことができますし、このときに治療の枠組み・役割を明示していくことが必要です。つまり、

①毎週決まった曜日の決まった時刻に決まった時間（通常は45分か50分）の治療面接を定期的に行っていくこと（基本的には、この初回面接と同じ曜日、時刻が望ましいです）。

②自由連想の基本的ルール、つまり、患者が治療面接に入ったその場で思いついたこと、思い浮かんだこと、思い出したこと、どんなことでもそのままに話してみる。そこから何が展開していくかを治療者・患者で一緒にみていくというルール。

③守秘性とプライバシーのルール。

④料金の設定（保険診療では難しいところがありますが、自費診療であれば、基本的に料金は毎週決まった曜日の決まった時間を予約しているという時間の占有に対して料金を支払うという形になります。このため患者によるキャンセルがあった場合も、その時間に対して患者は料金を支払うという仕組みにすべきです）。

　といった患者側が守るべき最低限の枠組み・役割は、治療者が患者に明確に示す必要があります。これに対して治療者側が守るべき枠組み・役割である「患者の話を邪魔せずに聞いて、その無意識的反応に対する共感的な理解を解釈的介入として伝えていくこと」「治療の枠組みを治療的なものに維持すること」「中立性」「匿名性」などは、治療者がわざわざ明言する必要はありません。治療が展開していくなかで、治療者の行動・態度として示していけばよいのです。

　さらに、患者の治療面接への導入経路がどういったものであれ、初回から数回目までの治療面接の中でほぼ必ず取り扱わなくてはいけないことがもう１つあります。初期抵抗early resistanceです。治療者の中には初回から数回目までの治療初期の期間に、患者の症状や病歴についてのより詳細な情報を収集しようとしたり、患者の人生における人物相関図を作成するくらいの細かさで生活歴・家族歴を聴取したり、主な葛藤のパターンを見つけようとしたりする評価面接に使いたがる人もいます。しかし、これは大部分が患者を「知っておく」ことによって安心したい、あるいは治療の方向性を予期・計画したいという治療者側のニーズによって引き起こされる行動です。そして、このように治療者が患者についてあらかじめ知っていることや、治療の今後を治療者が予期していたり計画・願望していたりすることは、治療者が治療の展開をリードすることにつながり、反治療的になりがちです。そのうえ、こうした治療者側の

第12章　治療の進行と治癒メカニズム　　299

ニーズよりも患者が優先してほしい患者側のニーズがあることがほとんどです。それが患者の治療に対する初期抵抗です。患者側の初期抵抗の主な原因が治療者側の逆抵抗（＝治療者側の治療の枠組み・役割からの逸脱）にある場合は当然として、治療者側に反治療的な要因が特にないときであっても、患者は多かれ少なかれ初期抵抗を生じます。実際、患者が初期抵抗をいっさい生じることなく自分の問題に向き合うことできるのであれば、わざわざ治療を受けにくることなく自分1人で問題を解決していたはずです。このため、このことを治療者がことさら意識して予期しておく必要は全くないのですが、初回から数回目までの間に、患者が何らかの初期抵抗を示してくることはごくごく普通にありえることであり、初期抵抗を扱うことは治療の初期において優先的に進めるべきことになります。

　患者の初期抵抗の主な要因が治療者側の逆抵抗（多くは治療者が用意した治療の枠組みの問題）にある例は、第1章の臨床例1.1、第8章の臨床例8.1で見てきました。今回は治療者側の反治療的な要因が特にはない場合の、それでも患者に生じる初期抵抗を見てみましょう。

臨床例 12.1

　患者は30代後半の既婚女性で、慢性的な抑うつ気分、情緒不安定、夫や子どもに対する葛藤的な感情などの問題があり、週1回50分の精神分析的精神療法を始めることになりました。その初回面接です。

治療者：これから50分の時間がありますので、その間、特に話題は決めませんから、この場で思いついたこと、思い出したことなどを、どんなことでも、できるだけそのままお話しください。では、始めましょうか。

患者：そう言われると、何を話してよいか、わからなくなりますね。

　（沈黙）……私は両親にとらわれているなって思います。父が母に怒るのが怖かったから、母が怒られないように、良い子にして、過ごしていたなって……。その後もずっとそういうふうに生きてきて、夫に対して物が言えないことの根本も親にあるのだと。あと、母と自分を比べて、自分は母親としてできていない、という劣等感があります。その意味で、この蔵になっても、父にも母にもとらわれているのだと思います。

（沈黙）……両親との関係に葛藤があったから、子育てで大変だった時期も、私は親に助けを求められなかったのです。それで夫や子どもにイライラして、そのことに罪悪感を持って。だから、自分のためだけじゃなくて、子どものためにも、他人に助けてと言えるようになりたいし、誰かと比較して劣等感を持って自分を責めたり周囲を責めたりするのをなくしていきたいのです。そうしたことがつらくて、ここに来たのです。

　患者は、表面的・意識的には、この治療を求めてきた理由と背景を自己紹介的に説明しています。患者の症状や性格的・対人関係的な問題の根本原因には、両親との関係性に何らかの未解決な葛藤があるであろうと感じていることを話しています。これは顕在内容です。

　ここに象徴的・派生的コミュニケーションを読み取ろうとしていくとどうでしょうか？　いつものように治療文脈から見ていくと、患者は冒頭の部分で、ほんのちらっとですが「何を話してよいか、わからなくなりますね」と言っており、自由連想的に話をしていくことへの抵抗感に言及しています。さらに、続くイメージ性・物語性のある話からテーマを抽出してみると、「何かを恐れて表面上の良い子であろうとして言いたいことを言えない人の話」「相手と比較してその劣等感から助けを求めることができないでいる人の話」「むしろ劣等感のために自分や他人を責めてしまう人の話」などが続きます。これらのイメージは、先ほど顕在的に言及されていた治療文脈に容易につながります。つまり、治療者から自由連想的に話をしていくように求められている中で、患者は何かを恐れて言いたいことを言えない、何らかの（女性性や母性に関連した）劣等感があって助けを求めることができない、という反応を起こしているようであることが読み取れます。どうやら今回の適応文脈は、治療者が患者に自由に話すことを求めていることのようです。

　しかし、この時点では、なぜ患者がこうも何かを恐れているのかがさっぱりわかりませんし、患者の持つ劣等感がどのようなものであるのかもよくわかりませんから、治療者はもう少し沈黙・傾聴を続けて、それがはっきりしていくのを待つ必要があります。

第12章　治療の進行と治癒メカニズム　　301

臨床例 12.1（続き）

患者：（沈黙）……夫に対しても言いたいこと、思っていることが言えない。私が言えないでいても、夫は察してくれない。人間関係で傷ついてしまった出来事を話しても、なんでそんなに気にしているのかわからない、と言われてしまう。夫は私のことをずっと見てきて、私の弱さも知っているはずなのに、それでも全然わからないのだと思うと、自分の心の奥底にあるものを出すのはしんどく感じるのです。

　それで言わなくなってしまうから、何も伝わらない。ちゃんと話すべきなのですけど、何も考えずに相手の傷つく言葉を言ってしまうのも怖くて、話ができないのもある。

　以前に、感じたままの自分の気持ちをちゃんと話すのが良いことだと思って、こういう意味で夫の態度が嫌だ、傷ついてしまう、ということを話したのですが、夫は私のその話し方が不快だというのです。何も考えずに話すのはやめてくれ、ちゃんと考えてから話してくれ、と非難されたことがあったのです。それ以来、夫には自分の心の中にあることは言えなくなりました。相手の問題を指摘したり、注意したり、否定するような言葉は特に言えない。そんなことで傷つけたり傷つけられたりするよりは、言わないで我慢しているほうがいいって思ってしまうのです。

　患者は引き続き、夫との関係の話を通じてイメージ性・物語性のある話を展開しています。ここにあるテーマを抽出すると、「思っていることを言えない2人の関係性の話」「話しても理解されないときの傷つき感の話」「理解できない相手に対する微妙な見下し感を持つ人の話」「思いつくままに『何も考えずに』話すことで相手を傷つけ不快にしてしまう（劣等感を抱かせてしまう）不安の話」「特に相手の問題を指摘することは不安なので言わないで我慢してしまう人の話」です。治療者が患者に自由連想的なコミュニケーション、「思いつくままに、何も考えずに話すこと」を求めているという適応文脈に対して、患者はそのように心の奥底にあるものを出してみても、それが理解されない不安があること、理解できない治療者に対して見下す気持ちを持ちそうなこと、思いつくままに何も考えずに話すことで治療者を傷つけて不快にしてしまう不安があること、特に治療者の問題を指摘したり、注意したり、否定したりする

こと（それによって治療者に劣等感を抱かせること）は不安であること、を訴えているのです。そして、治療者が自由連想を求めているのに対して患者が不安と抵抗感を生じていること自体、治療者のことを批判・注意・否定しているようで怖くて言えない、言えずに我慢してしまう、ということなのです。

> ### 臨床例 12.1（続き）
>
> **治療者**：今日の冒頭で、私が思いついたことを思いついたまま話してください、と言ったことに対して、あなたが難しいと言っていたのも、同じようなことだったのかもしれないですね。自分の心の奥底にあるものを出すことが不安でしんどく感じたりしているところが。思いついたままに何も考えずに言ってしまったら、相手の傷つくこと、不快にさせることを言ってしまうのではないかとか、お父さんの話のように怒らせてしまうのではないか、とか。特に、相手の問題を指摘したり、そうじゃないとか、もっとこうしてほしいとか、そうやって共同して何かをつくっていくことに不安と抵抗感があるのかもしれないですね。
>
> **患者**：会社でも後輩に対して何かを指摘したり、注意したり、もっとこうしてと言うときは、ものすごく考えてしまうのです。傷つけないように、偉そうにならないように、全否定にならないように、いろいろ考えすぎてしまう。偉そうで嫌な先輩だと思われたくない、できない人だと思われたくない。
>
> 　だけど、不思議と義母とはうまくやれているのです。義母は私に共感してくれるし、私も義母には共感できるからかもしれません。すごく気を遣っているわけでもないのに、うまくやれるのです。義母は私によくしてくれるし、私も義母がよろこんでくれることをしてあげたいって思えるのです。

この治療者の解釈的介入は、上記に議論してきたことをほぼ漏らさず伝えることができています。唯一漏れていることは、患者の素材に微妙に出ていた（微妙にしか出ていなかった）劣等感・見下され感を与えることの不安のテーマ、二者関係の中での優劣のテーマです。

これに対する患者の反応には、義母との話を通じて共感し合えるポジティブな人物像が出てきており、確証反応の一側面（interpersonal validation）にな

っています。さらに、これまでの素材では微妙にしか出てきていなかった（それゆえ治療者が先ほどの介入の中に含め損なっていた）、二者関係で「相手の問題を指摘する偉そうな人」対「全否定されて劣等感・見下され感を抱かせられている人」という優劣が生じてしまうことへの不安がわかりやすく表現されてきており、確証反応のもう一側面（cognitive validation）になっています。

　この例では、自由連想的に話していくことへの不安と抵抗感が（ほんのちらっとですが）顕在的にも言及されていましたし、そのあとに比較的十分な象徴的・派生的コミュニケーションが展開していましたから、治療者は比較的容易に解釈的介入をすることができています。しかしときには、患者は最初の数セッションにわたってコミュニケーション抵抗が高い状態を続け、解釈的介入ができるほどには十分な素材を展開してくれないことがあります。その場合には、治療者は象徴的・潜在的には言及されている初期抵抗の存在に気づきつつ、しかし介入することはできず、沈黙・傾聴を続けざるをえないことになります。この点では、初回から数回目までの面接における初期抵抗であっても、それ以外の時期の抵抗の扱いと同じ原則です。

臨床例 12.2

　患者は30代前半の独身女性であり、慢性的な抑うつ気分、空虚感、対人関係の不安定さなどの症状があり、精神科一般外来を受診しました。ここで数回通常の診察があったあとに、治療者は患者には毎週50分という時間をかけた定期的な面接を行う精神分析的精神療法が勧められることを伝え、翌週から曜日と時間を決めた治療面接が始まりました。これは、その初回面接です。

治療者：では、始めましょうか。
患者：私の問題は、子どもの頃の母親との関係にさかのぼれると思うのです。母親は、弟が生まれてからは、子育てに忙しくて、いつも不機嫌で余裕がなくて、私の話を聞いてくれなかった……と思っていたのですが、思い出してみると、弟が生まれる前からそうでした。幼稚園の頃、私が動く気になれなくて道端にしゃがみ込んでしまったら、母親は「じゃあ、先に行くよ！　ばいばい！」と言ってきたのですが、私はそんな母親に泣いて追いす

がるでもなくて「ばいばい」と言ってしゃがみ込んだままでした。どうせ、何を言っても聞いてくれないことがわかっていたのです。

　初回から数回の初期面接ではよくあるように、患者は一見すると自身の生育歴を振り返って自分の症状の原因を意識的・顕在的な推定で説明しようとしています。患者は意識的・意図的には、自分はこのような生育歴があってこのような問題や症状のある人なのです、といういわば自己紹介をしているわけです。しかし同時に、すでにここには治療者・患者関係で患者が感じていること、反応していることが象徴的に出てきています。ここにあるテーマは、動く気になれなくてしゃがみ込む人の話、それを無視する人の話、コミュニケーションの断絶などコミュニケーション抵抗の象徴ばかりです。しかし、この時点では患者にこのような強いコミュニケーション抵抗が生じている理由や背景がわかりませんし、そもそもコミュニケーション抵抗は象徴的に表れているだけであって顕在的には言及されていないので、治療者は介入することができません。治療者には、沈黙・傾聴を続けること以外にほかはないのです。

> **臨床例 12.2（続き）**
>
> **患者**：だから、私は誰かに何かを期待することもできないし、誰かから期待されることも怖くて受け付けない。誰かの何かを信用することはできても、その人を信頼することはできないし、信頼されることも受け付けない。そもそも、関心を持たれること自体が負担だし、怖いのです。
>
> 　以前に、1度だけ男性から告白されたことがありました。でも、距離が近づくのが嫌で、自分の領域に入ってこられるのが怖くて、断ってしまいました。人は一方的に、私の気持ちにお構いなしに、何をしてくるかわからないから。肩書きのない人、どういう人なのかわからない人と会うのは怖いし、肩書きがあってもやっぱり怖いのです。

　ここまでの話から、患者が治療面接を始めるにあたって強いコミュニケーション抵抗を生じているのは、そもそもこの治療者・患者関係の中で治療者に何かを期待されて、何かを求められて、関心を向けられること自体が怖くなるか

第12章　治療の進行と治癒メカニズム　　305

ららしいことが読み取れてきます。患者は、治療者との距離が近づくのが嫌で、自分の領域に入ってこられるのが怖くて、コミュニケーションを断絶しているのです。治療者という、肩書きはあっても、どういう人なのかわからない人と会っていること、何らかの期待を持たれて関心を向けられることが患者を不安にさせているのです。

> **臨床例 12.2（続き）**
>
> **患者**：仕事では、私は派遣社員から正社員に引き上げてもらいました。こうやって評価されて、安定した居場所がもらえたのは嬉しいのですが、期待をされていることが負担で怖くなってしまうのです。そのうち、がっかりされてクビになるのでは？　と怖いのです。

ここにある、不安定な地位から安定した地位に引き上げてもらったことは嬉しくても、引き換えに何かを期待されていることへの不安、その期待に応えることができずにがっかりされて中断させられてしまうことへの怖さ……の話は、容易に治療者が患者を一般外来から精神療法の枠組みに「引き上げた」ことを連想させるでしょう。こうして治療者が患者を精神療法というより安定した枠組みに「引き上げた」ことと引き換えに、患者に治療の中で何らかの期待どおりの働きをしてもらうことを要求していそうなこと、……これが適応文脈だったのでしょう（そして、その治療者の期待に対して、期待どおりに患者が応えることができなかったら、患者は治療を「クビ」になってしまうと予期しているのでしょう）。だからこそ患者は不安と抵抗感を強めていたわけです。

とはいえ、この時点でもこの適応文脈は直接的・顕在的には言及されていませんし、何より治療文脈への直接的・顕在的言及がないのです。このため、治療者は患者が潜在的にはこの適応文脈に反応し、潜在的な抵抗を示しているとわかっていても、だからといって解釈的介入を無理やりしていくことはできません。この場合でもやはり治療者は沈黙・傾聴を続けることで、患者が自発的にコミュニケーション抵抗を緩めていき、「この面接の中でも話しにくいです」などの治療文脈への直接的・顕在的な言及が出てくるまで待つしかないのです。それには数セッションを要するかもしれません。また、その間治療者は

306

積極的介入を全くすることができないかもしれません。それでも、沈黙・傾聴を続けることで患者のペースを尊重し、患者の抵抗を尊重する姿勢を見せていくほうが一般的には望ましいのです。

　もともと治療の枠組み・役割というものは、患者の神経症的な問題が治療者・患者関係の中に解釈可能な形で展開されていくことを促進するためのものです。患者に与えられている自由連想の役割も、そのほかの一見すると不自然な対人関係の枠組みも、すべてこの目的のためにあります。このため治療の枠組みの中に入ると、患者には治療者・患者関係の中で自身の病的な感じ取り方、病的な反応の仕方、病的なかかわりの持ち方など、病的な部分が出てきてしまうこと（＝治療的退行）への不安が不可避的に生じてくることになります。上記の２つの臨床例で患者に生じていた初期抵抗は、（臨床例12.1ではヒステリー的な葛藤への不安、臨床例12.2では自己愛的な葛藤への不安、というように不安の性質は個々の患者の問題によって違っていても）この治療的退行への不安に対する反応であると表現することもできます。

　患者が治療的退行を起こすことができるのは、適切な治療の枠組み・役割が守られているときです。逆にいうと、患者は適切な治療の枠組み・役割から逸脱することで、治療的退行への不安から逃れることができます。このため治療初期の段階から、患者は一方では治療を求めていながら、他方では治療を治療にならなくすべく、治療の枠組み・役割から逸脱しようとするものなのです。

　よくいわれる、患者は治療の中に患者自身の病的な枠組みを持ち込もうとする、というのは、そうすることによって患者は自身の神経症を維持・強化している病的な関係性を再演しようとしているともいえますし、治療的退行への不安のために治療的枠組みから逸脱しようとしているともいえるわけです。第11章の臨床例11.1において患者が治療面接の中にスマホのメモを持ち込むことで自由連想の役割から逃れようとしていたこともその一例です。治療を治療として維持するのが治療者の役割ですから、治療者は治療の枠組みを患者が持ち込む病的な枠組みに変質させてしまうわけにはいきません。

　しかし、治療者による治療の枠組みの取り扱いは、すべて患者からの象徴的・派生的コミュニケーションを解読した解釈的介入に付随する形で、それに一致した治療者の行動として伝えていく必要があります。治療の枠組み・役割

第12章　治療の進行と治癒メカニズム　　307

を患者に一方的に伝えて守らせるのではないのです。初期抵抗もそのほかの抵抗と同様に、無意識的な心の動きの結果ですから、必要なのは指示や説得ではなく解釈的介入です。患者がなぜ初期の段階から反治療的で病的な枠組みを持ち込もうとしているのかに対する、無意識的な理由・動機・機能を患者からの象徴的・派生的コミュニケーションを解読することで理解し、最終的には解釈的介入によってその理解を伝えます。同時にそれに沿って治療者が行うべき枠組みの取り扱いを行動として示していくことが必要なのです。

治療的退行と部分的・弱毒化された再演の治療的意味合い

　治療の枠組みが適切であり、治療が順調に進んでいけば、患者は必ず治療的退行を起こします。つまり、治療者・患者関係の中で自身の神経症的な問題を展開してくることになります。患者は過去の病的な相互交流を治療者との関係性の中で繰り返そうとしますし、投影同一化的な働きかけによって治療者にもその相手をさせようとします。こうして「今ここで」の治療者・患者関係の中で、患者の神経症の元となった、あるいはそのあとそれを維持・強化することとなった、過去の病的な相互交流が再演されることになるのです。

　ここで治療者が全く無意識・無自覚に過去の病的な相互交流を同じように繰り返してしまうだけであれば、この治療者の行動は患者の神経症をさらに維持・強化することになってしまい、反治療的です。しかし、治療者が部分的あるいは弱毒化された形での再演に途中で気づき、両者の関係性の中で何が起こっているのかを理解することができれば、そして反治療的な行動化をやめ再演を中断させて、その一連の理解を解釈的介入として患者に伝えることができれば、治療者によるこの洞察と行動変容が患者に取り入れ同一化され、患者は患者の洞察と行動変容を得ることができ、このことはまたとない治療の機会になります。患者の過去は変えられませんが、「今ここで」の治療者・患者関係に再演されつつある過去の病的な相互交流は変えうるものなのです。患者は過去の親との関係ではしっかり感じることのできなかった（感じることをやめていた）感情を、「今ここで」の治療者との関係の中で感じることができるようになり、親が間違っていても怒れなかったことも、「今ここで」は治療者の間違

いに対して正当に怒ることができるようになるのです。これが部分的あるいは弱毒化された形での再演の治療的な意義です。

　こうして患者は多くの場合、初期抵抗の時期から、治療的退行と過去の病的な相互交流の再演による体験的な洞察の時期にシームレスに入っていきます。治療者・患者関係において過去の病的・神経症的な対人関係が部分的あるいは弱毒化された形で再演されることについては、これまでの臨床例の中でもいくつも見てきました。ここでは特に治療的退行と再演といった意味合いに焦点づけて、もう数例だけ見てみましょう。

臨床例 12.3

　患者は20代半ばの独身女性で、自己愛性パーソナリティを背景に慢性的な抑うつ気分、空虚感、対人関係の不安定さなどの症状があり、週１回50分の精神分析的精神療法を行って２年ほどが経過していました。ここ最近の面接では、患者は自分の自己愛的な脆弱性や、自己愛的な羨望、怒りなど「嫌な子」の部分を治療関係に展開していくことに強い抵抗を生じ、ずっとコミュニケーション抵抗が高い停滞状態を続けていました。高いコミュニケーション抵抗のために治療者は何１つ介入することもできずに、フラストレーションと無力感だけが蓄積していました。そのうえ前回のセッションでは、治療者がこのように何もできない無力で無能な状態であることに対して、患者は見下し責めるような態度を続けていましたし、さらに患者はそんな治療者に対して勝ち誇ったような気持ちになっていることが象徴的に示されていました。しかし、これもまたコミュニケーション抵抗の高さのために治療者は解釈的介入をすることができず、無力な沈黙・傾聴を続けざるをえなかったのでした。こうした背景での今回のセッションです。

患者：自分でも性格が悪いと思うのですけど……。この４月に私の職場に新人が入ってきたのですが、これがまた全然仕事ができないダメな新人なのです。彼は、空気が読めないし、仕事の要領は悪いし、仕事で扱っている物事のつながりを少しも把握していないし、そもそも仕事の中で自分が何をやっているのかさえ、たぶんわかっていないのです。私はそんな彼の無能で混沌としているだけの姿を見ていると、ひどく腹立たしくなってくるのです。

第12章　治療の進行と治癒メカニズム　309

ここにはここ数回のセッションの中で治療者が患者からのコミュニケーションに、何も積極的な介入をすることができないで沈黙・傾聴を続けているだけのこと（＝適応文脈）に対して、あるいはそのような治療者の「無能で混沌としているだけの姿」に対して、強い自己愛的な怒り・軽蔑といった反応を生じていることが象徴的に表現されています。ただ、今回もまた適応文脈だけでなく治療文脈までもが直接的には言及されていませんから、この時点で治療者が介入することはできません。これまで通り沈黙・傾聴を続けて、この治療段階において患者から治療者に与えられた無能で無力な人の役割を自分の中に引き受けておくしかないのです。

> **臨床例 12.3（続き）**
>
> **患者**：私が何度言ってもさっぱりわからない彼のことを見ていると、ひどく腹立たしくなってきて、一方的に責めるようなことを言ってしまいました。だけど、彼は自分の何がどう悪いのかさえわかっていないようなのです。わかっていないくせに、本当は悪くないのに、悪いような気がしてくるようで、私に謝ってくるのです。そんな彼の無力さがますます腹立たしくなって、すごくサディスティックな気持ちを持ってしまって、彼の自尊心をズタズタにするような、私がされたらとても傷つく仕方で、彼を攻撃してしまうのです。そして、「ああ、こいつは馬鹿なんだ」と思って強烈に軽蔑して終わりにするのですが、そんな自分がとても「嫌な子」になっているようで、あとで落ち込んでしまうのです。それが嫌だから、最近は彼の存在そのものを遠ざけているのです。
>
> （沈黙）……ここ最近、ここでの面接のあとでも何かモヤッと嫌な気持ちになるのです。

患者は引き続き、潜在的・象徴的には患者から治療者に対する自己愛的な攻撃をテーマに話を続けています。無能で無力な治療者に対して、その自尊心をズタズタにしてやりたいほどの強いサディスティックな衝動を持ってしまうこと、そんな自分が嫌だから治療者とのかかわりを遠ざけてきたこと（＝コミュニケーション抵抗を強めていたこと）を象徴的に話しています。

さらにここには、患者が治療者に行ってきた暴力的・攻撃的な投影同一化が

象徴的に描写されてもいます（投影同一化のメタファー）。ここで患者が治療者に潜在的・無意識的に行っている自己愛的な攻撃は、患者自身が「私がされたらとても傷つく」と言っているように、患者自身が過去の病的な相互交流の中でされてきた自己愛的な傷つき体験なのでしょう。つまり、患者自身の無能で無力で自己愛的に傷ついている自己表象を、治療者の中に投影同一化していたわけです。だからこそ、治療者はそれを無意識・無自覚なまま突き返すのではなく、しっかりと感じ取り、手に取ることができるような形のある理解につくりあげていく必要があるのです。この作業を繰り返し示すことによって、過去の患者にとっては耐えがたくてしっかり感じることができなかった自己愛的な傷つき感を、今は治療者がしっかりと手に取ることができるものであることを、実際の行動として示していくことになるのです。そうした能力はいずれ患者の中に取り入れ同一化されていくことになるのでしょう。

この部分の最後で、ついに患者は「ここでの面接のあとで嫌な気持ちになる」と言っています。これは待ちに待っていた「治療文脈」の直接的・顕在的な言及ですし、想定されている適応文脈（＝治療者の無力な沈黙）につなげる「治療者あるいは治療状況への架け橋」にもなっていますから、治療者はここで解釈的介入をすべきです。

> **臨床例 12.3（続き）**
>
> **治療者**：そう、ここでの面接のあとでも何かモヤッと嫌な気持ちが残る。それが何なのかですが……。ここまでの話を振り返ってみると、一緒に仕事をしている相手が無能で何もできないこと、混沌としていて無力であること、そうした状態の相手に対して腹を立て、すごくサディスティックな気持ちになり、相手の自尊心をズタズタに傷つける仕方で攻撃したくなる気持ちになること……などがありました。こうしてみると、この場において、私がまさにそういう感じの相手であることで、あなたにはそのようなサディスティックな気持ち、私の自尊心をズタズタにしたい気持ちが引き起こされ、しまいには「ああ、こいつは馬鹿なんだ」と切り捨てて終わらせざるをえなくなってしまう。あなた自身がそんな「嫌な子」になってしまうことへのモヤッとした嫌な気持ちがあるのかもしれないですね。
>
> **患者**：（泣き始める）……その通りだと思う。これじゃ、本当に私は「嫌な

子」じゃないですか……。

（しばらく泣いて、沈黙）……同じ内面的なことを話すのでも、ここでは
ネガティブなことばかり掘り下げて話していますけど、先日、大学の恩師と
の飲み会があったのです。そこでは、同じ内面的なことではあっても、私は
自分のポジティブな側面を先生に熱く語ることができていました。正直な気
持ちをこんなにも熱く語る私を、私のものすごくネガティブな側面も知って
いるはずの先生が温かく認めてくれたことが、とても嬉しかったのです。

　今回のセッションでは適応文脈（＝治療者がここ数回のセッションでずっと
無力な沈黙を続けていたこと）が直接的・顕在的には言及されていませんから、
それを1番わかりやすく象徴している派生物によって示唆しながら、しかし適
応文脈自体は慎重に「空欄」のままにしておき、そのうえでそれに対する患者
の反応を派生複合体を読み解きながら説明し、患者の反応の一部である治療文
脈に対する共感的な理解を伝えていくという介入（「言及されていない適応文
脈の周りに収束している象徴的素材の選択的な語り返し」と呼ばれる不完全な
解釈の介入）を治療者は行っています。

　それに対する患者の反応は、内省的な感情を伴う「……その通りだと思う」
という肯定です。とはいえ、これは意識的・顕在的な反応でしかないので、こ
れだけでは十分な確証反応とはいえません。しかし、それに続いて大学の恩師
とのポジティブな対人関係の描写があり、確証反応となっていることがわかり
ます。こうした治療者・患者関係での実体験を通じて、患者は少しずつではあ
るのですが、自身の「ものすごくネガティブな側面」をも温かく認めていくこ
とができるようになっていくのです。

　過去の病的・神経症的な相互交流の再演において、治療者側に投影同一化さ
れるのは、過去の患者自身の役割（自己表象）のこともありますし、親など過
去の病的な相互交流の相手の役割（対象表象）のこともあります。前者の場合
は過去の病的な対人関係が主客を逆転して再演されることになりますし、後者
の場合はそのまま再演されることになります。

　わかりやすいところで、たとえば、小児期の被虐待歴のある患者の場合、あ

るときは自分が加害者として治療者を過去の自分自身に見立てて攻撃してくることもあるでしょうし、別のあるときは治療者を過去の加害者に見立てて自分が被害者として攻撃されていると体験することもあるでしょう。どちらの場合も、当然のことながら、過去に実際にあったような暴力的・性的な「虐待」が、そっくりそのまま治療者・患者関係の中で再現されるわけではなく、あくまで部分的あるいは弱毒化された形で再演されるのです。部分的であっても弱毒化されていても、それが何らかの意味で過去の病的な対人関係を象徴的に再現しているものであるのならば、それは再演としての意味を持ちます。さらに、これがただの神経症的悪循環の繰り返しではなく、治療的なものになるためには、この再演では治療者・患者の2人が二者関係の中で今まさに起こりかけていることに途中で気づき、それをしっかり理解し、お互いの行動変容につなげていくこと（治療者側は枠組みの修正を行っていくこと）が必要になるわけです。このことを次の臨床例で見てみましょう。

臨床例 12.4

　患者は20代後半の独身女性であり、幼少期に継父からの性的虐待の過去があり、現在は慢性持続的な抑うつ気分、情緒不安定、対人関係の不安定さ、自傷行為などの衝動行為、などの症状のために週1回50分の精神分析的精神療法を男性治療者と続けていました。前回のセッションでは、患者は自分自身には「道具」や「おもちゃ」としての存在価値しかないと感じていることを話題にしていました。「道具」や「おもちゃ」はいつかいらなくなる日、飽きられて捨てられる日がくるのだと。母親からあまりかまってもらえず寂しかった幼少期から始まった継父との近親姦も、患者が思春期に近づき女性らしい体つきになってきた頃に、ある日突然に飽きられて捨てられてしまったのだと。存在価値をなくした患者は、どう存在してよいのかがわからなくなり、その頃からずっと抑うつ気分と希死念慮を抱いていたことを話し、治療者からもいつか飽きられて捨てられる不安があることを話したのでした。そうした背景での今回のセッションです。

患者：前回の面接で、何かすごく大切な、だけど気づきたくなかったことを気づいたのだと思うけど、そのあとわからなくなってしまって、どうやって

も思い出せないのです……。前回から今回までの間にも、私は自傷行為的な
売春をしました。自分の感覚を麻痺させて嫌なことを忘れるための自傷で
す。これまでみたいに、お金をもらうことで自分の価値を確認しようとして
する売春ではなくて、もっと自罰的な意味でした。でも、それはリストカッ
トをするときと同じで、どこか傷ついている自分に酔っているところがある
気がします。酔いしれて、何も考えなくていいようにしている。

　これまで見てきた多くの臨床例がそうであったように、この臨床例でもセッ
ションの最初のほうで治療文脈への言及があり、患者は自傷行為的な意味での
売春をしたこと（行動化）、それは嫌なことを忘れるため、何も考えなくてい
いようにするためであったことを話しています。このことは2つめの治療文脈
である「前回の面接で気づいたはずのことを思い出せない」につながっていま
す。そして、この「前回の面接」での何らかのこと（＝適応文脈）がきっかけ
になって、患者のこの問題や症状が生じたのであろうことが示唆されています。

> ### 臨床例 12.4（続き）
>
> **患者**：前回の面接のあとから、ずっと毎晩のように、同じ嫌な夢を見ます。
> 誰か見知らぬ男性に上に乗られ、押さえつけられ、貫かれながら、支配的な
> にやけ顔をされながらレイプされるという夢……。だけど、私が嫌だ、屈辱
> 的だと感じるのは、レイプされていることそのものではなくて、私が望んで
> いない行為によって快感を感じさせられていることでした……。その見知ら
> ぬ男性は、たしかに見知らぬ男性なのですが、どこか先生のようにも感じて
> いました。

　適応文脈が「前回の面接」での何らかのこと、何らかの治療者の言動にある
であろうという仮説が、ここではさらに「前回の面接のあとから、毎晩同じ嫌
な夢を見ます」という話によって支持されています。そしてイメージ性・物語
性のある話の定番である夢の話を患者はしているのですが、ここにあるのは治
療者を連想させる男性から望んでいない感覚を感じさせられること、その意味
でのレイプの屈辱感のテーマです。これまでのところでは、前回の面接での治

療者の実際の介入について特定して言及されてはいませんが、何らかのそうした性質のある、一方的で「貫くような」介入があったのであろうことが示唆されます。

> **臨床例 12.4（続き）**
>
> **治療者**：先ほどあなたが言っていた、あなたがそのあと忘れてしまったという、前回の面接で私とあなたが話していた、何かすごく大切な、だけど気づきたくなかったこと……があったのですよね。そうした、あなたにとっては「気づきたくなかった」「感じたくなかった」感覚を、私が無理やりに、一方的に、支配的に、貫くように、あなたに「感じさせた」と感じ、あなたはそれによって「感じさせられてしまう」ことに、嫌悪感や屈辱感を生じていたのかもしれないですね。そんな気持ちのために、自傷行為的な売春をしたのかもしれない。
>
> **患者**：でも、先生が無理やりじゃないのです。私が先生にそうさせてもいるのです。先生がしたそうなことをかなえるように、私は自分から先生が好きそうな「道具」や「おもちゃ」になって先生の欲求を満たそうとしてしまう。先生が知的好奇心で興奮するのが私にはわかっているから、自分でそうしてしまうのですが、それで先生が興奮しているのが寂しくもあるのです。

　患者からの象徴的・派生的コミュニケーションが展開し始めたばかりですから、このあとさらにわかりやすく意味深い素材が出てくる可能性は高いこともあり、治療者は本来であればここでもう少し待つべきであったでしょう。このタイミングで治療者が解釈的介入をしているのは、介入の内容自体はおそらくそう外していないものの、やや時期尚早であり、治療者側の待つことのできなさ、「知的興奮を抑えることのできなさ」を示唆しているようにも見えます。その意味では、前回のセッションでの治療者のおそらく同様な介入の仕方も、今回のセッションでのこの介入の仕方も、治療者が患者に対して興奮して、一方的で支配的な「貫くような」介入によって、患者が感じたくはない感覚を感じさせ、こうして患者に嫌悪感や屈辱感を感じさせている……という意味において、過去の病的な対人関係（性的虐待）を弱毒化された形で（象徴的な形で）再演していたのです。そして、「今ここで」治療者・患者関係に再演され

第12章　治療の進行と治癒メカニズム　　315

ている関係性から示唆されるように、おそらく患者の過去において患者は寂し
さから継父に接近し、継父に好きになってもらいたくて継父がしたそうなこと
をかなえてあげる、好きそうなものになってあげる、そうすることによって患
者は、自分は過去において継父を性的に誘惑していた、と感じて罪悪感と自己
嫌悪を持っていたであろうこと、そして患者の誘いに乗って性的に興奮してし
まう継父に対して寂しい気持ちがあったであろうこと……こうした過去の無意
識的な空想・無意識的な記憶の再構成reconstructionができるわけです。

　部分的あるいは弱毒化された形での再演について、もう1つ挙げてみます。

臨床例 12.5

　患者は自己愛性の問題が背景にあり、慢性的な抑うつ気分、空虚感などの
症状がある30代半ばの独身女性で、週1回50分の精神分析的精神療法を行
っていました。前回のセッションでは、普段は決して遅刻をすることのなか
った患者が数分間だけ遅れてやってきたのでした。この患者にしては珍しい
ことだったので、治療者は面接室から出て待っていました。結局、患者は単
純に寝坊して遅刻してしまったというだけであったのですが、そのような背
景での今回のセッションです。

患者：前回、私が遅れてきたときに先生が待っているのを見て、ズキッとし
た感じになりました。これは昔、私が母と同居していたときに、私の帰りが
遅いといつまでも母が待っていたのをズキッと痛みを持って感じたのと似て
いる気がします。一方では、こうした感情を向けられていないと寂しくなっ
てしまうだろうとわかってもいるのですが、他方ではこうした思いを向けら
れることがひどくうざったく、怒りさえ感じてしまう私がいるのです。

　患者の遅刻に対して治療者が面接室から出て待っていたという一見するとな
んということはないような治療者の言動（＝適応文脈）から、患者は過去の母
親との関係性を想起して「ズキッとした感じ」、さらに怒りさえ生じる、とい
う反応を起こしています。つまり、前回のセッションでの治療者・患者関係で
のこの一見すると偶発的な出来事が、過去における患者と母親との病的な関係
性の再演としての意味を持っていたことが示唆されています。

しかし、この時点では、「珍しく遅刻してきた患者を、治療者が面接室から出て待っていた」という一見するとなんということはない行動を、なぜここまで患者は「ズキッとした感じ」を感じたのか、なぜここまで治療者のことを「ひどくうざったい」と感じ、怒りさえ生じていたのかが、今ひとつわかりません。このあたりがもう少しわかるようになるところまでは、治療者は沈黙・傾聴を続けていくしかありません。

臨床例 12.5（続き）

患者：母は、待っていることをもっと「自己完結」に、相手に気づかれないようにすればいいのに、いかにも待っていましたという気持ちを私に押しつけるように振る舞うのです。そういう一方的な気持ちの向けられ方に私は傷つけられてしまうし、嫌悪感や怒りさえ持ってしまうのです。年末年始も母は私の帰省を心待ちにしているのです。待つのはいいのですが、もっと奥ゆかしく待てないものだろうかと思うのです。母のああいうけなげで愚かなところが受け入れられないのです。

　先日、仕事で記者と話をしていたときに、記者から恋人はいないのか、結婚をする気はないのかなどの、個人的な興味による質問を受けたのですが、そういうのもひどく嫌悪感があるし、遠ざけたい気持ちになってしまうのです。ポジティブなものにしろ、何にしろ、自分に対して興味を持たれること、関心を持たれること、何らかの思い入れを向けられることは負担に感じてしまうのです。

ここにきて、治療者のあの行動が患者にとってなぜここまで「ズキッとした感じ」、嫌悪感や怒りまで生じさせていたのかがはっきりしてきました。面接の時間になっても患者がなかなか自分のところに「帰ってこない」患者のことを、治療者が「いかにも待っていました」という感じで心待ちにしていることを、あの行動によって表現していたからです。そうした治療者の「けなげで愚かなところ」に対して、患者は嫌悪感を持ってしまうし、治療者のこうした一方的な関心や感情の押しつけを、それがたとえポジティブなものであっても、患者は負担に感じて遠ざけたくなってしまうのです。

> **臨床例 12.5（続き）**
>
> **治療者**：前回あなたがこの面接に遅刻してきたときに、私があなたを待っているのを見てズキッとしたという話が冒頭でありました。そのような私の態度は、あなたの母親のように、一方的に私があなたに「早く帰ってきてほしい」と待っている思い入れを押しつけているようだと感じられて、あなたはそれに対して嫌悪感や怒りや傷つけられた感じを抱かせられたのかもしれませんね。ポジティブなものにしろ、何にしろ、あなたに対して一方的な思い入れを向けられることに負担を感じて、だからズキッとしたのかも。
>
> **患者**：先生に対して怒りまでは感じてないですし、「もっと奥ゆかしく待てないのか!?」なんて失礼なことは考えていませんが。……でも、先生はこの部屋の中と外とでは顔つきが違うんです。この部屋の中での先生は良くも悪くも冷静で分析的に見えるのです。ちょうど私自身がそうであるように冷たく無機質に見えるのです。もしかしたら、それは私の気持ちの鏡像なのかもしれないのですが、私にはそう見えるのです。
>
> でも、前回、この部屋の外で待っていた先生は、明らかに普段と顔つきも違って、私が来ないことを心配して待っている母のような顔だったのです。知的で冷静で無機質な感じの先生が「けなげで愚かな」母のようになってしまう。私もそうなってしまうのが怖いのかもしれません。安定した自分を失いそうで。そうやって自分の気持ちを目一杯相手に向けていても、どこかで相手はいなくなってしまうかもしれないし、そうなると向けていた気持ちの行き場がなくなることになってしまって、「けなげで愚かな」母のようになってしまうのが、怖いのかもしれません。

　治療者は上記に議論してきたのとだいたい同じ理解を解釈的介入として患者に伝えています。それに対して患者は、上記の介入では今ひとつ不明なままであった、なぜ治療者が「けなげで愚かな」母親のようになってしまうことに患者がそこまで嫌悪感を生じていたのかの理由も付け加えています。「けなげで愚か」だと患者が表現する自己愛的な傷つきやすさの問題は、患者の中にはなく、母親の中にあるのだとしていたこと（分割と否認、そして自分の中に否認したものの母親への投影同一化）、しかし潜在的には患者の中にも「けなげで愚かな」母親のような部分も存在しているからこそ、それを患者と鏡像関係にある治療者に見るのが「ズキッとした」こと、こうして今や患者自身の「けな

げで愚か」な部分に、患者は少しずつ触れようとしていること、を話しています。過去の母親・患者関係では克服することのできなかった自己愛的な傷つきやすさの問題に、今の治療者・患者関係の中で少しずつ向き合い少しずつ克服していくことになるのです。これが再演の治療的な意味合いなのです。

　こうしてみると、患者が治療者・患者関係の中に、過去の病的・神経症的な相互交流の再演を持ち込もうとしてくるのは、過去には適応的な形で解決することができなかった問題を、「今ここで」治療者とともにやりなおそうとしているからだと考えることもできます。その意味で、治療的退行は「治療的」といえるのです。
　ただし、それは治療者・患者関係の中で、治療者が（そして患者も）2人の間で再演が起こりかけていることに気づき、そのメカニズムをしっかり理解し、そのうえでお互いの行動を修正していくことができるという条件つきです。それがなければ、ただの過去の病的な相互交流の再演でしかなく、ただの神経症的悪循環の繰り返しでしかなく、患者の神経症をさらに維持・強化してしまうものにしかならないのです。
　そして、患者が今も「神経症」が続いていて、そのために治療を求めてきているということは、患者の過去のほとんどすべての対人関係における病的な相互交流の再演が、ただの再演でしかなく、神経症的悪循環が繰り返されてきただけであり、結果として患者の神経症はますます維持・強化されてきただけであることを物語っています。このため、新たに始める治療者・患者関係の中での再演に対しても、今回もまたそれが失敗に終わってしまうこと、またしても神経症的悪循環が繰り返されるだけになってしまうことを患者が予測して不安になることは非常にもっともなのです。治療者は患者の抵抗を解釈して、患者が1つ抵抗を乗り越えたときこそ慎重になる必要があります。1つ抵抗を乗り越えたら、そこには次の治療的退行に対する不安が必ず生じるからです。治療者はこの不安に対して共感的な理解を示していく必要があるのです。
　さらに、治療的退行への不安が生じるのは患者側だけではありません。多くの患者は、自分が治療的退行に伴う葛藤を自分で抱える前に、まずは治療者にその葛藤を投影同一化して抱えてもらい、治療者が抱えることができることを

見届けて理解してから、それを取り入れ同一化して自分自身でも抱えるようになるものです。このため治療者側にも治療的退行への無意識的な不安が生じることが通常であり、だからこそ治療者は不安によって自分が治療上の役割から逸脱してしまわないように（反治療的な介入をしてしまわないように）注意している必要があるのです。

　初期抵抗の時期から治療的退行・再演の時期までは、患者は治療者を相手にして自身の神経症的な問題を展開し、それに向き合い克服していきます。治療者も自身の中に投影同一化されてきた同じ問題に向き合い克服していきます。このような治療作業が延々と繰り返されます。そうしていくうちに、患者は次第に治療者を葛藤の相手としては必要としなくなる時期、健康的な自閉／健康的な一人遊びの時期に入っていきます。

健康的な自閉／健康的な一人遊びの時期

　患者による健康的な自閉／健康的な一人遊びのモードhealthy autistic mode of relatednessの時期は、面接の中で治療者が介入すべき（患者が治療者からの介入を無意識的に求めているサインである）重要度・優先度の高い治療文脈が出てこなくなることで特徴づけられます。治療への抵抗や重要度の高い症状（強い抑うつ、強い不安、希死念慮、衝動的行動化など）が出てこなくなり、たまに出てくる重要度の低い症状（弱い抑うつ、弱い不安、治療関係外での対人関係の葛藤など）の報告があっても、患者はそれに対して治療者の介入を求めているのではなく、患者が自分だけでどのように取り組んでいるのかを治療者に見てもらっている感じになります。治療者が介入をするのに必要な治療文脈、適応文脈、派生複合体が出そろわないために治療者は介入できませんし、する必要もないのです。この時期の治療者の役割は、患者が一人で黙々と取り組んでいることに対して余計な手出し・口出しをせず、治療の場を安全な「遊び空間」としてしっかり抱えておくことだけなのですが、これは極めて重要です。たとえば以下のようなものがあるでしょう。

　○ヒステリーの患者が、これまでは抑圧・美化していた自分の（そして母親

や治療者など重要な他者の）ネガティブな面に気づき、不安や罪悪感を感じながらもしっかり向き合うことを繰り返している時期。

○外傷後ストレス障害PTSDの患者がこれまで思い出すことを回避していた外傷体験に向き合い、不安ながらも外傷体験で自分がどんなことを体験してきたか、何を感じ、どう反応していたかを五感を使ってしっかりと体験しなおす作業をしている時期。

○幼少期の被虐待歴など、遠い過去の外傷体験がある患者が、その外傷体験をしっかり思い出し、怒りや不安や悲しみに向き合う作業を繰り返している時期。

○自己愛性パーソナリティの患者が、過去にしてきた防衛的な対人関係のかかわり方をやめて、自己愛的に傷つきやすい自分のまま治療者とかかわり、そして治療者以外の外の対人関係の中で他者とかかわり、不安や傷つき感を感じながらも新しい、より適応的な対人関係のあり方を繰り返し練習している時期。

　このように患者の持つ神経症的な問題の種類によって、バリエーションはいくらでもありうるのですが、共通しているのは、患者が治療者による介入を必要とせず、１人で自分の問題に取り組むという重要な治療的作業をしているということです。治療者からの介入が必要ないからといって、この時期の重要性が低いことは全くありません。この健康的な自閉／健康的な一人遊び状態の中で自分の問題に取り組んでいる患者には、その治療の場を安全・安心な状態に抱え、患者が１人で取り組んでいることを尊重し、余計な手出し・口出しをすることをせず、それを温かく見守る治療者の存在が必要なのです。

臨床例 12.6

　患者は40代後半の既婚女性であり、自己愛的な傷つきやすさ、回避性パーソナリティを背景に思春期頃からずっと慢性的な抑うつ気分、情緒不安定、対人関係への緊張と不安、あがり症（社交不安）などの症状があり、週１回50分の精神分析的精神療法を行って３年ほど経過していました。当初の症状は大部分がなくなり、思春期以降、多剤大量に使用していた抗うつ薬

第12章　治療の進行と治癒メカニズム　　321

や抗不安薬もやめ、最近はいくぶんかの対人緊張・対人不安（あがり症）を
残すのみになっていました。

患者：週末に古い友人と一緒に桜を見に出かけて、1日中歩き回って、結構
な運動になりました。半年ほど前に、その同じ友人が急に来たことがあっ
て、そのときには緊張して、赤面して、汗をかいて、そうやってあがってし
まっていることに焦って、落ち着こう、落ち着こうとして、かえって焦って
しまって大変だったのです。でも、この2ヵ月くらいは、気づいてみると他
人に対して緊張したり、あがってしまうことが全くないのです。週末のお出
かけでも、緊張や赤面や汗をかいてしまうことが、不思議と全然気にならな
かったのです。忘れてしまうくらい、あがってしまうことへの恐怖が全然な
いのです。
　ここで先生に誰にも話したことのない話をしてきて、母親との関係での傷
つき感を受け止めて、弟と比較して大事にされてこなかったこと、邪魔にさ
れてきたことを自覚してきた。子どもの頃からずっと自覚せずに悩んでいた
こと、「愛されていない」「邪魔なんじゃないか」「自分はいてはいけないん
だ」という感覚を、ここで何回も言葉にして自覚していくうちに、落ち着い
てきたのだと思うのです。緊張して赤面するとか、外見的なことに目がいっ
ていたのだけど、本当は「自分は存在していていいのかな」という不安だっ
たのだと気がついて、話して、落ち着いたのだと。今は、私は存在していて
いいんだ、ここにいていいんだと思えている。私の症状の根本は、そこだっ
たんだなと気づいてきました。
　今までは「これを言ったら変に思われるんじゃないか」とか、「馬鹿にさ
れちゃうんじゃないか」とか、「どう思われただろう」という恐怖があって、
自分を出せなかったのです。先日一緒に小旅行に出かけた新しい友だちの前
でも自分を出して、彼女もそれを馬鹿にすることはなくて、一緒になって乗
ってくれる。一緒にいていい感じなのです。ちょっとそれで自信もついて、
本来の自分を出していくことに不安もなくなってきました。
　出かけた先で、人混みがすごくて、友人とはぐれてしまうのが嫌で、彼女
の洋服の裾をつかんでいたら、彼女から「子どもみたい」と言われたので
す。今までだったら「私って子どもっぽくてダメなんだ」と思って落ち込ん
でいたのだけど、彼女の言い方が悪気ない感じなのがわかることもあって、
「私はいつもこうなの」と彼女に言えたのです。写真を撮るときも、昔みた

いに表情をわざと意識してつくることをしないで、今は自然な表情で撮っているから、ああ、私ってこういう表情をしているんだなと思ったのです。自分の今までのイメージとちょっと違ってきていて、昔みたいに弱々しくて不安そうなのではなくて、今は意外にしっかりしていそう、賢そうに見えるのです。

　私は何を何十年も、こんなに悩んでいたのだろう……って。ここでやってきたことの効果がでてきたのかな、ってぼんやり思っています。

　患者は症状の改善や、新しく身につけたより適応的な自分自身のあり方／対人関係の持ち方を試して体験していることを治療者に報告していますが、ここには症状や抵抗といった治療文脈がありません。当然、患者の病的・神経症的反応を引き起こした適応文脈もなく、それを象徴的に説明している派生複合体もありません。あるのは患者による意識的な報告と、意識的な自己分析、意識的な体験の共有のためのコミュニケーションのみです。患者から治療者への介入の要求の無意識的なサインである治療文脈がないために、治療者は介入することができませんし、する必要がないのです。治療者はただ沈黙・傾聴を続けて、患者が新しく身につけた自分自身のあり方／対人関係の持ち方での新しい体験を温かく見守り、共有しているだけでいいのです。

　似たようなことは心的外傷後ストレス障害やヒステリーの患者が、これまでは目を背けていた自分自身の内側にある不安や葛藤に治療の中で向き合っているときにも生じます。このときに患者は、治療者の前で不安になったり葛藤に苦しんだりしているのですが、これは患者が治療のために自発的にやっていることであり、決して神経症的な（不合理な）「症状」ではないため、治療文脈にはならないのです。

　また、患者が職場や学校や友人関係など、治療者・患者関係外の対人関係の中で生じる軽微な葛藤やトラブルに対してどのように対処したかを報告してくることもありますが、これもまた「症状」でも「抵抗」でもないため、治療文脈ではありません。このようなときには治療者は積極的な介入をする必要はないのですし、むしろ余計な手出し・口出しをすべきではありません。実際、治療者・患者関係に何らかのネガティブな葛藤や潜在的な抵抗が生じていること

を象徴するような象徴的・派生的コミュニケーションがほとんどいっさい出てきません。上記の臨床例12.6においても、治療者・患者関係を象徴しているとみられるのは、友人との良好な関係性の中で患者が安心して本来の自分を出していくことができているというポジティブな対人関係のイメージくらいですから、わざわざ取り上げて解釈的介入をする必要もないのです。

　一般的に、精神分析的精神療法においては解釈的介入の価値が過大に評価されがちですし、患者にとって助けとなる介入を積極的にすることが治療者の存在意義だと感じてしまう治療者も少なくないと思います。このため積極的介入を必要としない治療の、この局面をやりづらく感じる治療者もいると思います。1セッションどころか、数セッションにわたってずっと、沈黙・傾聴以外の介入らしい介入をほとんどいっさい行わないことを居心地悪く感じる治療者は少なくないでしょう。ラングスは患者のこの状態を、関係性・コミュニケーション様式の視点から「健康的な自閉」と呼んだのですが、それを私があえて「健康的な一人遊び」と呼び変えているのはそれが理由です。小さな子どもには、親を相手にして（対象にして）遊んでいる時間と、一人遊びに没頭している時間があり、そのどちらも大切なのです。子どもが健康的な一人遊びに没頭している間、その子と一緒にいる親がやるべきことは、遊び空間を安全・安心な状態に抱えておくこと、子どもが一所懸命に取り組んでいることを温かく見守ること、そして余計な手出し・口出しをしないでいること、につきるのです。

終結期

　患者の病態や患者自身が治療に何をどこまで求めているかによりますが、多くの場合は治療を始めて数年くらいで抑うつ気分や不安などのわかりやすい「症状」だけでなく、患者の自分自身との向き合い方、自分自身のあり方、他者との向き合い方などの「性格」と呼べる部分にも改善がみられ、対人関係・社会適応が目立ってよくなっていくことになるでしょう。

　こうした状態が一定期間安定して続き、患者が「健康的な一人遊び」の中で新しくなった自分がどのように適応的に社会とかかわることができるようになったかを体験・実感する作業がひと通り終わってくると、患者は次第に治療の

終結を、まずは無意識的に考えるようになります。もはや「治療」という形で、治療者を相手に治療者の助けを得ながら解決していくべき神経症的な問題がなくなってきたにもかかわらず、治療関係を続けていることが問題（＝潜在的な治療文脈）となってくるのです。そしてこの問題が次第に意識的になり顕在的な治療文脈として出てくると、治療は終結に向けて動き出すことになります。治療終結が適応文脈となるわけです。

臨床例 12.7

　患者は40代前半の既婚女性で、思春期以降ずっと続く慢性的な抑うつ気分、不安、身体化症状、解離症状などがあり、週１回50分の精神分析的精神療法をもう３年ほど続けていました。最近では当初あれだけ多彩であった症状もほとんど全くなくなり、対人関係も社会的機能もずいぶん改善していました。

患者：先日、子ども時代からの古い友人と会って話したんです。彼女も家庭環境が複雑で、継母との関係に葛藤があって大変だったのですが、明るくて良い子だったのです。私も母との間に葛藤があったから、子どもの頃に私が彼女に母との葛藤を話していたことを彼女は憶えていて、私の家に遊びに来たときに私の母が家の中でどんな感じだったのかを見たことも憶えていて、ああ、私はそんなことを彼女には隠さずに言っていたのだな、彼女は母の現実の姿を見ていたんだな、って思って、泣けてきたのです。私の母に対するネガティブな記憶は、私が勝手に思い込んでいた偽りの記憶じゃなくて、ちゃんとそういうネガティブな事実がそこにあったんだ、という悲しさを重く受け止めたのです。

　彼女と話をしているうちに、子どもの頃の担任の先生の話が出て、当時は若い先生だったのだけど、もうすぐ定年になるって聞いたのです。葛藤のあった親もいなくなっていくし、先生も定年で引退するし、私も歳を取ってきているのだなと思いました。会社でも、最近になって若い人たちの育成に取り組むようになったのですが、そうしていると、もう自分の時代じゃないんだなと思ったのです。私たちの時代に活躍していた俳優さんたちは、今では歳を取って舞台を降りている。それと同じように、もう私は十分に自分の時代を生きてきて、自分自身の育成はもう終わっていて、あとにくる人たちの

ために舞台を譲るときがきているのだなって。そういうことをすごく考えさせられた1週間でした。残念で寂しい気持ちと、仕方ないよね、やり終えたのだから、とちょっと心地良く思う気持ちの両方があります。今はまだつらい気持ちのほうが強いのですが……。

このセッションの前半にある、患者が自分の母親との葛藤についての意識的な洞察を深めている部分は、患者が「健康的な自閉／健康的な一人遊び」のモードで自分の問題に向き合っているところだと見てよいでしょう。実際、ここには治療者が取り上げるべき治療文脈がありません。治療者はこの部分に対して何ら介入する必要もないですし、そうすべきでもないのです。

後半はどうでしょうか？ 「親も先生も自分も引退していく話」「自分の時代を生きることや自分を育成することが終わって舞台を降りるべきときにきている話」「それに関連する寂しさと達成感の話」です。この時点では意識的なものではないでしょうが、患者が無意識的には治療の終結を考え始めていることへの象徴的な言及でしょう。ただ、この時点で患者はこの話を進めることに対する抵抗も不安などの症状も訴えていませんから、治療者は解釈的介入をする必要はありません。患者自身のペースでこの問題に取り組んでいくのを見守っているだけでよいのです（もちろん、もし患者が抵抗や症状を治療文脈として持ち込んできたら、そしてそれに関連する派生複合体が展開してきたら、治療の終結を象徴的には言及されていても顕在的には言及されていない「空欄」の状態の適応文脈として、解釈的介入をしていくことになるでしょう）。

もう1例、今度はもう少しあとの段階で、患者自身が治療の終結を考えていることが意識化されて、治療者と患者が治療の終結を適応文脈として取り組んでいる様子を例示してみます。

臨床例 12.8

患者は20代後半の独身女性であり、思春期頃から続く慢性的な抑うつ気分、情緒不安定、対人関係での葛藤の生じやすさ、身体化症状などがあり、週1回50分の精神分析的精神療法を続けて3年が経過していました。今で

は目立った症状や問題がほぼなくなっており、治療者に対する葛藤的な気持ちを残すのみになっていました。

　数回前のセッションでは、患者は「最近になって勤務先の法律事務所の先生に送ってもらうのをやめました。もう1人で帰れます、って。逃げていた司法試験の勉強も再開して、予備校に通うことにしました」という話をして、患者が治療終結に無意識的に向かいつつあることが示唆されていました。前回のセッションでは、これだけよくなってきていると思うと、この治療の終わりが近づいていることを感じて（＝治療終結への顕在的な言及）、寂しく不安になることを話したあとで気まずそうに黙り込んでしまい、治療者も沈黙したままでいました。

患者：今週は落ち込んでいました。前回の面接で、私が黙ってしまっていたとき、私は「ごめんなさい」「助けてください」と言いたい気持ちでした。だけど「甘えるな」って言われてしまう不安があって……。ここで話すことがなくなってきたという気持ちと、だけどここでの時間を手放したくないという気持ちで、どうしていいのかわからなくなっているのです。ここでの時間を終わりにしなくちゃいけないのだという気持ちと、嫌だと言う気持ちを、行ったり来たりしていたのです。私が今は考えたくないなんて気持ちでいるのを先生に見透かされて不快感を持たれているんじゃないかと不安になっていました。

　私の勤務先の法律事務所の先生との関係も、そこにある親子のような恋人のような甘美なつながりを手放すことができない自分勝手な気持ちがまだあるのです。やっと得られた信頼できる関係、安定した関係だから、手放すのがつらいのです。でも、私が独り立ちして成長していくためには、いつまでもこうしてはいられないこともわかっています。私にとっては初めての自立なので、丁寧に、自分で、やっていきたいのです。母が、目の前にいる私ではなくて、転ばぬ先の不安を先回りしてやっつけているのを寂しく思っていたのです。そうではなくて、私と一緒にいてほしいのに、私のことを目を逸らさずに見ていてほしいのに、ただ見守っていてほしいだけなのに、って。

　ここで適応文脈が治療の終結にあることはほぼ明らかであり、これは直接的・顕在的にも言及されています。それに対して治療文脈はどうでしょうか？患者は前回の面接で黙ってしまったこと（＝治療を進めることに抵抗があるこ

第12章　治療の進行と治癒メカニズム　327

と)、このように抵抗を生じて「今は考えたくない」という気持ちと態度をとっていることに対して治療者が怒るであろうことへの不安、「治療を終わらせなくてはいけない」と思う一方で、「嫌だ、手放したくない」という意識的な葛藤があることなどの問題を持ち込んできています。派生複合体も比較的豊かに展開しています。治療者は解釈的介入をすることができますし、すべきでしょう。たとえば以下のように伝えることができるでしょう。

　「私たちの前にある治療の終わりというものに対して、あなたは反応を起こしているのですよね。あなたが独り立ちして成長していくためには、治療関係を手放していかなくてはいけないとわかっていながら、しかし手放すのがつらいとも感じている。それで『今は考えたくない』というような抵抗が生じている。そのうえ、あなたが私との治療関係を手放せないでいる気持ちの中には『親子のような恋人のような甘美なつながり』というあなた自身が自分勝手だと感じる気持ちが含まれているから、なおさら手放せないでいることに罪悪感を感じるし、私に怒られてしまうと感じてしまったのでしょう。こうしてつらい気持ちで葛藤しているあなたに対して、私には余計な手出しをすることなく、あなたがはじめての自立を丁寧にやり抜こうとしているのを、ただ見守っていてほしいとあなたは感じているのでしょう」

　治療終結の時期は、ほとんどの患者にとって——特に主な葛藤領域が依存・自立にある患者や、分離不安・見捨てられ不安が強い患者にとっては——非常に重要な治療的課題が最後にやってくることになります。治療者は決して枠組みの逸脱によって不安を軽減しようとしたり、葛藤を回避させようとせず、慎重に、丁寧に、この問題を扱っていく必要があります。ほかのすべての枠組みの取り扱い方と同様に、治療の終結についても、これを治療者がリードする必要性は全くありません。治療者はいつものように、患者の無意識的なリードにしたがい、必要な沈黙・傾聴、解釈的介入を行い、その理解に一致した枠組みの取り扱いを行います。そうしているうちに自然に治療の終結にたどり着くものだからです。

〔参考書〕

（1）Langs, R.: *Psychotherapy: a basic text.* Jason Aronson, 1990.

……治療を初期、中期、終結期と分けた場合の治療の中期に患者が関係性やコミュニケーション様式の視点からは健康的な自閉 healthy autism といえる状態に入ること、この間は治療者からの積極的な介入は必要なくなることを論じています。この時期のことをラングス Langs は「休眠期 lying-fallow phase」とも表現しています。ただ「自閉」という言葉にしろ「休眠」という言葉にしろ、この時期が持つ重要な意味合いを今ひとつ反映していない気がしてしまうため、本書ではあえて「健康的な一人遊びの時期」という表現を併記してみました。

（2）Winnicott, D.W.: *Through pediatrics to psychoanalysis: collected papers.* Brunner/Mazel, 1992.

……特にこの中にある Clinical Varieties of Transference（1955-6）の中で、ウィニコットは治療者・患者関係の中で過去の病的な関係性の再演が起こることの治療的な意味合いを論じており、治療者の失敗でさえそこに治療的な意味があることを論じています。その中でウィニコットは「ここで鍵となるのは、治療者の失敗 failure は患者によって使われ、過去の失敗として扱われていくということである。患者はそれを今やしっかりと体験し、理解し、しっかりと怒ることができるようになるのだ」というように述べています。

（3）Casement, P.: *On learning from the patient.* Routledge, 1985.

（4）Casement, P.: *Learning from our mistakes: beyond dogma in psychoanalysis and psychotherapy.* Guilford Press, 2002.

……ウィニコットに続いて、ケースメントはこれらの本の中で、治療者・患者関係の中で治療者が患者の過去の体験をなぞるように「間違い mistake」をすること、その再演としての意味合い、その治療的な意味合いを、豊富な臨床例を使って議論しています。精神分析的精神療法での治療者・患者関係において「間違い」や「失敗」はただの「間違い」や「失敗」ではないこと、そこに治療上の重要な意味合いがあり、むしろ治療上必須なものなのだということがよくわかります。

第12章　治療の進行と治癒メカニズム　　329

あとがき

本書を書こうと思ったのにはいくつかの理由がありました。

1つめは精神分析・精神分析的精神療法の理論も治療技法も、このままいくといずれ遠くない将来に失われてしまうかもしれないということです。たしかに、精神分析・精神分析的精神療法には、その治療効果や治療メカニズムについて、あまりにも科学的な検証をおろそかにし続けてきてしまった問題はあったと思います。生物学的精神医学・薬物療法が全盛であり、精神療法といえばわかりやすい理論体系と豊富なエビデンスを持つ認知行動療法（マインドフルネスを含む）がもてはやされている今の時代において、難解なうえに時間も労力もインテンシブに必要なこの治療法は、すっかりかつての存在感を失っています。

こうした背景もあって、この理論や技法は今や衰退の一途をたどっており、近いうちにすっかり失われた過去の技術になってしまう危険があります。これは仕方のない流れかもしれませんが、精神分析の100年以上にわたって蓄積されてきた理論や技法には、このまま失われてしまうには惜しい何かがあるような気がしています。特に精神分析・精神分析的精神療法の独特の傾聴技法、そこから直接的に導き出される介入技法、こうしたいくつかの精神療法の技術には、この次の世代に残すべき（そして、しっかりとした科学的検証をしてもらうべき）価値があるように思うのです。時代の最先端をいっているはずの米国においてさえも、いまだに多くの臨床家が精神分析的・精神力動的な考え方を

臨床技術の基本として捨てずにいることも、その表れでしょう。失われつつある、しかしまだ失われていない今が、ここにある価値を再発見する最後の機会かもしれないと。

2つめは、世の中に精神分析関連の書物はたくさん出ているものの、なぜか臨床実践で必要になる技法書が驚くほど少ないことです。病態の理解や治療のメカニズム、治療法の基本的な考え方の理解は大切なのですが、臨床現場での手技・技法といったものもまた大切であることは、内科的治療でも外科手術でも精神療法（心理療法）でも変わりありません。教科書で治療理論を理解するだけでは、点滴を打つことも、手術をすることも、できるようになるわけがないのです。手技・技法についての実践的な手引き書が必要なのです。

手技・技法は実地で身につけていけばいいと思う人もいるでしょうし、たしかにそのとおりではあるのですが、手技書・技法書をしっかり読んで理解してから実地で経験をするのと、全くそうした基礎的知識なしに見よう見まねだけで覚えていくことには、大きな差があります。それなのになぜか、特定の病態論についての書物はたくさんあるのに、精神分析的な面接の仕方、傾聴の仕方、介入の仕方についての技法書が少なすぎるのです。

特に、精神分析の技法の中で最も大切なはずの傾聴技法についてしっかりシステマティックに議論したものがほとんどありません。病態論では患者のあり方が観察と議論の対象になりますが、治療技法書では治療者のあり方が観察と議論の対象になってしまうことが、つまり治療者の立ち位置が評論家からプレイヤーになってしまうことが、技法書が敬遠されがちな理由の1つかもしれません（ここでいう「治療者のあり方が観察と議論の対象となってしまう」とはいったい何のことなのか？　は本書を読み終えた読者の方にはもうおわかりだと思います）。

3つめは、私自身の気持ちです。私はこれまで前の世代の多くの先生たちに教えられて精神分析的精神療法の理論と技法を学んできましたが、私自身は次の世代にほとんど何も伝えていない、受けてきたものを返せていない、これはすべき役割を果たしていないのではないか？　と思うようになってきたことで

あとがき　331

す。

　私は研修医の頃にこの治療法に取り組み始め、当初はオーソドックスな自我心理学的なアプローチでしたが、途中で対象関係論を取り入れ、その後ラングスのスーパービジョンを受けながら精神分析的精神療法を学んできたこともあって、私の考え方は精神分析的精神療法の中でもラングス派（コミュニカティブ・アプローチcommunicative approach）と呼ばれるものの影響を強く受けています。というより、本書で議論する精神分析的精神療法の理論と技法は、ほぼラングス派（コミュニカティブ・アプローチ）そのものといえるかもしれません。

　とはいえ、この理論や技法は米国自我心理学派のギルGillの「転移分析」にも似ていますし、対象関係論・英国独立学派のケースメントにも似ています。以前に私の治療技法を「対象関係論的」と評した先生もいましたから、私の精神分析的精神療法の理論と技法は、ラングスがそうであるように、自我心理学をベースにして、対象関係論を取り入れたものとなっているのでしょう。

　いずれにしろ、前の世代の多くの先生たちから理論や技法を学んだ結果なのです。こうした、前の世代から受け継いだものを次の世代に引き継いでいくことが私たちの役割の1つなのではないかと思ったのが、3つめの理由です。

　最後に、この本を書き上げ出版するのには多くの方の助けを得ました。事情があって記すことができませんが、謝意を申し上げます。

```
┌─────────────────────────────────────┐
│                                     │
│   **特殊用語集**                      │
│                                     │
└─────────────────────────────────────┘
```

A　自我心理学的な「防衛機制」

○否認 denial

　現実を認めず、なかったことにしてしまうこと。現実を歪めてしまうために、現実検討を損なうことになり、このため「低水準」や「原初的」な防衛機制と呼ばれます。

○分割 splitting

　自己や対象を「良いもの」と「悪いもの」などの両極端に分割し、今の時点で自分が自己や対象に認めていないほうを否認したり、他者に投影するやり方。この防衛もまた、自己あるいは対象に対する現実を歪めてしまうため、「低水準」「原初的」な防衛機制と呼ばれます。

○万能感・万能的支配 omnipotence, omnipotent control

　自分が万能的に世界（対象）を支配することができるという幼児的で非現実的な空想によって安心感や高揚感を得るやり方。この防衛機制も現実検討を損なうため、「低水準」「原初的」と呼ばれます。

○原始的理想化 primitive idealization

　対象を万能的なものとして幼児的・非現実的に理想化することで、その相手

333

と一体感を得ている自分が安心感や高揚感を得るやり方。この防衛機制も現実検討を損なうため、「低水準」「原初的」と呼ばれます。

○投影 projection
　自分の持っている自分に認めていない性質を、対象の持つ性質だとしてしまうやり方。

○置き換え displacement
　ある対象Aに向けていた気持ち、感情、欲求、衝動等を、別のものBに向けてしまうやり方。厳密には「防衛機制」とはいえませんが、象徴的・派生的コミュニケーションの中でAを（似たような性質のある）Bによって置き換えて表現することも置き換えと呼びます。

○抑圧 repression
　自分の中にある考えや気持ちを認めず、無意識に押し込めてしまうことで、すっかり忘れて、なかったことにしてしまうこと。

○隔離 isolation
　感情を知性と切り離して、感情に影響されないようにしておくやり方。

○知性化 intellectualization
　隔離の発展形であり、自分の感情を感情的にならないように分析的・知性的に語るやり方。

○合理化 rationalization
　自分の感情や行動が一見すると理にかなっているような言い訳をこしらえるやり方。

○打ち消し undoing
　不安やそのほかのネガティブな感情を何らかの行動をすることで打ち消すや

り方。

○反動形成reaction formation
　自分が抱いている気持ちを認めず、逆に正反対の気持ちをこしらえるやり方。

B　そのほかの特殊用語

○遊び空間play space（＝移行空間transitional space）
　英国派対象関係論のウィニコットWinnicottによる用語。子どもの「遊び」において、遊びの中で展開することは半分現実であり、半分空想であり、現実によるいくぶんかの制約は受けながら万能的でもある、創造性が発揮される空間のこと。創造性とは、無から有をつくることであり、できなかったことからできるようになることであり、つまり治療的な成長において必須条件です。治療においては患者が治療的な意味での「遊び空間」の中で十分に安心して安全に「遊び」ができる（＝創造性を発揮する）必要がありますし、それは治療者・患者関係でのコミュニケーションにおいては物語性・イメージ性の豊かな話、象徴的・派生的コミュニケーションが豊富に出てくることに反映されてきます。逆に、患者が治療の中に「遊び空間」を見いだせなくなっているときには、それを象徴する話として、「遊べる場所がなくなった話」「好きな楽器の演奏ができなくなった話」などの象徴が出てくることが少なくありません。

○健康的な自閉healthy autism（＝健康的な一人遊び状態）
　治療の中で患者が治療者からの介入を必要とせず、一時的に治療者・患者関係から自閉し、自分の中にあるものだけで1人で問題に取り組んでいる状態のことです。基本的に患者は治療文脈を持ち出してこないので、治療者は介入する必要がないし、介入すべきでもないのです。ちょうど幼児が一人遊びに没頭しているときの親の役割のように、治療者の役割は患者にとっての治療の場が安全・安心なものになるようにしておくこと、患者の取り組みを温かく見守り、その健康的な自閉を尊重し、余計な介入をしないでおくことになります。

特殊用語集　　335

○抱えること holding

　英国派対象関係論のウィニコット Winnicott による用語。精神分析的治療においては治療者による解釈や、それによる洞察が重要とされてきたところ、ウィニコットは治療者によるもう1つの重要な役割として治療状況setting を「抱えること holding」を加えたのでした。早期の親子関係においてほどよい good enough ケアによってまあまあ健康な自我が形成されている患者の場合はそれほど重要ではないものの、その点で大きな欠損がある患者の場合は、解釈・洞察よりも「抱えること」のほうが重要になるとウィニコットは議論しています。治療状況を抱えることは、実際の治療場面では、治療者の患者に対する行動、振る舞い、枠組みの取り扱いによって具体化されていきます。当然、患者に対して完璧・理想的に振る舞うことのできる治療者など現実には存在しませんから、「まあまあほどよく good enough」であることが現実的です。

○言及されていない適応文脈の周りに収束している象徴的素材の選択的な語り返し playback of selected materials around unmentioned adaptive context

　ラングス Langs による用語。解釈的介入を行う場合に要となる適応文脈が直接的・顕在的には言及されていない場合に、それを「空欄」にしたままで行う意図的に不完全な形にした解釈的介入のこと。患者のコミュニケーション抵抗が十分に低ければ、患者は自由連想の中で適応文脈に直接的・顕在的に言及することになります。ここに治療文脈と派生複合体が出そろっていれば、治療者は通常の解釈的介入を「患者は〈適応文脈〉に対して、それを〈派生複合体〉が象徴しているように感じ、反応し、だから〈治療文脈〉のような症状や抵抗を生じたのですね」という理解を伝えてくことになります。これに対してコミュニケーション抵抗がある程度以上に高いときには、適応文脈への象徴的な言及はあっても、直接的な言及がないことが多くなります。この場合、患者のコミュニケーション抵抗を尊重するのと同時に、患者のコミュニケーション抵抗を助長するのでもないことを示すために、適応文脈をあえて「空欄」にしたまま、適応文脈を最もよく象徴するイメージ群だけを使って示していく介入をすることになります。通常は「今回ここでは〈治療文脈〉のような問題が生じています。ここまでの自由連想にあった象徴表現を振り返ってみると、〈適応文

脈を最もよく象徴するイメージ群〉の話がありました。そして〈派生複合体〉に象徴されるような反応を患者は起こしていたのでしょう。その結果として、〈治療文脈〉にあるような症状や抵抗を生じていたのでしょう。そのような何かが、〈適応文脈を最もよく象徴するイメージ群〉のような何かが、ここにはあるのでしょう」というような介入になります。

○コミュニケーション抵抗communicative resistance
　ラングスLangsによる用語。患者は顕在的には自由連想的に話をし続けていますし、行動や態度による抵抗（粗大な行動的抵抗）を示していないので抵抗と認識されにくいですが、自由連想の中に治療文脈、適応文脈、派生複合体のいずれか、あるいは全部を同定していくことができず、その結果として自由連想の潜在内容がとれないタイプのコミュニケーションをとり続ける状態にする抵抗。コミュニケーション抵抗が高い状態は「病的な自閉」とほぼ同義です。この状態は無意識的に嘘や隠し事のコミュニケーションをし続けているともいえ、実際にときどき「嘘や隠し事」のメタファーが出てくることがあり、これによって治療者の主観的な印象を象徴的に確認していくことができます。

○神経症的悪循環neurotic vicious cycle
　もともとは患者と（親などの）患者の生育歴上の重要な他者との病的・神経症的相互交流によって形成されてきた病的・神経症的な内的対象関係が、それ以降の対人関係の中に投影同一化され、結果としてその対人関係の中で過去の病的な相互交流が何度も再演されては取り入れ同一化され、これによって患者の神経症がさらに維持・強化されていく悪循環のメカニズムのこと。

○再演re-enactment
　もともとの原型は患者と（親などの）患者の生育歴上の重要な他者との間に生じていた病的・神経症的相互交流のパターン。これがその後の対人関係（治療における治療者・患者関係も含む）の中で繰り返される現象のこと。

○粗大な行動的抵抗 gross behavioral resistance

　ラングス Langs による用語。患者が治療者・患者関係の中で示す抵抗のうち、患者に与えられた治療の枠組み・役割からの逸脱という粗大な行動で定義することができるタイプの抵抗。具体的には、自由連想の基本的ルールから逸脱し、話すべき話を避けてずっと沈黙を続けることや、治療者への直接的な指示・質問・意見に終始してしまうこと、面接時間への遅刻・延長、キャンセル、料金の不払いなどが含まれてきます。

○治療者あるいは治療状況への架け橋 bridge to the therapist or therapeutic situation

　患者がそれまでの連想の中で治療文脈、適応文脈、派生複合体をまあまあ十分に展開しているときに、そのあとで治療者あるいは治療状況に対して顕在的に言及することで、治療者が解釈的介入を行うための最後の無意識的な促し unconscious prompt となっているものです。特に、適応文脈が直接的・顕在的には言及されていない場合、治療者は適応文脈が慎重に「空欄」にされたままの不完全な解釈的介入である「言及されていない適応文脈の周りに収束している象徴的素材の選択的な語り返し」という介入をしなくてはいけないのですが、その場合にそれまでに得られている派生複合体にある象徴的なイメージを治療者・患者関係につなげることが比較的自然な感じになるには、このコミュニケーションが必須なのです。

○治療的退行 therapeutic regression

　治療が治療的に進んでいるときに、治療者・患者関係の中にこれまでは隠されていた患者の病的・神経症的な問題が展開してくること。患者にとっては自分の最も病的な部分が出てきてしまうことになるため不可避的な不安を伴うことになりますから、治療者はそれに対する共感的な理解を示しつつ、十分に慎重に、あくまで患者自身のペースにしたがって進めていくことが大切になります。治療的退行は治療者が正しい介入を行い、治療の枠組みを正しく抱え、患者が（治療者の問題ではなく）自分自身の問題に向き合っているときに生じる反応です。治療者が（枠組みの取り扱いの間違いも含めて）間違った介入をし

て反治療的に振る舞っていることへの反応として、患者が（自分自身の病理に向き合うのではなく）治療者側の病理に対して悪性の反応を起こしている病的退行とは区別されるべきものです。

○治療同盟 therapeutic alliance

治療者・患者関係において患者の心理的な問題に対して、洞察・理解による適応的な解決と、内的な成長を伴う仕方で治療作業を進めていくための、意識的および無意識的な共同関係。しばしばそう考えられているのですが、意識的・表面的な治療合意のことではありません。治療者と患者が表面上は対立関係になくても、むしろ完全に同じ方向を向いているとしても、患者の心理的な問題に対して洞察・理解による適応的な解決に向かっていないのであれば（別の非適応的な方法での一時的に楽になることを一緒になって選んでいるのであれば）、それは治療同盟とは呼べず、反治療的同盟あるいは共依存関係になっているといえます。意識的・表面的な協力体制は保たれていても、無意識的には、患者も治療者もこの意味での治療同盟を損なう神経症的・非適応的な働きかけをお互いにしがちであるために要注意です。

○治療文脈 therapeutic context

ラングス Langs による用語。治療者が解釈的介入を行うのに必要な、患者の自由連想の中に現れるべき3要素（治療文脈、適応文脈、派生複合体）の1つ。基本的には患者の症状や抵抗への言及のことであり、無意識的には患者が治療者への介入を求めていることのサインでもあります。

○適応文脈 adaptive context

ラングス Langs による用語。治療者が解釈的介入を行うのに必要な、患者の自由連想の中に現れるべき3要素（治療文脈、適応文脈、派生複合体）の1つ。患者が無意識的な反応を起こしている起点にある外的刺激のことですが、無意識的思考には時制がなく「今ここで」にしか向かっていない関係で、治療面接の中ではほとんど常に治療者の言動ということになります。

特殊用語集　339

○投影同一化projective identification

　普通の「投影projection」が内的な防衛機制であり、投影される相手の心の状態の変化は考えていないのに対して、投影同一化は相互関係的な力が働き、投影する側は投影される内容が相手の中に取り入れ同一化されるように無意識的に働きかけ、結果的にもとは投影する側にあった内容が今や相手の中に存在するようになる現象です。これは投影する側からするとネガティブな内容を自分の中から相手の中に排除して楽になるという意味で防衛機制・行動化でもあり、非常に一方的で強引なやり方ではありますが、相手の中に投影する側の心の内容を伝えることになるという意味で一種のコミュニケーションでもあります。投影同一化される内容は多くの場合はネガティブなものであるために、投影同一化を受けた相手はその内容に一致したネガティブな感情や行動を引き起こされる傾向があります。

○派生物derivative、派生複合体derivative complex

　ラングスLangsによる用語。治療者が解釈的介入を行うのに必要な、患者の自由連想の中に現れるべき3要素（治療文脈、適応文脈、派生複合体）の1つ。患者が適応文脈に対して、それをどのようにとらえ、どのような無意識的な反応を起こしているかを象徴しているイメージ群。

○引き受けて自分の中に置いておくことcontaining

　ビオンBionによる用語であるcontainingは、日本語に訳すのが難しく、多くの日本の臨床家はそのまま「コンテイニング」という用語を使っています。その意味するところは、患者が治療者の中に投影同一化してきたもの、最初のうちはその意味がわからないものを、治療者は自分の中に引き受けておき、次第に意味が生じてきて理解されるようになるまで（この意味がわからないものが意味を生じてくること、形のなかったものに理解という形が生じてくるための心の機能のことをビオンは「アルファ機能 α function」あるいは「夢の作業アルファ dream-work-α」という用語で説明しています）置いておくことを意味します。ウィニコットWinnicottによる「抱えること holding」がより情緒的な側面を抱えておくことを重視しているのに対して、ビオンによる「引き受

けて自分の中においておくことcontaining」はより認知的・洞察的な側面を重視していると考えられることが多いです。

C　本書では推奨していない精神療法の介入技法

○質問questionと明確化clarification

　患者が自由連想をしている中で、患者が何か特定の葛藤領域を避けている、あるいは表現を曖昧にしていると治療者が感じたところで、その点をしっかり話すように焦点づけていく介入。これは、患者が自由連想の流れの中で特定の問題を避けている（＝抵抗を示している）ことを意識化させ、その抵抗に対して意識的な内省を促す、という古典的な、自我心理学的な解釈的介入への一連のプロセス（質問や明確化→直面化→解釈という流れ）の一部になっています。ただ、この介入技法は無意識的な動機によって動いている抵抗に対して意識的な内省を促して解決しようとしている点で論理的に矛盾があります。さらに、実際の技法上も、この介入が患者の自由連想の顕在内容に向けられたものであるために、続く患者の連想を極めて表面的で顕在内容的なものに誘導してしまう（象徴的・派生的コミュニケーションから遠ざけてしまう＝患者のコミュニケーション抵抗を強めてしまう）傾向があるという問題があります。これらの副作用のために本書では推奨していません。

○直面化confrontation

　質問や明確化によって明らかになってくる患者の語りの中にある矛盾や回避を指摘して、そこに抵抗があることを直面させて気づかせて意識的な内省を促す介入。患者にとっては無意識的な（あるいは前意識的な）内容を扱うこともありますが、「解釈」と違うのは抵抗があることを指摘するだけであり、抵抗の理由や機能についての共感的な理解を伝えるものではないという点です。これ以外に、患者の行動に明白な問題があるのに、患者がそれを否認しているとき、治療者がそこに明白な問題があることを指摘すること（患者の言葉と行動に不一致や矛盾があることを指摘すること）も含まれます。この技法も患者に抵抗や問題行動を意識化させ、その抵抗や問題行動に対して意識的な内省を促

特殊用語集　　341

すという古典的な、自我心理学的なアプローチ（質問や明確化→直面化→解釈という一連のプロセス）の一部になっており、質問や明確化のところで議論したのと同じ論理的な矛盾があります。そのうえ技法的にも、質問や明確化と同様に、直面化は患者の自由連想の顕在内容に向けられたものであるために、続く患者の連想をより表面的で顕在内容的なものに誘導してしまう（象徴的・派生的コミュニケーションからより遠ざけてしまう＝コミュニケーション抵抗を強めてしまう）傾向があります。さらに直面化という介入は、どう慎重に行ってもいくぶんかの攻撃性が含まれますし（実際、解釈的介入は抵抗への共感的な理解を伝えるのですが、直面化は共感的な理解は伝えずに、ただ患者が抵抗していることを指摘しているだけになるので、患者の視点からするとどうしても責められている感じになってしまうのです）、患者の自律性への侵害になる危険が高すぎるのです。このため本書では推奨していません。

○顕在内容の語り返しplayback

明確化の一種ともいえますが、主な目的は葛藤の焦点化・明確化ではなく、患者が直接的・顕在的に語った内容を要約して（場合によっては情緒的に重要な部分に特別に焦点づけて）語り返すことによって理解と共感を示すことにあります。「○○を○○と感じたから、だから○○という気持ちになったのですね」というような形式になります。ロジャース派カウンセリングでは中心的に使われることが多い技法であり、精神分析的な意味での共感的な理解ではなく、あくまで意識的・顕在内容的な共感と理解を伝えることをします。この介入も、基本的には患者のコミュニケーションの顕在内容に向けられたものであるために、患者のコミュニケーションを顕在内容的なものに誘導してしまい、結果的に象徴的・派生的コミュニケーションを阻害すること（＝患者のコミュニケーション抵抗を強めること）になりかねません。

○従来型の支持的介入 conventional supportive intervention

ここには、指示directiveや示唆suggestionを与えること、保証を与えることreassurance、アドバイスを与えること、褒めること、直接的な環境調整や家族等への介入、ロールプレイとスキル・トレーニングなどが含まれます。こ

れらの介入技法は、本書の治療技法において非推奨にしているだけでなく、一般的な精神分析的精神療法でもほぼ禁じ手となっています。理由はいくつもありますが、これらの介入がすべて、治療者の中立性や、患者の自律性を損なうものであり、結果として患者が治療者に病的・不適切に依存することを助長し、より適応的な神経症の解決や人間的な成長を阻害してしまうからです。そもそも、これらの簡単な技法では、患者に一時的な偽りの安心感を与えることはできても、神経症的な問題が根本的に解決することはありませんし、こうした偽りの解決によって本当の解決を避けることになってしまうリスクが高すぎるのです。

〔参考書〕

（1）McWilliams, N.: *Psychoanalytic diagnosis: understanding personality structure in the clinical process.* Guilford press, 1994.

　……精神分析的な診断・評価の仕方、パーソナリティ障害の考え方、各種防衛機制についての詳細な説明があります。

（2）Greenson, R.R.: *The technique and practice of psychoanalysis, vol. 1.* International Universities Press, 1967.（松木邦裕監修、清野百合監訳、石野泉訳代表『精神分析の技法と実践』金剛出版、2024年）

　……古典期的な自我心理学的なアプローチに基づく精神分析療法の進め方の教科書です。質問・明確化→直面化→解釈という手順で内省・洞察を進めていく仕方が詳細に説明されています。

（3）Langs, R.: *The technique of psychoanalytic psychotherapy. vol. I.* Jason Aronson, 1981.

　……グリーンソンGreensonのものと並んで古典的な教科書ですが、こちらでは質問、明確化、直面化などの介入技法の誤りや問題点をより深めて議論しています。

（4）Clarkin, J.F., Yeomans, F.E., Kernberg, O.F.: *Psychotherapy for borderline personality.* American Psychiatric Publishing, 2006.

（5）Caligor, E., Kernberg, O.F., Clarkin, J.F. et al.: *Psychodynamic therapy for personality pathology.* American Psychiatric Association Publishing, 2018.

　……カーンバーグKernbergらのグループによる境界性パーソナリティや神経症的性格に対する自我心理学と米国派対象関係論の融合的な技法による精神分析的精神療法のマニュアルです。ここでも、古典的な自我心理学的なアプローチと同様に、質問・明確化→直面化→解釈という流れで患者の内省・洞察を促すという治療の進め方が詳細に説明されています。

特殊用語集　343

索　引

あ行

アインシュタイン，アルベルト　29

遊び空間　131, 140, 190, 320, 324,
　335

圧縮　20-24, 67, 70, 113, 124

アメフラシ　46, 47, 49, 59

閾値下　32-34

一次過程思考　22, 23, 26, 69, 74

ウェルニッケ領域（感覚性言語野）
　39, 40, 55, 57, 58

運動性言語野（ブローカ領域）　39,
　40, 55, 57, 58

エディプス葛藤　70, 71, 90-92, 94,
　242

置き換え　20-24, 65, 67, 70, 113,
　334

か行

解釈者　42, 44, 59, 78, 170

解釈的介入　13, 14, 129, 130, 133,
　159-169, 189, 206-217, 234,
　247, 251, 252, 280, 281, 287,
　295, 324, 336, 338-342

解除反応（カタルシス）　63, 66

介入のし損ない　13, 175, 205, 290

抱えること　140, 141, 190, 280,
　319, 336, 340

確証反応　128, 215-217, 221, 224-
　226, 233, 234, 253, 260, 277

過去の病的な相互交流　92-95, 193,
　239, 308, 309, 312, 319, 337

ガザニガ，マイケル・S　36, 40-45,
　59, 78

言及されていない適応文脈の周りに収
　束している象徴的素材の選択的な語

り返し（不完全な解釈的介入）
209-213, 219, 336-338

カタルシス（解除反応）63, 66

感覚性言語野（ウェルニッケ領域）
39, 40, 55, 57, 58

感情障害 18, 98, 99

気分障害 98, 99

気分変調症 99

基本的ルール 64, 67-69, 174, 255,
299, 338

決まりきった行動パターン 49-51

逆抵抗 76, 133-135, 158, 208,
247, 255, 256, 279, 300

逆転移 76, 77

弓状束 40, 55

境界状態 82

境界水準 80-84, 103

共感 115, 117, 120-123, 129, 130,
214, 215, 341, 342

強迫神経症 100, 101

強迫性障害 100, 101

去勢不安 70

禁欲原則 69

クライン, メラニー 72, 79, 296

グリーンソン, ラルフ・R 16, 79,
343

傾聴 11, 12, 68, 107, 117, 118,
121, 130, 132, 140, 141, 171-
175, 190, 193, 198, 199, 203-
206, 215, 280, 295, 324

ケースメント, パトリック 130,
329, 332

検閲 23, 25, 26

健康的な自閉 131, 132, 140, 171,
172, 190, 289, 320, 321, 324,
329, 335

顕在内容 21, 67, 106-111, 118,
120, 122, 123, 130, 342

現実検討 80-82, 137

行動化 133, 135-137, 185, 254,
278-281, 340

心の理論 35, 36

後催眠暗示 18, 44

ゴシップ仮説 52, 60

誤信念課題 35

コフート, ハインツ 71, 79

コミュニケーション抵抗 107, 114,
118, 133-140, 172-175, 198,
199, 209, 247, 254, 277, 279,
288-290, 296, 336, 337, 341,
342

コルサコフ症候群 44

さ行

再演 76, 77, 92, 94-97, 296, 308,
309, 312, 313, 319, 320, 329,
337

再構成 316

作話 44

サブリミナル 32-34

サリーとアン課題 35, 36

サリバン, ハリー・スタック 71

自我心理学 67-74, 79, 332, 333, 341-343

自己開示 236-239, 255

自己心理学 71, 72, 79

持続性気分障害 98, 99

質問 61, 62, 82, 171, 174, 183, 207, 295, 341-343

社交不安障害 88, 89, 100, 101, 104

シャルコー, ジャン＝マルタン 17, 18, 62

醜形恐怖 100, 108

終結期 324

修正モデルの提示 158, 165, 166, 247

自由連想 12, 14, 62-72, 82, 106, 107, 111-113, 123, 124, 131-133, 135, 136, 299

守秘性 68, 69, 102, 266-271, 298, 299

双極性障害 99

初回面接 84, 174, 297-300

初期抵抗 174, 299, 300, 307-309

人格構造モデル 25, 26, 67

神経症 61, 62, 64-71, 74, 77, 80-104, 106, 112, 113, 117

神経症水準 80-84, 103

神経症的悪循環 74, 77, 91-100, 104, 106, 193, 313, 319, 337

身体醜形障害 100

性格病理 97-101

精神病 81-84, 103

精神病水準 80-84, 103

石器づくり 56, 57

潜在内容 21, 67, 106-113, 123, 124, 130, 141

躁うつ病 99

粗大な行動的逆抵抗 135, 256, 257, 277

粗大な行動的抵抗 135, 254-256, 277, 296, 338

た行

大うつ病 98, 99

対象関係論 72-74, 79, 92, 332, 343

対人関係学派 71

対人関係療法 71

中立性 68, 102, 235, 255, 273, 299, 343

直面化 171, 174, 194, 199, 207, 215, 289, 295, 341-343

治療者あるいは治療状況への架け橋 189, 208-212, 338

治療者側の行動変容 97, 207, 208, 297, 308

治療的退行　149, 194, 216, 307-309, 319, 320, 338

治療同盟　110, 135, 136, 339

治療文脈　107, 112, 124, 130-137, 140-142, 158, 159, 172-175, 207-209, 320, 325, 335, 339

沈黙　11, 68, 121, 140, 141, 171-176, 190, 191, 193, 194, 198, 199, 203-206, 215, 280, 295, 324

抵抗　64-69, 74, 76, 107, 112, 118, 124, 133-137, 149, 175, 190, 198, 199, 207, 208, 214, 252, 254-256, 271, 277-280, 288-290, 295, 296, 299, 300, 319, 320, 337-339, 341

適応文脈　12, 16, 107, 112, 123, 124, 130-132, 137-142, 149, 154, 158, 159, 170, 172-175, 208, 209, 214, 215, 288, 320, 325, 339

転移　12, 64-68, 72-77, 113, 117

転移神経症　66, 77, 92

統一プロトコル　85, 104

投影同一化　74-77, 92-95, 137, 173, 187, 193, 194, 254, 278-282, 296, 312, 319, 320, 340

投影同一化のメタファー　137, 197, 283

統合失調症　80, 81, 97, 98

洞察　96, 97, 104, 159, 215, 216, 278, 308, 309, 343

匿名性　68, 69, 102, 255, 299

トゲウオ　49-51

トポグラフィー・モデル　24, 26

取り入れ同一化　74, 77, 93-97, 104, 215, 216, 280, 308, 320, 337, 340

な行

内省　60, 61, 70, 117, 120, 341, 343

内的対象関係　72-77, 92-97, 337

二次過程思考　22, 23, 69, 74

認知行動療法　85, 86, 98, 100, 101, 104, 107

脳の機能局在　37-39

は行

パーソナリティ障害　89, 97, 343

曝露療法　33, 87, 100, 101, 190, 193

派生的コミュニケーション　172, 173, 199, 206, 247, 288, 289, 334, 335, 341, 342

派生複合体　130-133, 154, 158, 159, 172-175, 182, 189, 208, 209, 216, 288, 320, 340

派生物　22-24, 27, 67, 70, 111, 113, 114, 131-133, 137, 141, 154, 158, 159, 340

発達障害　80, 98

パニック障害　99-101

反射　49, 51

ビオン，ウィルフレッド　235, 296, 340

非確証反応　128, 215-217, 233-235, 253

引き受けて自分の中に置いておくこと　140, 173, 194, 252, 280, 287, 340

ヒステリー　17-19, 62-64, 70, 71, 80, 85, 90, 94, 95, 97-100, 320, 323

非定型うつ病　91, 99, 100

非転移　76, 117, 230

一人遊び　131, 132, 140, 171, 172, 190, 199, 320, 321, 324, 329, 335

否認　59, 84, 239, 318, 333, 341

病的な自閉　173, 198, 199, 289, 295, 337

不完全な解釈的介入（言及されていない適応文脈の周りに収束している象徴的素材の選択的な語り返し）　209-213, 219, 336-338

プライバシー　68, 69, 102, 255, 298, 299

プライミング　31, 32

ブロイアー，ヨーゼフ　63

フロイト，ジークムント　17-28, 36, 60, 62-64, 67-71, 74, 77, 79

ブローカ領域（運動性言語野）　39, 40, 55, 57, 58

分割　84, 318, 333

分割脳実験　36, 40-45

ポアンカレ，アンリ　28

ホーナイ，カレン　71

ポジティブな取り入れ同一化　97, 104, 216

ま行

ミヤコドリ　49, 51, 54

ミラー・ニューロン　53-55, 57

明確化　171, 174, 199, 207, 295, 341-343

や行

夢　19-21, 29, 64, 67, 74, 296, 340

夢解釈　21, 64, 70, 74, 107

抑圧　23, 26, 59, 66, 68, 83, 90, 91, 320, 334

抑うつ神経症　99

抑うつパーソナリティ　98, 99

抑うつヒステリー　99, 100

ら行

ラングス，ロバート　16, 130, 170,
　　253, 296, 324, 329, 332
リベット，ベンジャミン　29-31, 45
リリーサー　49-51, 54

わ行

ワークスルー　193

枠組み　68, 96, 135, 167, 174, 175,
　　190, 207, 208, 247, 255, 256,
　　266, 278, 297-300, 307, 308,
　　336, 338
枠組みの修正　208, 221, 247, 297
枠組みの取り扱い　167, 207, 307,
　　336, 338

索　引　349

●著者紹介

小羽俊士（こば・としお）

こば心療医院院長

1967年生まれ。1993年に防衛医科大学校を卒業し、2001年まで防衛医大病院、自衛隊福岡病院、自衛隊中央病院など防衛庁に勤務。2001年から相模ヶ丘病院、青山渋谷メディカルクリニックに勤務し、2009年より現職。

大学病院勤務医時代の2年間に、国際電話を使った電話SV（telephone supervision）を毎週45分、ラングスから受ける。

訳書に『夢の引き金解読ワークブック』（誠信書房、1998）、『困った子が5週間で変わる─親にできる行動改善プログラム』（日本評論社、2003）。

著書に『心理療法のできることできないこと』（共著、日本評論社、1999）、『思春期臨床の考え方・すすめ方─新たなる視点・新たなるアプローチ』（共著、金剛出版、2007）、『境界性パーソナリティ障害─疾患の全体像と精神療法の基礎知識』（みすず書房、2009）、『困った性格の人とのつき合いかた─パーソナリティ障害を理解して自分を守る』（すばる舎、2013）など。

やさしい精神分析的実践ガイド

2025年3月20日　第1版第1刷発行

著　者──小羽俊士
発行所──株式会社日本評論社

　　　　　〒170-8474　東京都豊島区南大塚3-12-4
　　　　　電話03-3987-8621（販売）　-8598（編集）

印刷所──港北メディアサービス株式会社
製本所──井上製本所
装　幀──図工ファイブ

検印省略　© T. Koba　2025
ISBN 978-4-535-98541-4　Printed in Japan

JCOPY〈(社)出版者著作権管理機構 委託出版物〉
本書の無断複写は著作権法上での例外を除き禁じられています。複写される場合は、そのつど事前に、(社)出版者著作権管理機構（電話 03-5244-5088、FAX 03-5244-5089、e-mail：info@jcopy.or.jp）の許諾を得てください。また、本書を代行業者等の第三者に依頼してスキャニング等の行為によりデジタル化することは、個人の家庭内の利用であっても、一切認められておりません。